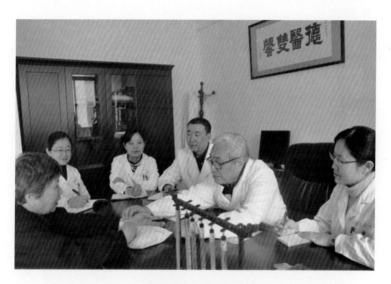

颜乾麟教授为患者诊治

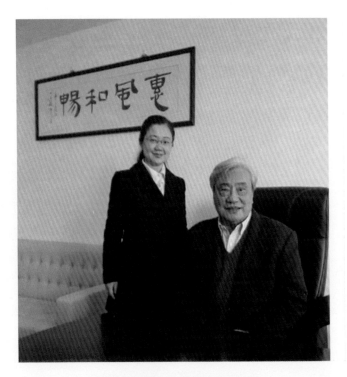

本书主编刘珺与颜乾麟教授合影

海派颜氏内科秘录

颜乾麟

内科诊治辑要

刘珺◎主编

孙春霞 韩天雄◎副主编

北京科学技术出版社

图书在版编目（CIP）数据

颜乾麟内科诊治辑要/刘珺主编. —北京：北京科学技术
出版社，2017. 5
ISBN 978 - 7 - 5304 - 8879 - 9

Ⅰ. ①颜… Ⅱ. ①刘… Ⅲ. ①中医内科学 - 中医临床 -
经验 - 中国 - 现代 Ⅳ. ①R25

中国版本图书馆 CIP 数据核字（2017）第 032434 号

颜乾麟内科诊治辑要

主　　编：刘　珺
责任编辑：白世敬
责任校对：贾　荣
责任印制：李　茗
封面设计：异一设计
出 版 人：曾庆宇
出版发行：北京科学技术出版社
社　　址：北京西直门南大街 16 号
邮政编码：100035
电话传真：0086 - 10 - 66135495（总编室）
　　　　　　0086 - 10 - 66113227（发行部）　　0086 - 10 - 66161952（发行部传真）
电子信箱：bjkj@ bjkjpress. com
网　　址：www. bkydw. cn
经　　销：新华书店
印　　刷：廊坊市海涛印刷有限公司
开　　本：880mm × 1230mm　　1/32
字　　数：334 千字
印　　张：15. 5
版　　次：2017 年 5 月第 1 版
印　　次：2017 年 5 月第 1 次印刷
ISBN 978 - 7 - 5304 - 8879 - 9/R · 2256

定　　价：49. 00 元

编 委 会

前　言

　　颜乾麟，1945 年出生，江苏丹阳人，主任医师。出身于中医世家，自幼深受家庭文化的熏陶，目睹祖父和父母亲悬壶济世，空闲时间在家长的引导下，背诵《医学三字经》等书籍，渐渐对中医产生热爱之情。1963 年考试合格后参加闸北区中医带徒班学医，拜父亲颜德馨教授为师。中医带徒班授课老师有张耀卿、丁伯安、龚国樑等名家，颜师一面听老师讲授中医经典著作与中西医教材，一面跟师抄方，这种理论与实践相结合的教学方法，为颜师日后的中医实践工作打下了坚实的基础。

　　1968 年毕业后，颜师被分配到安徽省嘉山县工作。嘉山县地处长江以北，淮河以南，有山有水，是盛产中草药的地区。工作之初颜师即被当地卫生局抽调参加中草药编写小组，收集当地应用中草药治病的资料，并跟随赤脚医生上山认药采药，历经三年，完成了《嘉山中草药》一书的编写工作，也从中丰富了应用中草药的知识，为他以后在南京铁道医学院讲授《中药学》打下了良好基础。1970 年春安徽省农村爆发钩端螺旋体病，大批劳动力病倒，青霉素等有效药物供不应求。颜师根据当地草药资源，创造性地应用中药野马追治疗钩端螺旋体病，取得了显著疗效，获得了安徽省滁州地区医学卫生科技二等奖。

1978 年颜师调至南京铁道医学院工作，先后担任主治医师、讲师、副主任医师、中医教研室副主任、附院中医科副主任、南京中医学会理事等。开展并主持临床、教学、科研等工作，在讲授医学院中药、方剂课程时，采用理论知识与临床实践相结合的方法，受到广大师生的欢迎，从而获得"铁道部优秀教师"光荣称号；主持铁道部"醒脑冲剂防治老年性痴呆"等科研项目，应用具有补气活血功能的醒脑冲剂治疗一大批老年性痴呆患者，取得了较好疗效，被南京日报、江苏省电台等媒体报道与宣传，并获得了江苏省青年中医奖励基金奖。

1991 年至 1993 年颜师参加全国首届老中医药专家学术经验继承班，作为学术传承人再次跟随父亲颜德馨教授学习三年，期间整理、主编颜德馨教授学术经验著作 3 部，发表论文数十篇，其中《颜德馨医艺荟萃》1 至 2 册在台湾出版。2007 年颜师获得中华中医药学会授予的"全国首届中医药传承高徒奖"。

1998 年颜师调至上海工作，先后在市中医医院、同济大学附属第十人民医院工作，并担任副主任医师、主任医师、中医科主任、中医研究所常务副所长、上海医药学会常务理事等。颜师长期从事中医药防治心脑血管病的临床、科研、教学工作，对冠心病、心律失常、心功能不全、冠状动脉介入术后再狭窄、高脂血症、高血压病、老年痴呆、脑梗死后遗症等的诊治有较深的研究。历年来发表论文 80 余篇，主编《颜德馨临床医学丛书》等著作多部，主持国家级、市局级科研项目多项，如科技部国家重点基础研究发展计划（973 计划）中医专项课题——气血学说继承与创新的研究、上海市中医心脑血管病临床中心建设项目等，2013 年获教育部 2013 年度高等学校科学研究科技进步二等奖、上海市科学技术进步三等奖和第四届上海中医药科技奖特别奖。此外，2007 年其因对上海中医药事业的发展以及为弘扬传统中医特色优势而做出的突出成绩受到卫生局表彰。2009 年颜师作为全国第四批老中医药专家学术经验指导老师，带徒韩天雄、潘新二人。2011 年被评为"上海市名中医"。2012 年颜师作为全国第五批老中医药专家学术经验指导老师，带徒胡琪祥、曹振东二人，同年被评为"全国名老中医工作室"指导老师。

2011 年市卫生局批准成立"上海市颜乾麟名中医学术经验研究工作室"。2012 年国家中医药管理局批准成立"颜乾麟全国名老中医药专家传承工作室"。2012 年 6 月上海市卫生局公布海派中医流派传承研究基地建设项目名单，"颜氏内科"中医流派传承研究基地成功入选。颜乾麟教授作为"颜氏内科"的第三代传承人，整理、研究其学术思想、临证经验的工作势在必行。为此，我们特组织编写《颜乾麟内科诊治辑要》一书，全书收集历年来颜乾麟教授的带教笔记、讲稿、医话、医案以及弟子门人在各类杂志发表的文章，分门别类进行系统整理，分为学术思想、医论医话、诊治精要、临床验案等四部分，供广大中医界同仁及中医爱好者参考。

海派中医"颜氏内科"传承流派研究基地

2015 年仲冬

目录

第一章　学术思想

第一节 倡导"十纲辨证"，
发扬"衡法"治则

一、提出气血辨证是临床辨证的基础，倡导"十纲辨证"

颜师认为气血是维持人体正常生命活动的重要物质基础，并且气血失调也是各种疾病的病理基础，脏腑经络的病理变化无不影响气血，内外妇儿临床各科的病证无不涉及气血。气为一身之主，升降出入，周流全身，以温煦内外；血灌溉一身，随脉而行，无所不及，以濡养表里，使人体各脏腑功能得以正常发挥。疾病不管从何而来，均会干扰气血的正常功能。一旦六淫侵袭，或情志失调，或劳逸太过，或饮食失节，首先影响气血正常运行，然后出现气滞、气郁、气虚、气陷、气逆、气脱、血虚、血瘀、出血等病机变化，并可产生痰、湿、瘀等病理产物，变生各种病证。诚如朱丹溪所谓"气血冲和，万病不生，一有怫郁，诸病生焉"。

气血辨证在八纲、卫气营血、脏腑等辨证方法中，占首要地位。八纲辨证之中虽无气血两字，但气血内容却尽贯于八纲之内。八纲辨证的总纲是阴阳，人体在正常生理状态中，阴阳双方保持相对平衡，如出现一方偏衰，或一方偏亢，就会出现病理状态。气属阳，血属阴，气血是人体阴阳的主要物质基础，气血正平，则阴阳平衡，疾患消除。颜师认为，气血辨证的重要性不次于阴阳辨证，而且气血辨证还能反映出病情演变的过程。表里辨证与气血关系也极为密切，表证多宗"卫气营血辨证"，而卫属气，营属血；里证不外乎脏腑病变，而脏腑病变多与气血相关。虚实辨证更不能舍气血而言虚实，不论何种虚证，多兼有气虚或血虚；不论什么实证，皆与气血瘀滞有关。寒热辨证是两种性质绝对相反的病变，但寒热病变均直接影响气血的正常生理功能，热则气血妄行，寒则凝涩气血，而气血的寒热病变又直接反映为体征或症状的寒证与热证。故气血辨证是临床辨证的基础，贯穿于疾病诊治过程的始终。

颜师在继承其父国医大师颜德馨教授"气为百病之长，血为百病之胎"学术思想的基础上，提出"十纲辨证"理论，即在传统"八纲辨证"的基础上加入"气血辨证"。十纲辨证中，阴阳是辨证的总纲，表里辨证反映病证部位，寒热辨证反映病证的性质，虚实辨证反映病证之邪正状态，而气血辨证则反映病证的传变规律，初病在气，久病入络主血，是不可缺少的辨证环节。

二、发扬"衡法"治则，提倡"以平为期"

颜师遵循国医大师颜德馨教授创立"衡法"治则，认为气血辨证为临床辨证的基础，指出治疗上必须遵循《素问·至真要大论》中"谨察阴阳所在而调之，以平为期""疏其血气，令其条达，而至和平"的原则。疾病病机变化中，大多要涉及气血，进而造成脏腑组织功能紊乱。颜师认为不论是器质性疾病，还是功能性疾病，均是以气血为枢纽，对此类疾病，从气血辨证论治，可以把握疾病的基本病机及病机演变规律，看清疾病的本质，临证往往可收到事半功倍的效果。

调治气血，首先要"平衡"。血无气不行，气无血不畅，欲求气血平衡，调治当纠正其偏差，依据气与血孰轻孰重，随证而施。俾其趋于平衡，无盛不衰，充养脏腑，正复邪祛，达到气血正平。其次要"通畅"。调气血要顺其生，时时注重疏通，化痰祛瘀之剂必辅理气之品，以求气行则津畅血活。清代医家李冠仙《知医必辨》谓："善用补者，补中有开。"故在应用补益阴阳气血之剂中也须佐以调气活血之品，以避免留邪。再者要"充盈"。王肯堂《灵兰要览》谓："气与血犹水也，盛则流畅，少则壅滞，故气血不虚则不滞，即虚则鲜有不滞者。"治疗痰、湿、瘀等病邪，必须固本清源，既要治疗已成之痰、湿、瘀，亦要阻断其生成之源，只有气血充盈，气血才能顺畅，津液才能布散，痰、湿、瘀等邪才能消而断根。

第二节　注重顾护元气

一、理论阐述

大抵人之有生，以元气为根，气血为本。《难经》谓："脉有根本，人有元气，故知不死。"气血周流全身，内而脏腑，外而皮毛，表里上下，无处不到，全赖于元气推动、固摄、温煦、气化，方能达到"气血正平，长有天命"。清代名医徐灵胎谓元气："附于气血之内，宰于气血之先，其成形之时，已有定数。"可见元气属于人体先天禀赋。元气受之父母"先天之精"，并由脾胃所化生的"后天之精"不断充养。先天禀赋生来已有定数，可有厚薄，厚者其耗慢，薄者其耗快。为此，颜师认为治病用药，须顾及元气。凡元气壮者，即使感受六淫七情之邪，亦属实证，少服驱邪攻伐之剂，元气易于运行，其效力见；若元气虚弱，一旦得病，皆当以补益为本，兼以治标之药，使元气得以运行，药力得以中病。

二、治法方药

历代文献对元气理论论述颇丰，而治法论述略简。颜师在临床实践中提出补益元气的三种方法。

1. 健脾胃以补元气

补益元气，首推参、芪，《顾松园医镜》谓人参"大补元气之圣药"。朱丹溪谓："黄芪补元气。"《罗氏会约医镜》谓："如元气大虚，气化不行而痛，宜十全大补汤。"颜师在临床上针对神疲、气短、乏力、脉弱者，习用保元汤、十全大补汤健脾胃以补元气，多有效验。

2. 益精气以化元气

《理虚元鉴》谓："安神必先益气，益气必补其精。"欲补其气，先当益精。临床对神疲乏力、头晕目眩、腰膝酸软、元气不足、神经亏损者，颜师习用膏方调理之，每取龟甲胶、鳖甲胶、阿胶等血肉有情之品补益肾精，并佐以少量鹿角胶以阴中求阳，阴阳平衡，精充则元气亦壮。

3. 调五脏以壮元气

《金匮要略》谓："若五脏元真通畅，人即安和。"五脏藏精不泻，满而不实，各司其职，经络相连，血脉通畅，化生循环于其间，维持元气旺盛，阴阳气血平衡。若五脏失常，则损形伤神，元气为之不足。为此，颜师创立了五脏诊治基本法则，即心病宜温，肺病宜肃，脾病宜运，肝病宜疏，肾宜平藏，意在调治五脏。五脏健全，生机乃荣，元气为之充实。

第三节　心病宜温

一、理论阐述

心居胸中，清阳之位，外应夏气，其性属火，而为太阳，诚如《素问·六节藏象论》所谓之"心者，生之本，神之变也；其华在面，其充在血脉，为阳中之太阳，通于夏气"。结合心的位置与功能两方面，指出了心为"阳中之太阳"的基本生理特点。心居上焦，属阳脏而主阳气，主一身之血脉，藏神而主导全身，其华在面，开窍为舌，在液为汗，在志为喜等生理功能正常与否，均与阳气盛衰相关。《血证论》谓："心为火脏，烛照万物。"即指心的阳气旺盛，不仅能推动血液运行，还能温煦人体，营养全身，主宰生命，"心为五脏六腑之大主"，凡肺、肝之气机升降有序，脾胃之腐熟运化，肾阳之温煦蒸腾，以及全身水液代谢等，均依赖于心阳的温化作用，故古人把心脏比喻为天体的太阳，又有"心者，君主之官"之称。人与自然界紧密联系，五脏分别与自然界的四时阴阳相通应，心与夏气相互通应，在五行属火，这与心为阳脏而主阳气的特性相一致。心的阳气在夏季最为旺盛，反应最强，如果心脏有病，适逢夏季自然界阳热之气滋助，则病情多有缓解，特别是心阳虚衰患者，在夏季自觉症状多有减轻。

　　心的生理特点，决定了心病的基本病机为上焦阳气不足，心阳不振，以致阴邪上乘，水饮、痰浊、瘀血互结，胸阳痹阻，阳气不通，不通则痛，正如《金匮要略·胸痹心痛短气病》所言之"阳微阴弦，即胸痹而痛，所以然者，责其极虚也，今阳虚知在上焦，所以胸痹心痛者，以其阴弦故也"。具体表现如下。①心阳衰惫，心失所养：心主血脉与心主神志的生理功能均依赖于心阳的鼓舞与推动，心阳不振，心失阳气的顾护而出现胸膺部位憋闷不适，心中空虚，惕惕而动等症状；心阳虚而失温运血脉之职，血行无力，瘀阻心脉，不通则痛，故多有胸痛；心阳无力鼓动脉道，脉气不能相接，出现结、代、促等脉象改变。②心阳虚弱，阴邪上乘：心为阳中之太阳，心气不足或心阳不振，致使胸中之阳气不展，无权温化阴寒，且心阳虚衰，五脏失养，脾虚则酿湿生痰，肾失温化，使水气、痰饮等阴寒之邪乘虚而上袭阳位，两寒相得，凝滞气血，痹阻心脉，不通则痛，发为胸痹心痛，咳喘气促，不能平卧，小便不利，颜面、四肢水肿等病证。

二、治法方药

　　心血管疾病多属于中医学之"胸痹""心痛""真心痛""心悸""怔忡""水饮""厥证"等范畴，其病机可概括为"阳虚阴凝"，阳虚为本，阴凝为标。颜师首先提出"心病宜温"的原则，因温药既可温补阳气，又可温运血行、温化寒饮，标本兼顾，有一举而两得之妙。颜师在治疗过程中又强调轻则通阳，重则温阳，据临床辨证分为以下几种治法，收到良好疗效。

1. 温补阳气

阳气为一身之主宰，阳气充沛，布达全身，客邪即自散去，《素问·生气通天论》曰："阳气者，若天与日。"心居阳位，清旷之区，诸阳受气于胸中，心阳虚衰时往往出现虚寒证候，故老师在治疗心血管疾病时着重强调"有一分阳气，便有一分生机"的重要性，注重温补阳气，用附子剂以振胸中之阳气，方选参附汤、麻黄附子细辛汤等加减。常用药物如附子、桂枝、肉桂、乌头、干姜、麻黄、细辛、吴茱萸等。附子为通十二经纯阳之要药，专能振奋阳气，为心血管疾病首选药物。

2. 通阳宣痹

心为阳中之阳脏，若痰湿壅塞，阻遏阳气，临床症见胸膺痞闷、气憋喘促、舌苔白腻、脉弦或滑等，遵《黄帝内经》之"心病宜食薤"的原则，治宜温通心阳，颜师临证多用瓜蒌薤白半夏汤、瓜蒌薤白白酒汤、枳实薤白桂枝汤、桂枝甘草汤等加减。常用药物如瓜蒌、薤白、桂枝、肉桂、法半夏、制南星、白芥子、石菖蒲、苍术、海藻等。如兼有气滞，则加枳壳、桔梗等以调理气机；兼有血瘀，则加丹参、葛根、川芎等以活血通络。

3. 温通心脉

《素问·调经论》有"血气者，喜温而恶寒，寒则泣不能流，温则消而去之"之说，血遇寒则凝，瘀血是心血管病的主要病因与发病重点，而温药有温经通脉、活血祛瘀的功效，用于心血管病的治疗颇为合适。临床症见胸痛彻背、背痛彻心、四肢厥冷、舌质暗等，方用桃红四物汤、血府逐瘀汤、当归四逆汤等，甚则用乌头赤石脂丸加减。常用药物如桂枝、乌头、川芎、当归、桃仁、赤芍、红花、吴茱萸、石菖蒲、生蒲黄等。痛甚则酌加三七、降香等以活血定痛。

4. 温养心神

心主血脉，心阳不振、气血运行艰涩不畅，则脉气不相顺接，心失所养，可致心神不宁。临床症见心悸怔忡、心中惕惕不安、脉结或代等，治宜温阳复脉，方选炙甘草汤、桂枝加桂汤等加减。常用药物如炙甘草、桂枝、肉桂、干姜、附子、人参、石菖蒲、炙远志、大枣等。心悸甚者，可酌加酸枣仁、柏子仁等以增强养心安神之力，或可酌加龙齿、珍珠母、石决明等以重镇安神。

5. 温散寒饮

胸阳不振，阳虚生寒，阳气失于斡旋，运行津液无权，可致寒饮凝于胸中，复损心阳，致使水饮秽浊久结胸中不散。临床症见胸闷喘促，动则尤甚，夜间发作或加重，尿少水肿等。饮为阴邪，得温则化，得寒则凝，《金匮要略》曰："夫病痰饮者，当以温药和之。"故宜温化水饮，意为"离照当空，阴霾自散"，临床常取真武汤、苓桂术甘汤等加减。常用药物如附子、桂枝、干姜、苍术、白术、茯苓、猪苓、葶苈子、泽兰、泽泻等。喘促汗出者，加黄芪、党参、防风等补益元气。

6. 回阳救逆

心阳虚证进一步发展，可致心阳暴脱之危象，此危象乃因心之阳气骤然脱失，宗气大泄而致，症见心胸憋闷、心痛彻背、气短息数、突然大汗淋漓、四肢逆冷、神识不清、脉微细欲绝等，治宜回阳救逆，急投四逆汤、参附汤等加减。常用药物如附子、人参、干姜、当归、赤芍、五味子、炙甘草等。若出现神志不清，可酌加石菖蒲、远志、郁金等以芳香开窍。

第四节　脑病宜清

一、理论阐述

1. 脑喜静谧

脑是人体生命活动的根本，具有主持思维、发生感情、产生智慧、控制行为、支配感觉、统帅全身的综合作用。脑居头颅之中，"若天与日"，督主一身之阳，为诸阳之会，手足三阳经均会于头部，故《三因极一病证方论》谓："头者，诸阳之会，上丹产于泥丸宫，百神所聚。"脑属阴而聚阳，藏精髓，上通于诸阳之脉，下通督脉，得命火与脾阳温养，则髓益充。然阳气易亢，一旦阴阳失调，或外邪入侵，则阳亢为火，火灼脑络，头晕、目眩、耳鸣、神昏之象立见，诸如肝火、痰火、风火、瘀热、虚火均能灼伤脑络而致病，故脑病以阳亢、火甚者居多，治疗宜用清法。

脑藏精髓，精髓属液属阴，至清至纯，以清灵为其性，以清静和谐为贵。生理状态下，静谧内持则头脑敏捷、清明聪达，如果脏腑失常，气机逆乱，常可上扰于脑神，出现精神意识方面的病变，即脑热则神识躁动。诚如《奇效良方》所谓："脑喜静谧而恶动扰，静谧则清明内持，动扰则掉摇散乱。"

清代名医王学权在《重庆堂随笔》中亦指出："水清明而火昏浊，此智愚之别，盖脑为髓海，又名元神之府，水足髓充，则元神清湛而强记不忘矣。若火炎髓竭，元神渐昏，未老健忘，将成老损也奚疑？"鉴于"脑喜静谧"的生理特点，颜师认为治脑病宜用清法。

2. 脑髓纯者灵，杂者钝

脑为髓海，《灵枢·海论》谓："脑为髓海，其输上在于其盖，下在风府。"脑髓发生于先天，滋养于后天，宜充盈而恶亏虚，与人的精神意识和运动视听等功能关系密切。诸髓皆属于脑，而髓乃水谷精微所化生，其质至清至纯，功能养脑养骨，淖泽全身。只有脑髓充足，人体才能轻灵有力，矫健敏捷。因六腑清阳之气包括五脏精华之血，皆通过十二经脉、三百六十五络而朝会于高巅，使脑髓转运灵巧，而周身气机敷和布达，生机蓬勃。故而脑的病变也多由气血失常导致。气血者，中焦之佐使也，气以灵动，血以厚重，暗合胃之五谷、脾之清阳，是以清浊分明才能神志清明。气虚、气郁均可引起血液失畅而导致血瘀，若瘀血随经脉流入于脑，与精髓错杂，致使清窍受蒙，灵机呆钝，则出现头痛、头晕、半身不遂、痴呆神昏、癫狂时作诸症。同时，由于瘀血内阻，使脑气与脏气不相顺接，气血无法上注于脑，脑失所养，日久则精髓逐渐枯萎，可致病情逐渐加重。脑为清阳之总会，脑髓纯者灵，杂者钝，清静则纯，秽浊则杂。《素问·生气通天论》云："苍天之气清静，则志意治。"故脑当以清静为要，唯有此才能主乎神志之清。根据"脑髓纯者灵，杂者钝"的病机，治疗脑病最忌蛮补，张景岳谓："瘀血有所留脏，病久致羸，似乎不足，不知病本未除，还需治本。"瘀血是导致诸多脑病的主要原因，瘀血不去，盲目进补，必然反招气血壅滞，加重其害。治宜疏通脉络、祛除瘀血，俾气血畅通，脑得其养。

二、治法方药

颜师根据"脑喜静谧"的生理特点以及脑血管疾病"脑髓纯者灵，杂者钝"的基本病机，并基于多年的临床实践，提出"脑病宜清"的学术观点。常用治法如下。

1. 泻热通腑

临床所见各种脑病急性期，由于突然发病，胃肠满实，风、痰、火主要在身之上部，釜底抽薪，上病下取，通其腑气，实为救治之要诀。治疗此类病证，根据脏病"以腑为出路"的原则，取通腑泻下、清热化痰之剂以祛邪安正，有利于缓解病情。如痰火炽盛者，可用温胆汤加大黄；兼气虚者，可选补中益气汤加大黄、芒硝。但泻下过猛易伤正气，故应予轻剂或攻补兼施，中病即止，方为妥帖。

2. 清心开窍

中医理论认为"心主神明"，而脑又为"元神之府"，颜师提出清心即是清脑，认为可从清心药物中寻找清脑之有效药物，临床运用黄连解毒汤化裁治疗脑病精神行为障碍属心火内炽、蒙蔽清窍，表现为妄思离奇、幻视幻听、动而多怒、躁狂打骂、喧扰不宁、便干尿黄、面红目赤、舌红苔黄、脉弦滑等者，疗效颇验。若见窍闭神昏重症者，可投安宫牛黄丸、紫雪丹、至宝丹之类。

3. 清热涤痰

痰之为患，随气上下，无处不到，痰浊内蕴日久易于化火，痰火上扰清阳，症见头痛眩晕、虚烦不眠、精神不宁、神识呆滞、沉默痴呆、烦扰不宁、言语错乱、哭笑无常、魂梦颠倒、失眠健忘、癫痫、舌苔黄腻、脉弦滑或略带数等，颜师常以清热泻火、涤痰开窍为法，予黄连温胆汤加减。

4. 清化瘀热

《黄帝内经》曰："气血不和，百病乃变化而生。"脑病患者气血乖违，瘀滞清窍，郁而化热，故见躁扰不安、恼怒多言、或呆滞少语、妄思离奇、面色晦暗、胸脘苦闷、头晕心悸、舌质紫暗或有瘀斑、脉沉涩等。颜师习用癫狂梦醒汤合通窍活血汤化裁。因癫狂梦醒汤原方中木通有肾毒的不良反应，颜师习用黄连3g代替之，疗效亦佳。

5. 清热熄风

脑病如头痛、眩晕、中风等多为肝热风阳上逆所致，症见神志烦躁易怒、甚者神昏、手足抽搐频繁有力、痉厥、面红目赤、舌绛而干、或舌焦起刺、脉弦而数等，可选清热熄风法疗之，方选羚角钩藤汤化裁。若病势急骤，可配合安宫牛黄丸同用以凉肝熄风、化痰开窍而醒神。

6. 清热疏肝

情志不遂，所愿不得，或悲伤过度，郁郁寡欢，可致肝失条达，气机不畅；肝气郁结，久而化热，肝火上炎，清窍被扰，可致清窍不利，神机失调而引发各种脑病。临证可见肝气郁结的证候，或情绪低落，闷闷不乐，或烦躁易怒，胸胁闷胀，夜寐多梦等，可取丹栀逍遥散加黄连、竹叶、莲子心、连翘心等，或用越鞠丸加桑叶、丹皮等治疗。

7. 清热滋阴

脑病后期，气血运行不畅，各种病理产物化为热毒乘虚而入，邪热熏蒸脏腑，伤及阴津，扰乱心神，上冲犯脑，可灼伤脑髓。临证常见昼日神萎，入暮烦躁，身热夜甚，口干不欲饮，心烦不寐，时有谵语，舌质红绛，脉细数等。颜师以清热滋阴为原则，配以凉血之品，方选犀角地黄汤、黄连解毒汤、黄连阿胶鸡子黄汤加减治疗，疗效亦可。

第五节　五脏以喜为补，治病养生不可失于通塞

一、五脏以喜为补

《血证论》指出："脏腑各有所主，……业医不知脏腑，则病原莫辨，用药无方。"各脏腑生理功能不同，其病理变化也不相同，症状、体征的表现亦有不同，病证的发生正是脏腑功能失调的反映，这是脏腑辨证定位的主要依据。颜师在强调中医脏腑辨证的同时，更注重的是对各种疾病特定病位脏腑自身的生理特点的维护，强调五脏以喜为补，并将之贯穿于疾病整个治疗过程的始终，忌一味蛮补。

1. 肺宜宣肃

《素问·五脏生成》云："诸气者，皆属于肺。"肺在五行属金，喜润而恶燥，主气、司呼吸，主宣发肃降，通调水道，朝百脉而主治节。颜师认为肺的生理功能中以"主宣肃"最为重要，宣肃包括宣发和肃降两方面。宣发是宣布、发散，是肺气向上向外宣布发散，体现在气、血、津液布散全身，排出

浊气，宣发卫气，以汗和呼气调节水液代谢，祛除痰浊等方面；肃降是肺气向下和向内清肃通降，体现在吸入清气，转输脾肺，并将代谢之水液下输膀胱、大肠，肃清体内异物等方面。可见，肺的宣发和肃降两方面相辅相成，是肺主气司呼吸、通调水道、朝百脉等功能得以正常发挥的前提条件。肺气宣肃正常则呼吸道通畅，呼吸自如，气、血、津液散布于周身，汗液、尿液等排泄正常。一旦肺气的宣发和肃降发生障碍，就会引起"肺气不宣""肺失肃降"或"肺气上逆"等诸多病理变化，从而导致肺的各项生理功能异常，表现为咳嗽、喘促、胸闷、尿少、无汗或自汗、水肿等症。由此，颜师提出肺病的主要病机是肺失宣肃，治疗肺病一定要将维护肺的宣肃功能贯穿治疗始终，也就是无论是补气、化痰、平喘、利水、发汗或止汗、解表，都要注意肺气的宣肃，只有这样，才能恢复肺的正常生理功能，达到祛病达常的目的。

2. 心病宜温

心主血而藏神，其色红，五行属火。五志过极化火，或六淫传里化热，或饮食郁结化火等原因所引起的火热之邪最易扰乱心神，出现心烦失眠、狂躁谵语、口舌生疮等心火上炎的症状。故《黄帝内经》谓："诸痛疮疡，皆属于心。"《理虚元鉴》谓："心部喜其清。"颜师认为心为五脏六腑之大主，主血脉，血气喜温而恶寒，只有血气流畅，阴阳协调，心神健旺，才能洒陈于五脏六腑，灌溉四肢九窍，人体方能生化不息，维持生命的正常活动，故而颜师提出"心病宜温"的学术观点。临床上虽然也可见心火上亢的病证，但元气与火势不两立，若心火亢进日久，势必也会导致心的阳气衰弱，所以

"心病宜温"的原则应该贯穿在心病的治疗过程中。

3. 脾病宜运

颜师祖父颜亦鲁先生为孟河马培之传人，推崇脾胃学说，倡导"脾统四脏"，认为诸脏之病可从脾论治，以滋化源，使脾旺则四脏健旺。"脾统四脏"最早由清代沈金鳌创立，在后世得以发挥。沈金鳌在《杂病源流犀烛·脾病源流》中曾指出："脾统四脏，脾有病，必波及之，四脏有病，亦必有待养脾，故脾气充，四脏皆赖煦育，脾气绝，四脏安能不病……凡治四脏者，安可不养脾哉。"颜亦鲁先生继承"脾统四脏"的思想，在理论上倡导"脾胃既为后天之本，又为诸病之源"的观点；在临床上精通"固本清源"的治疗法则；在用药上发挥苍术、白术等运脾、健脾药物之效用，以致获得"苍术、白术先生"的美誉。颜师在继承家学的基础上，将此观点应用于脏腑辨证。颜师认为脾胃属土，居于中焦，既为气血生化之源，又是气机升降之枢纽，共为后天之本。但脾胃两者生理功能又有区别，脾升胃降，脾运胃纳。《素问·经脉别论》云："饮入于胃，游溢精气，上输于脾，脾气散精。"《素问·奇病论》又云："五味入口，藏于胃，脾为之行其精气。"《素问·太阴阳明论》再云："脾与胃以膜相连耳，而能为胃行其津液。"可见脾的主要生理功能是运化，包含运化水谷精微和运化水湿两方面。当脾胃发生病变出现消化功能障碍或水湿代谢异常时，治疗应该以恢复脾的正常运化为主，而非一味补益脾气，即"补脾不如运脾"，运脾又首推苍术。颜师在临证时还强调人体脏腑组织功能活动皆依赖于脾，诸病均可从脾论治，此法贵在健运而不在补益，俾脾运则四脏俱健，寓有

"治本""固本清源"之义。

4. 肝病宜疏

肝的生理特点是"体阴而用阳"。主藏血，赖血养，血属阴，故曰"体阴"；肝主疏泄，此言气，气属阳，故曰"用阳"。肝之血、阴谓之肝体，是资助肝用的物质基础，肝之气、阳，谓之肝用，是肝阴产生作用的必要条件。肝的主要功用有赖于肝主疏泄的功能正常。"肝主疏泄"最早是由金元四大家之一的朱丹溪提出，他指出："主闭藏者，肾也；司疏泄者，肝也。"这是针对肾主闭藏精液，肝主疏泄精液的作用而言。后世医家通过临床辨证论治，扩充了"肝主疏泄"的内容，从而形成了完整的"肝主疏泄"的概念，其中包涵疏通气血津液、调畅情志、促进胆汁分泌与排泄、协助脾胃消化功能、调节女子月经和男子泄精。由此可以看出，"肝主疏泄"涵盖了肝脏的大部分生理功能。华岫云在《临证指南医案》中说："肝为风木之脏，体阴而用阳，其性刚，主动主升，全赖肾水以涵之，血液以濡之，肺金清肃下降之令以平之，中宫敦阜之土气以培之，则刚劲之质，得以柔和之体，遂其条达畅茂之性。"综上所述，颜师认为导致肝病的因素虽然繁杂，但最终均不离干扰了肝脏条达之性，从而导致气血失和，百病乃生，临证治疗肝病不管采用何种治法，都不能忽略疏肝之大法，方可达到执简驭繁之效。

5. 肾宜平藏

《素问·逆调论》云："肾者水藏，主津液。"《素问·上古天真论》又云："肾者主水，受五脏六腑之精而藏之。"由此可知肾属水，而主封藏。肾主水，为水之下源，在水液调节和尿液正常排泄中起着重要的作用。究其本质，正如《素问·水热穴论》谓："肾者，胃之关也，关门不利，故聚水而从其类也。上下溢于皮肤，故为胕肿。胕肿者，聚水而生病也。"故而颜师认为肾主水是以肾主封藏功能正常作为先决条件的。肾除了是"胃之关"外，还具有封藏肾精之功。肾为先天之本，生命之根，而肾精更是促进人体生长、发育、生殖机能正常的基本物质。按其来源肾精分为先天生殖之精和后天水谷之精，两者之间密不可分，先天之精为后天之精的摄取和不断补充准备了物质基础，后天之精又不断供养先天之精，并为后代的先天之精充盈旺盛打下基础，这些又都为肾所主宰，故曰："肾主藏精"，为"封藏之本"。肾精按其性质又可分为肾阴与肾阳，《景岳全书》云："阴阳原同一气，火为水之主，水即火之源，水火原不相离矣。"肾位居下焦，藏真阴真阳，为一身阴精阳气之根本。故张景岳又称肾为"水火之宅""阴阳之根"。张景岳还说："五脏之阴气非此不能滋，五脏之阳气非此不能发。"强调疾病的发生发展，正邪之消长进退，人之寿夭刚柔皆与肾中之阴阳盛衰盈亏有关。也就是说，肾中阴阳不仅关系到自身阴阳，而且与五脏的阴阳盛衰有很大关系。所以五脏之病，穷必及肾，容易影响到肾脏阴阳，而肾之阴阳失调也可引起他脏的阴阳失调。故肾脏病辨证当首先辨阴阳盛衰，"阴平阳秘，精神乃治。阴阳离决，精气乃绝"。所以颜师提出治疗肾病应"平藏"，要注意封藏肾精，并注重维持肾中阴阳的相对平衡，否则就会水火不济，肾病难愈。

二、治病养生不可失于通塞

明代张浩在《仁术便览》一书中谓："治病之要，不可失于通塞，或一气之微汗，或一旬之通利，如此为常治之法也。久则清浊自分，荣卫自和。"治病养生不可失于通塞的原则源于中医学的恒动观点，其关键在于疏通气血塞滞。

　　动而不息是自然界的根本规律，这种恒动观点在中医学中得到充分体现。中医学认为自然界生化万物有赖于恒动不休，人体维持生命活动也赖于气血的恒动不休。人之所有者，血与气尔，而气血以畅达疏通为贵。气是构成人体和维持生命活动的基本物质，升降出入，无处不到；血是营养和滋润机体组织的重要物质，流行全身，环用不休。气血的通畅时刻激发和推动人体的各种生理活动。一旦气血流行失常，出现不畅、阻塞，甚至停滞，就会产生痰饮、瘀血等种种病理产物，引发疾病。故而《素问·调经论》谓："五脏之道，皆出于经隧，以行血气。血气不和，百病乃变化而生。"历代文献对此也有精辟论述，如《丹溪心法》谓："气血冲和，万病不生，一有怫郁，诸病生焉。"《王氏医存》谓："气血周流则不病，气滞血凝故病。"《医林改错》谓："气通血活，何患疾病不除。"颜师临床在审机论治中，强调不忘通塞的原则，认为在祛邪之剂中加入疏通气血之品，能因势利导，有利于祛除病邪，而在应用补益剂时适当佐以调气活血之品，也有利于促进补益药的吸收，从而达到扶正达邪的目的。颜师认为临证切忌呆补、蛮补，凡属气滞显著者，每稍予柴胡剂，属血瘀明显者，则佐以桃红剂。例如，取四逆散疏肝理气，或配桃红四物汤活血化瘀；或用平胃、枳术理气化湿；或加二陈、导痰行气化痰，随证而施，多有事半功倍之效。

　　不可失于通塞的原则不仅广泛地应用于防治疾病中，而且在养生方面也有极其重要的指导意义。20世纪80年代，颜师父亲颜德馨教授提出"人体衰老的主要机制在于气虚血瘀"的观点，并通过大量的临床观察与实验，证实人至老年时体内都有不同程度的瘀血现象存在，由于瘀血的存在，使脏腑组织得不到气血的正常滋养，从而产生一系列病理变化，脏腑功能受损，乃至机体衰老。颜德馨教授采用具有益气活血功效的"衡法Ⅱ号"进行抗衰老的研究，发现其具有改善机体微循环，消除瘀血的功能，俾气血从瘀滞转向流畅，各脏腑功能得以正常发挥，从而达到延缓衰老的目的，这正是养生方面贯彻"不可失于通塞"的典范。

第二章　医论医话

第一节　颜乾麟中医入门二十讲

近来学习中医的人很多，在较短时期内基本掌握中医基础理论，是不少人的愿望。为此，颜师借助"中医德馨堂"这一微信公共平台写了"中医入门二十讲"，让大家了解真正的中医学。在这精简的二十讲中，颜师数次寄语吾辈后学，使我们更加感受压力与责任的重大。

一、如何学好中医

目前在上海乃至全国，正逐渐形成一股中医热，然而在这股热潮中，不少地方以及媒体把理论严谨的中医学庸俗化、娱乐化、妖魔化，更有一些人带着"中医专家"的幌子，乱谈胡言中医中药知识，把中医中药这个伟大的宝库糟蹋得面目全非。每一位中医工作者，看到这种现象，都会痛心疾首。为此，我们寄望有更多的人学习中医，了解中医，懂得中医，共同来捍卫中医学这一古人遗留给我们的宝库。

要学好中医，必须要有热心、决心和恒心。

所谓热心，就是要热爱中医，只有你热爱中医，相信中医是一门能够治好疾病的科学，才能诚心诚意地投入学习中医的潮流中。

所谓决心，就是学习中医要不怕困难。学习任何一门学问，都要下一番功夫，学习中医当然也不例外。即使在学习过程中遇到这样那样的困难，也应该坚持下去。

所谓恒心，就是学习中医不能三天打鱼，两天晒网，必须循序渐进，持之以恒。先争取迈入其门，然后再逐步提高。

希望中医入门二十讲能够帮助读者对中医学形成一个初步的理性认识，为进一步学习中医打下良好的基础。

二、整体观点

中医理论体系特点包括整体观点、辨证观点、恒动观点、平衡治则等。其中，整体观点是中医学的灵魂。

所谓整体观点主要表现在两个方面。其一是强调人体的整体性，认为人体通过经络系统，把五脏六腑、五官九窍、四肢百骸等全身各部器官组成一个有机整体，相互关联，相互影响。因此，中医在诊断治病过程中，不仅仅局限于疾病的局部症状，而是更注重全身及脏腑功能的盛衰，如清代医家程杏轩在《医述》中谓："肾主骨，齿落则肾衰矣；肝主筋，外肾不兴则肝衰矣；脾主内，舌不知味则脾衰矣；心主脉，甲色不荣则心衰矣；肺主皮毛，皱纹多且深则肺衰矣。"

"天人相应"即人与外界环境的统一性，是中医整体观点的另一个重要方面。自然环境是人类赖以生存的必要条件，外界环境的变化或多或少地影响着人体的功能活动。不同的季节、不同的水土、不同的生活习惯，可以产生不同性质的疾病。例如一年中春温、夏热、秋凉、冬寒，不同季节的寒热温凉均会不同程度地影响人体的健康及疾病的性质、治疗以及预后。故明代张浩在《仁术便览》中谓："常服之药，不可失于四时之辅，如春望大寒之后，加半夏、柴胡、人参各二两；望夏谷雨之后，加石膏、黄芩、知母各二两；季夏之月，加防己、白术、茯苓各二两；望秋大暑之后，加厚朴、藿香各二两，桂枝一两；望冬霜降之后，加附子、官桂各一两，当归二两。"根据季节变化而辅以相应的药物，是天人相应理论在中医治疗学中的体现。

需要指出的是中医理论体系是在整体观点基础上建立起来的。如果要进一步明白这个道理，那就必须学习中医经典著作《黄帝内经》，它是中医理论的渊源，一直在指导着中医的实践。

三、辨证论治

辨，就是分析、鉴别；证，就是症状、现象；论，就是讨论、考虑；治，就是治疗原则与方法。辨证论治是中医诊治疾病的基本原则，从分析、鉴别症状，到给予治疗都是根据这个基本原则来完成的。

在整体观点的指导下，中医学认为，患者出现的任何症状都不是局限、孤立的，而是与体内脏腑气血失常密切相关，因此中医在诊断疾病时，必须充分应用望、闻、问、切等手段，收集包括主要症状在内的各种病理表现，进行分析、综合，了解病变的部位、原因和性质，抓住疾病的本质，然后处方给药，这就是《黄帝内经》中"治病必求于本"的含义。

辨证与论治是连贯的，概括地说，论治先要辨证，不辨证就无法论治，论治建立在辨证的基础上，只有辨证正确，才能针对疾病的根本确定各种相应的治疗方案。头痛治头、脚病治脚的方法往往难以取得疗效，或仅仅一时取效。明代医家周慎斋在《慎斋遗书》中指出："见病医病，医家大忌。""若见一证，即医一证，必然有失，唯见一证，而能求其证之所以然，则本可识矣。"可谓一针见血！

辨病论治是西医的观念，辨证论治是中医的特色。近年来，有人提出辨病与辨证相结合的思路，不少医家趋之若鹜。然而，这里有一个问题必须引起重视：那就是辨病为先还是辨证为先？辨证为先是中医临证思维，而辨病为先往往是西医或者中西医结合临证思维，二者在治疗效果上是有差异的。

辨证论治，在许多教材中都写成"辨症论治"。到底是辨症？还是辨证？古代这两个字含义混淆不分，近人做了分解，症即为症状，证是证候的简称，中医学的证候，不是一个单独症状，而是综合分析了各种症状和体征后，对疾病处于某个阶段的病因、病位、病性，以及邪正相争的病机概括。辨证即为辨病机，而辨症可理解为辨别症状，简单明了，近贤秦伯未在《中医入门》一书中，写成辨症论治，是有一定道理的。

四、阴阳学说

阴阳学说作为古代的哲学思想，渗透到医学领域，成为中医学独特的思维方法，这是我们祖先的创新智慧，值得我们后代为此骄傲。然而，国内一些人却对自己祖宗创造的中医学横加指责，真是可恨之至。

古代的阴阳学说最早指的是具体有形可见的实体，如自然界的日月、水火、天地、阳光雨露等，经过演变和引申，阴阳发展成为一对哲学概念，泛指相对应的两种事物或者现象，或一件事物内部的两种属性，成为一个抽象的概念。古人把阴阳学说的哲学含义应用于天文、地理等各个方面，也应用于中医学理论中。

在中医学中，阴阳作为实体，乃指元气。元气又称为原气，包含元阴、元阳之气，因藏于肾，故而又叫肾阴、肾阳，为生命的根本。如《景岳全书》谓："至若先天无形的阴阳，则阳曰元阳，阴曰元阴。元阳者，即无形之火，以生以化，神机是也，性命系之，故亦曰元气。元阴者，即无形之水，以长以立，天癸是也，强弱系之，故亦曰元精。"

阴阳学说更多的是作为事物对立统一的概括性名词，用来阐明人体结构以及生理、病理现象。在人体结构上，凡外部、上部、背面属阳，内部、下部、腹面属阴，六腑属阳，五脏属阴；在生理上，功能活动属阳，物质属阴；在病理上，热证、表证、实证属阳，寒证、里证、虚证属阴。

中医学认为，人体在正常的情况下，生理上的阴阳应该保持动态的相对平衡，一旦阴阳失去平衡，就会出现病理状态，产生疾病。此时应该用阳病阴治，阴病治阳的方法，使人体重新达到相对平衡，这种方法被称为阴阳辨证法。清代医家郑寿全就是一位阴阳辨证法的倡导者，他在《医法圆通》中谓："阴阳务求实据，不可见头治头，见咳治咳，总要探求阴阳盈缩机关与夫用药之从阴从阳变化法窍。"讲的就是这个道理。

五、五行学说

中医学用阴阳学说来说明人体内部对立统一的生理现象，而应用五行学说来阐明人体内部五脏的生理功能和病理现象。

中国古代思想家认为宇宙是由木、火、土、金、水五种基本物质构成，并用自然界五种基本物质的特性来比喻五脏的生理功能，这是古人伟大智慧的体现。如用木性曲直比喻肝的疏泄功能；金性扣之有声比喻肺的发音功能；土能生长万物比喻脾的生化功能；水性流动比喻肾的泌尿功能；火色赤红比喻心主血液功能等。

五脏虽各司其职，但人体要进行正常的生理活动，必须依赖五脏相互之间的紧密配合，为此，古人提出五行相生理论，即木生火、火生土、土生金、金生水、水生木，阐述五脏之间相互资生和助长关系。同时，根据五脏病理之间的相互制约和克服关系，古人又归纳出五行相克理论，即金克木、木克土、土克水、水克火、火克金。这种相生相克理论已广泛应用于中医学的诊断、治疗等多方面。如在诊断上，凡患者出现心烦易怒、肝气横逆，日久势必影响脾胃运化功能，即为木克土；在治疗上，咳嗽、哮喘等肺的疾病往往可以通过补脾的方法达到治疗效果，即为培土生金。

为了反映五脏疾病在发病过程中的复杂性，古人又发明了五行相侮理论，所谓相侮，简而言之，就是反克。古人创造相侮理论，从某种意义而言，是在阐明疾病的产生并不是机械的相生相克所能全部概括的，疾病的发生以及演变、预后是千变万化的，必须坚持在整体观点基础上辨证论治，才能体现中医学理论的全面性。清代医家程芝田在《医法心传》中说："唯颠倒五行生克之理，人所难明，然治病之要，全在乎此。"讲的就是这个道理。

此外，根据五行的属性，将自然界与人体组织进行归纳，是五行学说在中医学中另一方面的应用。如方位的东、南、中、西、北，季节的春、夏、长夏、秋、冬，人体五窍的目、舌、口、鼻、耳，形体的筋、脉、肉、皮毛、骨等。将五行学说纳入到中医学中，不仅完善了"天人相应"的整体观点，而且大大丰富了中医学的理论体系。

六、经络学说

人体内外上下能够保持协调统一，五脏六腑能够进行协调有序的生理功能活动，主要依赖经络的沟通与联系。经络学说是古人在长期临床实践中形成的理论。虽然迄今为止，采用现代各种手段尚未证实其在体内的存在，但经络学说一直指导着中医的临床实践。

经络，直者为经，横者为络。经脉主要有十二经脉与奇经八脉：十二经脉为气血运行的主要通道，五脏六腑与三焦，各有一条经脉相连，分手三阴经、手三阳经、足三阴经、足三阳经，阴经在里，阳经在表。奇经八脉是十二经脉之外的重要经脉，包括督脉、任脉、冲脉、带脉、阴跷脉、阳跷脉、阴维脉、阳维脉等。络脉主要有十五支，包括十二经脉与任、督脉各分出的一支络脉与脾之大络，主要分布在四肢及躯干的前后左右，起着沟通表里经脉和渗灌气血的作用。经络网罗全身，错综联系，就像地球上大大小小的河道，布满机体，沟通人体表里上下内外，联系脏腑器官，通行气血，濡养皮肉筋骨，从而使整个机体能协调地进行各种复杂的生命活动。

经络在生理上能运行气血，在病理上则成为传递病邪的途径和反映病变的镜子，外邪可通过经络而影响脏腑，而脏腑有病也可以通过经络反映到体表，如风邪入肺，往往会出现鼻塞；肾气亏损，往往会出现耳聋耳鸣等。

经络学说是中医学在分析生理、病理、诊断和治疗方面的主要理论依据，对于指导临床各科，特别是对针灸，有着十分重要的意义。针灸治病，一定要取穴位，穴位又称腧穴，主要分布在经脉上，是经脉气血输注聚集之处。针灸相应穴位，可以通过经脉，达到上病下治、下病上治、左病右治、右病左治的目的。如针刺合谷穴能治龈肿齿痛，针刺足三里穴能治胃痛等。宋代窦材《扁鹊心书》谓："学医不知经络，开口动手便错。"那种所谓阿是穴，哪里痛就针灸哪里，是对经络学说缺乏认识的表现，不宜提倡。

七、脏象学说

脏象，中医学在传统上称为"藏象"。藏是指藏在体内的内脏，象是指表现于外的生理病理现象。中医学把人体的内脏分为脏与腑两大类，即五脏、六腑、奇恒之腑。但在理论阐述和临床应用上都是以五脏为中心的。五脏的功能为化生和储藏精气，六腑的功能为受纳和传导水谷。

西医学的心肝脾肺肾，只是解剖器官而已，而中医学的五脏早已超出了解剖的约束，把人体所有有形系统和无形系统的功能进行了高度综合，分别归入心肝脾肺肾中，演变成了关于人体功能系统的特殊单位。如果对号入座地用西医学的解剖器官来看待中医的脏象学说，那么在辨证或用药时就会出现开口动手就错的后果。

中医学认为心生血，主藏神，为人体生命活动的主宰；肝藏血，主谋虑，是调畅体内气血与情志的器官；脾统血，主运化，具有消化水谷、吸收营养等功能；肺主气，司呼吸，是负责人体呼吸功能的脏器；肾藏精，主水液，是具有主持生殖、泌尿等功能的器官。

五脏的生理功能离不开六腑的辅助。故而又有心与小肠相表里、肝与胆相表里、脾与胃相表里、肺与大肠相表里、肾与膀胱相表里之说。以脏为体，以腑为用，配合起来，共同完成二者的综合功能。由于脏为阴属里，腑为阳属表，因而这种配合被称为"表里"。

奇恒之腑指的是脑、髓、骨、脉、胆、女子胞，也是人体内极其重要的器官，由于其形态与功能方面似脏非脏，似腑非腑，故而称之为奇恒之腑。

脏腑虽然处于体内，但其生理功能正常与否，往往可以通过体表器官反映出来。例如心开窍于舌，肝开窍于目，脾开窍于口，肺开窍于鼻，肾开窍于耳等。所以心火旺盛的人，舌质通常会出现红绛的颜色；肝火亢进的人，往往会出现目赤目痛的症状；脾胃失常的人，舌苔会表现出厚腻的情况；肺受寒气后，常常会出现鼻塞流涕的现象；肾气亏损的人，每每可出现耳鸣耳聋的表现。所谓有诸内者，必形于外，这些理论，迄今为止对临床仍有重要的指导意义。

八、气血学说

气血学说是中医学理论体系中重要组成部分，贯穿于中医学的生理、病理、诊断、治疗之中，是中医理论特色和优势之一。

气是体内不断运动着的具有很强活力的精微物体，血为行于血脉中的鲜红的液态物质。气血在人体兼有"物质性"与

"功能性"两种概念，所谓物质性，是指气血是构成人体的物质基础；所谓功能性，是指气血是维持人体生理活动的动力基础。

气在中医学的学术语言中有各种名称，如卫气、营气、宗气等。但历代医家多宗"气本一元"之说，认为气从本源而言，一般分为两类，即元气与谷气，元气是人在生之时遗传的，谷气是后天从饮食调养中吸收水谷精气化生而成的，两者相辅相成，互为转化。清代名医徐灵胎在《医学源流论》中谓：元气"其成形之时，已有定数"，指出元气与人的禀赋相关，人的生死决定于元气的强弱，故而元气只能护之，不能摧之。血液行于脉中，濡养脏腑经络、四肢百骸、肌肤毛发，以滋养全身。《黄帝内经》谓："中焦受气取汁，变化而赤，谓之血。"认为血由饮食精微所化生。元气藏于肾，为先天之气；谷气生于脾，为后天之气，加上血的生成也依赖脾胃，这就成为历代医家诊治疾病每每注重脾肾两脏的理论依据。

人之所有者，气与血耳。生命的本质在于气血，离开气血则无所谓生命。气血以充盈、流畅、平衡为贵，三者中任何一项失常，均会导致人体生理功能失常而产生疾病。反之，不论疾病来自何方，病邪首先就会干扰气血的正常运行，影响其功能的发挥。

清代医家王清任在《医林改错》中谓："治病之要诀，在明白气血。"认为"气通血活，何患疾病不除"。指出通过调畅气血，可以治疗内外妇儿等多种疾病。家父德馨公谓："气为百病之长，血为百病之胎。"其倡导的应用调理气血的"衡法"治疗疑难杂症的理论，已被大量临床实践证实行之有效，对临床确有现实的指导意义。

九、六淫学说

中医把发病原因归属为外因、内因、不内外因，称之为"三因学说"。凡病从外来者为外因，病从内起者为内因，不属以上范围的，如意外创伤、虫兽伤害等，称为不内外因。外因指的就是六淫。

正常情况下，自然界的风、寒、暑、湿、燥、火，是万物赖以生存的必不可少的重要条件，这种与人类生命活动息息相关的气候现象，被称为"六气"。但六气发生太过或急剧变化，或出现非其时而有其气，超出了人体适应的限度，或人体正气抗病能力下降，就会发生疾病。这种致病的气候因素，即为六淫。

六淫致病，均由外而入，并都会导致患者发热，所以中医学称其为外感热病。由于六淫指的是不同性质的致病因素，因此其侵入人体后也会出现不一样的症状，除出现发热外，还会出现类似自然界六气特点的表现，如风邪入侵会出现咽痒咳嗽，肌肉关节游走性疼痛；寒邪入侵会出现恶寒、头痛；暑邪入侵会出现壮热、口渴；湿邪入侵会出现头重如裹，身体沉重；燥邪入侵会出现口干唇燥，鼻腔干燥；火邪入侵会出现咽痛红肿，烦躁，溲赤等。按照患者所表现的症状，给以相应的祛风、散寒、清暑、祛湿、润燥、泻火的方药，往往可以获得显著的疗效。

中医的六淫学说，为中医中药治疗急性传染病与感染性疾病确定了理论基础。我们的先祖在当时的历史条件下，无法分辨病毒与细菌这些微生物，但是不论何种病毒与细菌侵入人体，都会出现类似六淫致病特点的症状，根据辨证论治的原则，进行审机用药，就会有相应的治疗效果。当年"非典"在中国流行时，中医中药参与防治，取得满意疗效，其成果得到国内外专家的肯定，就证明了这一点。

对待六淫学说，如同对待中医学中其他尚未能合理解释的理论一样，不要急于用"糟粕"二字将其废除，在这方面，我们已经有很多教训，应引以为鉴，最妥当的办法是先将其原汁原味地保留下去，留给后人去研究，要相信以我们后辈的智慧一定会解决这些问题的。

十、七情学说

中医认为"正气存内，邪不可干"，六淫要侵入人体，导致疾病，其先决条件是机体的元气虚弱。造成元气虚弱的因素很多，而内伤七情是其中较为重要的原因之一。

七情，在中医病因学中，被称为内因。七情是指人体喜、怒、忧、思、悲、恐、惊七种情志变化，也即人的七种情感。七情是伴随着人的需要而产生的对客观事物的表现，是人的生理本能。但是如果七情过度，即刺激的强度和时间超过机体生理调节范围，就会成为致病因素，引起人体生病，历史故事中"范进中举"就是一个典型例子。

七情致病，首先致使脏腑气机失常，进而内伤元气，所以《素问·举病论》中有"怒则气上，喜则气缓，悲则气消，恐则气下，惊则气结"，《素问·阴阳应象大论》中有"怒伤肝，喜伤心，思伤脾，忧伤肺，恐伤肾"等论述。

七情的变化虽然首先影响的是气的病变，但中医理论认为气与血不可分离，故七情致病最先在气，进一步发展就会影响到血，造成气血不和，百病丛生。而且七情波动，往往可使病情加重或迅速恶化，如有高血压病史的患者，若遇恼怒，可使阳升无制，血气上逆，发生突然昏倒或半身不遂；心脏病患者也可因突然剧烈情志波动，出现心绞痛、心肌梗死，甚至猝然死亡。

根据五行相克的理论，古代医家每每应用调节情志的方法来纠正七情偏颇，达到治疗疾病的目的。如在朱丹溪医案中，记载着这样的案例：一女新婚嫁后，因其夫经商二年不归，以致出现困卧如痴，不思饮食。朱丹溪诊之，其肝脉弦出寸口，谓此思男子不得，气结于脾，药难独治，得喜可解，不然，令其怒，怒属肝木，木能克土，怒则气升发而冲，开脾气矣。令其父掌其面，呵责之，至三时许，其女即索粥食矣。

在中医理论体系中，有两个"七情"学说。病因理论上的"七情"，指的是情志致病，而中药理论中的"七情"是指药物配伍的七种情况，两者风马牛不相及，不可混淆。

十一、中医病机学

病机指的是病理机制，即疾病发生、发展、变化和转归的机制。中医病机学与西医病理学有相似之处，但又有很大区别。二者均研究疾病的病因、发病机制及其规律，但西医病理学着重研究患者局部的形态结构和功能代谢的变化，而中医病机学是以整体观点为指导，去把握和认识疾病的发病规律。

中医学认为，每一种疾病都会有一个基本病机，所以在

《黄帝内经》一书中记载着著名的病机十九条，如诸风掉眩，皆属于肝；诸寒收引，皆属于肾；诸湿肿满，皆属于脾；诸气膹郁，皆属于肺；诸痛痒疮，皆属于心等。针对基本病机开方用药，往往可以取得较满意的疗效。

然而，这个基本病机不是固定不变的。随着病邪的强弱、正气的盛衰，疾病的病机会出现变化和转归，而这个变化与转归是有一定规律的。我们的先辈总结了疾病的传变规律，来指导审机论治。如针对外感疾病，总结出六经辨证、卫气营血辨证、三焦辨证体系；针对内伤疾病，总结出阴阳辨证、气血辨证、脏腑辨证体系等。

《黄帝内经》所说的："谨察病机，各司其属。"讲的就是论治疾病必须要审查病机，审查疾病的本质关键，以及疾病的变化所在，疾病的发病原因和疾病的传变去向。我们经常讲中医学的特色是辨证论治，其实，所谓辨证论治，实质上应该是审机论治。

当前，一些中医教材书把中医学诊治疾病的模式编写成分型论治，即一种疾病分成几种类型，每个类型会有哪些症状，应该用什么处方和药物等。其最大的弊病就是不能体现出疾病病机的动态演变，把圆机活法的审机论治，讲成刻舟求剑的分型论治，这种纸上谈兵的教育方式是培养不出真正中医人才的。

因此，学好、用好病机理论，是学好中医学的关键之一。

十二、望诊

中医学的诊断方法分为望、闻、问、切四种，通常称之为四诊。望诊为四诊之首，古代医家十分重视望诊。如《黄帝内经》有"望而知之谓之神"之说，《伤寒论》有"上工望而知之"之论，《医宗金鉴》也有"医家造精微，通幽里，未有不先望而得之者"等记载。古代神医扁鹊通过望诊，发现齐桓公的病由轻转重，直至病入膏肓的故事，也表明了望诊在中医诊断疾病中的重要性。

望诊包括望色泽与望部位两个方面。

中医学认为皮肤的颜色与光泽是人体脏腑气血盛衰的标志之一。如正常人的面部皮肤的颜色是红黄隐隐，具有光泽。但有病的时候，面色就会出现缺乏光泽的红、黄、白、青、黑五种不同的颜色，其中红色主热病，黄而无泽为脾虚，白色为气血虚弱，青色表示气血流行不畅，体内有瘀，黑色为阴寒之证。

通过望面、舌等部位来了解五脏六腑的病理变化，也是中医望诊的重要内容。以面部为例，《医学答问》谓："额上属心；左颧、目眦属肝；右颊、鼻孔属肺；瞳神、下颏属肾；眼胞、鼻准属脾；口唇、人中属胃。"人体内部器官有了病变，必然会反映到体表特定部位，通过视觉观察这些部位的形态与色泽，可以判断疾病所在。

望舌是望诊中重要的一环，通过望舌也可以诊断疾病。望舌包括望舌质与望舌苔两个部分。正常人的舌质为淡红色，如果舌质偏红，表示患者患了热证；舌质偏淡为气血两亏的征象；舌质偏紫，提示患者体内有瘀血；舌质偏胖是气虚湿阻的表现。正常人的舌苔为白色，如舌苔白腻，表明患者得了寒湿证；舌苔黄腻，表明患者患了湿热证等。

此外，中医望诊还有望形态、望分泌物以及目诊、指甲诊等内容。《黄帝内经》一书说："视其外应，以知其内脏，则知其所病矣。"我们的祖先在长期实践中，通过无数次反复细致地观察与验证逐步探索出来的望诊内容，是中医学的精华，值得我们传承与发扬。

十三、闻诊

中医的闻诊，是运用听觉和嗅觉诊察疾病的一种方法，包括听声音和嗅气味两方面。人体发出的各种声音和气味，都是由脏腑生理活动产生的，一旦体内脏腑出现病变，那么声音及气味就会出现异常表现。

听声音是听患者的语言、呼吸、咳嗽等声音的改变，从中可以辨别疾病的虚实情况。一般而言，声音亢进，呼吸有力者，多属实证；反之，声音低微，呼吸无力者，多属虚证。清代医家马培之谓："音声本乎脏气，气盛则声扬，气虚则声怯。"此前金代名家李东垣《内外伤辨惑论》指出："其外伤贼邪，必语声前轻后重，高厉而有力；若是劳役所伤，饮食不节，表虚不足之病，必短气气促，上气高喘，懒语，其声困弱而无力，至易见也。"

嗅气味是嗅患者体内发出的气味和排出物气味的变化，从中可以辨别疾病的寒热情况。一般而论，体内或分泌物气味秽臭者，多属热证；反之，气味清淡者，多属寒证。如清代医家梁玉瑜在《医学答问》中谓："鼻气冷，口不臭，喷气无气味者，是虚寒里证也，治宜温补；如呻吟腹痛，口气酸糟者，热滞也，治宜消滞行气。"

此外，有些特殊的语声也可以反映出某些疾病的病机。如谵语，指神识不清，胡言乱语而声高有力，多由邪热或痰火扰乱心神所致，见于急性热病邪入营血，或癫狂患者；郑语是以神态昏沉，甚或不清，语言重复，声音低弱，时断时续为特征，这是心气大伤、精神涣散的垂危征象，多见于垂危疾病后期；独语是自语喃喃，无人时言，见人便止，首尾不续，多由痰浊蒙蔽、心神失常所致，可见于痴呆病。

《医学答问》说："闻者，察其声音气息，以审病所在也。"应用闻诊辨别疾病的寒热虚实，既客观又真实，对临床辨证论治具有指导意义。而在实践中，不少医者在四诊应用时，往往忽略闻诊的重要性，这是不应该的。

十四、问诊

中医问诊是医生通过询问患者或者患者家属以了解病情、辨别疾病表里寒热虚实的一种方法。

问诊，从何处问起？明代医家张景岳总结了"十问歌"，提出了问诊的重点：一问寒热二问汗，三问头身四问便，五问饮食六问胸，七聋八渴俱当辨，九问旧病十问因，再参服药审机变。至于妇人，则须了解经带胎产的情况，幼儿患病属哑科，更应通过询问其父母，详细了解病情的起因与症状。

清代名医喻嘉言在《寓意草·与门人定议病式》一文中对问诊的内容又作了详细补充，如"人之形志苦乐若何？病始何日？初服何药？次日再服何药？某药稍效，某药不效？时下昼夜孰重？寒热孰多？饮食喜恶多寡？二便滑涩有无？"

中医的问诊，很早就融合进心理治疗、整体观点、辨证论治等因素。在问诊过程中，首先医生要态度和蔼，认真负责，使患者有一种安全感；其次要抓住患者的主诉，按照辨证论治的原则，全面了解病情，善于分析，去伪存真，避免主观片面，果断抓住疾病本质，做出诊断。

清代医家余听鸿曾治一位十九岁女性，反复呕吐一年半，前医迭进旋覆代赭汤、进退黄连汤、四磨饮等，均饮之即吐，余听鸿方用大半夏汤合金匮肾气丸同煎，也倾吐而尽。由是余听鸿细问其患者之始末，得知患者每日仅能饮人乳一杯，但需分三、五次服，方能饮尽不吐，或吞服金匮肾气丸三、五粒，也能下咽。乃改用大半夏汤浓煎，频频小口饮服，金匮肾气丸和入蒸饭捣丸吞服，服后则未见再吐，如此调理三月而愈。这个案例显示了问诊在诊断治疗中的重要性。

中医学认为，诊治疾病，面对的不仅仅是病，还是人，既然是人，就要考虑其年龄、性别、生长发育、禀赋等因素，又要注意患者的气质、性格、情志、智力，还有人的社会经历、人际关系、经济地位、生活方式以及季节、气候、地理位置等自然环境影响，这些对寻找病因、协助诊断、指导治疗都有现实的指导意义。一个只懂疾病的生理病理，不懂患者心理的医生，绝不是好医生。

十五、切脉

中医学的切诊，主要指的是切脉。切脉是指医家用手指切按患者的两侧桡动脉，根据脉动应指的状态，来诊断疾病的方法。由于手腕桡骨茎突内侧一段的脉搏大约长一寸左右，所以中医学将其称为寸口脉，并认为寸口是十二经脉流注的部位，与全身脏腑气血关系密切。按切寸口脉，可以反映脏腑功能及气血盛衰的状况，既方便又实用，沿用至今，依然发挥着独特的诊断作用。

寸口脉分为寸、关、尺三部，诊脉时，先用中指按在患者掌后高骨内侧，定为关部，然后用食指按在关前，定为寸部，用无名指按在关后，定为尺部。左右手的寸关尺部分候相应的脏腑，如左寸候心、关候肝胆、尺候肾，右寸候肺、关候脾胃、尺候命门。

诊脉的指法有举、按、寻等。一般而言，轻取谓之举，沉取谓之按，中取称之寻，不同的指法有着相应的指导意义。《医学答问》谓："轻按以分表里，中按以审寒热，底重按以辨虚实。"张仲景在《金匮要略》中谓："脉大为劳，脉极虚亦为劳。"其中言脉大，必然是轻按脉大，重按无力，方可谓虚劳。明代医家滑伯仁诊一人暑月病身冷汗出，口干烦躁，喜冷恶热，欲坐泥水中，切其脉浮而数，按之豁然空散，诊为阴盛格阳，以真武汤冷饮，一进汗止，再进躁除，三服而安。

诊脉时，患者必须处在心平气和、安静的状态中。明代名医汪石山诊一远道而来的耳聋患者，切其两手脉象均数，乃谓"此恐乘轿远来，脉未定耳"，次日再诊，其脉皆稍敛，不及五至，非此日前之甚数也。可见活动时与安静时的脉象是不同的。

需要强调的是切脉固然重要，但临证时，必须结合望、闻、问诊，四诊合参，才能正确诊断疾病。前一段时期，国内切脉辨妊娠的闹剧，只能说明其无知而已。

十六、中药的四气五味

中药的药性理论包括四气五味、升降沉浮、补泻、归经等内容。这些理论都是我们祖先在长期实践中不断积累与总结而形成的，所以古代有"神农尝百草"的传说。

用气味来说明药性是中药学的特色。所谓气，即指药物性质，分为四种：寒、热、温、凉；所谓味，即指药物味道，分为五种：辛、甘、酸、苦、咸，简称四气五味。自古以来，各种中药书籍，每论述一药物时，首先标明性味，这对于认识各种药物的药效，以及其共性与个性，指导临床用药，都有实际意义。

寒与凉，温与热，只是程度上的不同，即凉者寒之渐，温者热之微。不同的药性都是从药物作用于机体所发生的反应上表现出来的，例如人吃了白酒，就会出现热的现象，所以白酒属于温热性；吃了西瓜就会出现清凉的感觉，所以西瓜的属于寒凉性。

药物的五味是可通过味觉而加以辨别的。古人在长期生活实践中，不仅知道食品具有五种不同的味道，而且总结出五味有不同的药效。《黄帝内经》上所说的"辛散、酸收、甘缓、苦坚、咸软"便是把五味的作用进行了归纳，后世医家在此基础上又进一步发展，补充为辛能散能行，甘能补能和，苦能燥能泻，酸能收能涩，咸能软能下。例如味辛的生姜有发汗、行气作用；味甘的蜂蜜有滋补功效；味苦的黄连则能泻火；味酸的乌梅有收敛止汗止泻的药效；味咸的芒硝有软化大便的功能。

药物的性与味关系密切，因为每一种药物既有性，又有味，只有把性与味综合起来，才能全面而正确地了解和使用药物。历代医家在医疗实践中认真总结自己的用药经验，书写了大量的药学专著，如《神农本草经》《新修本草》《本草纲目》《本草纲目拾遗》等，认真学习这些著作，是掌握中药知识的必要途径。

清代医家唐容川曾谓："设人身之气偏衰，则生疾病，又借药物一气之偏，以调吾身之盛衰而使归于和平，则无病矣。"利用药物的气味来纠正人体阴阳寒热虚实的偏差，使其恢复平衡健康，这是中医治疗学的特色，迄今对临床仍有指导意义。

十七、中药的配伍

中药配伍，就是根据药物的性能，有选择地将两种以上的药物合在一起应用，以适合病情的需要。配伍是应用中药的主要形式，在临床上具有重要意义。由于疾病的传变复杂多变，或数病相兼，或虚实并见，凭单味药很难兼顾，因此必须把多种药适当地配合使用，才能适应复杂的病情。

中国最早的药物书籍《神农本草经》中就有"七情合和"之说，讲的就是单味药应用与药和药之间的配伍方法，总结为七种情况，简称"七情"。按其作用而言，大致可分成五个内容：

其一，凡不用其他药物辅助，依靠单味药发挥作用的方法，被称为单行。如独参汤，用一味人参大补元气，药专力宏，治疗休克等垂危疾病，每能见功。

其二，二药相配提高疗效的配伍方法，被称为相须与相使。其中，把功效相同的药物相配，称为相须，如人参配黄芪；而把功效不同的药物相配，可以提高疗效的称为相使，如黄芪配防风。

其三，二药相配可以减轻或消除药物的毒性与不良反应的配伍方法，被称为相杀或相畏。如乌头、附子有毒性的应用，必须配以甘草以解其毒。

其四，二药相配，使药物的原有功效降低，甚至丧失，被称为相恶。

其五，二药相配会产生毒性反应或剧烈不良反应，被称为相反。

古人为了提示后人不要误用相恶、相反的配伍，专门编写了十八反歌、十九畏歌（相恶），便于朗读与记忆。

在临床上，充分应用中药的相须、相使的配伍，可以提高治疗效果；使用相杀、相畏的原则，可以减轻药物的毒性；避免相恶、相反的配伍，这才是正确应用中药的方法。

中药的疗效，在于正确的药物配伍，而不是剂量越大越好。如扶阳派本来是云南地区的一个医学流派，由于所处的环境及饮食习惯，附子的用量特别大，这本无可非议，然而国内中医界错误地进行大肆宣扬，使其影响扩大到全国，各地盲目地模仿使用，全不遵循"因地制宜"的原则，这势必会产生极大的不良后果。

十八、方剂的组成

根据疾病的需要，古人在应用药物治疗疾病的过程中，从使用单味药发展到药物配伍应用，再从药物配伍使用发展到组方应用，这是中医方剂学形成的过程。

方剂的组成以君臣佐使为原则。《素问·至真要大论》谓："主病之为君，佐君之谓臣，应臣之谓使。"一方中，针对疾病主证并起主要治疗作用的药物，为君药；辅助君药以加强疗效的药物，为臣药；治疗疾病的次要症状，或制止君药药性太偏的药物，为佐药；调和诸药或引经的药物，为使药。中药之秘在量，方剂有效与否，很大程度上反映在君臣佐使药物的配伍与剂量上。

自东汉名医张仲景著《伤寒杂病论》，创立伤寒诸方，历经唐、宋、元、明、清，各代医家创制的方剂不可胜记，按方剂的不同功效，古人将其分为十剂：即宣可去壅剂、通可去滞剂、补可去弱剂、泄可去闭剂、轻可去实剂、重可去怯剂、滑可去着剂、涩可去脱剂、燥可去湿剂、湿可去枯剂等。

知方甚易，用方甚难。古今诸方，补气不过四君，补血不过四物，养胃不过异功，益脾不过六君，补火不过八味，滋阴不过六味，发表不过麻黄、桂枝，消痰不过二陈、参苏饮，对症甚验，治病甚灵，若病不对症，则方不应手。故为医者，理应认真钻研医理，决不能"袭几句阴阳虚实，五行生克笼统套语"（徐灵胎言），就到处泛泛而谈，开一些隔靴搔痒的方剂，不求有功，但求无过。

徐灵胎在《慎疾刍言》中谓："医之为道，全在身考。如服我之药，而病情不减，或反加重，则必深自痛惩，广求必效之法而后已，则学问自能日进。"这些肺腑之言，对每一位从事临床的中医人，都有着刻骨铭心的现实意义。

十九、治法概论

辨证施治是中医诊治疾病的基本原则。辨证就是运用中医理论,分析四诊所获的感性材料,明确疾病的本质和传变规律;施治是根据辨证的结果拟定相应的治疗方法。所以治法是辨证论治中的一个重要环节。

清代医家程国彭在《医学心悟》一书中,把中医治法概括为八法。谓"论病之原,以内伤、外感四字括之;论病之情,则以寒、热、虚、实、表、里、阴、阳八字统之;而论治病之方,则又以汗、和、下、消、吐、清、温、补八法尽之"。

汗法,就是发汗祛邪的治疗方法,具有解表、退肿、消散疮疡等作用;和法,就是调解脏腑气血阴阳的偏盛偏衰,促使机体平衡,恢复健康的治疗方法;下法,就是泻下二便,逐邪下出的治疗方法;消法,就是消除有形实邪的治疗方法;吐法,就是运用催吐的方药,促使患者呕吐,从而达到解除病痛的治疗方法;清法,就是清除热邪的治疗方法;温法,就是祛除寒邪的治疗方法;补法,就是针对人体阴阳气血或某脏腑的虚损,给以补养的治疗方法。

上述治疗八法,不能孤立对待,因为病情错综复杂,往往不是单用一法所能适应,常须数种方法结合应用,才能达到治疗效果,故程国彭谓:"一法之中,八法备焉,八法之中,百法备焉。"

然而,在临床实践运用中,中医的治疗方法已远远超出八法的范围。国医大师颜德馨教授从事临床七十余载,在长期实践中提出气血为生命之本，认为气血以充盈、流畅、平衡为贵，气血不和则百病丛生，从而创立"衡法"理论，取活血化瘀药与补气、理气等药相配，组成衡法方剂，调畅气血，不仅在治疗疑难病证取得良好疗效，而且在延缓人体衰老的研究中，也有显著作用。

"依法立方"是中医学的一条重要原则，治法是制方的理论依据，方剂是治法的具体体现，未立法，先拟方，凭主观想象，堆积一些药物，这样的处方是治不好病的，而这种现象在当前中医界却比比皆是，令人痛心。

二十、读书与临证是学好中医之本

历史悠久的中医学是中国传统文化的重要组成部分，在当今强调传承传统文化的背景下，让更多的人学习中医，这当然是一件好事。

学习任何一门学问，都要下一番功夫，学习中医当然也不例外。近贤秦伯未生前为了普及中医学，专门写了一本《中医入门》的书，在书中特别提出："我还认为学习中医理论必须与中医的临床经验相结合，这样的学习比较扎实。"然而，在学习中医的热潮中，自始至终存在着两个问题：不重视理论学习，不重视临床实践。

《宋元明清名医类案》中有一段话发人深思："俗云熟读王叔和，不如临证多，此乃世医欺人之语，非确论也，心中无此理解，即临证千百，乃属茫然不悟，所以多读明贤专集，为第一义。"笔者在研究生答辩、职称晋升、外地人才引进等各种场合，多次向被考者问一个问题：你看过几本历代中医著作？结果是非常失望的，几乎所有的被考者千篇一律的回答是很少看古代医著。仅仅满足于中医教材，怎么会成为名副其实的中医人才?!

临床实践的最佳形式是跟师抄方学习，学习老师如何把中医理论转化为中医思维与临床技巧，使自己在临床上能活用理论，深化理论，掌握辨证论治的基本功。现在中医界有一种倾向，就是大力提倡创新。然而，目前中医界最缺的是没有做好传承。没有全面原汁原味的传承，哪会有货真价实的创新？连最基本的理论知识都没有掌握，所谓的创新会有悖于中医学。作为后生晚辈应该多多学习中医经典，多多临床实践，万不可搬用"创新"二字掩盖自身中医学术修养的缺乏。

清代医家梁玉瑜在《医学答问》中谓："学问之道，半在读书，半由阅历。"当今中医泰斗谓："读经典，做临床。"这些至理名言，是应该成为所有中医接班人的座右铭。中医的生命在于疗效，一旦哪一天，中医传承断层，中医看不好病了，那中医也就自生自灭了。因此，普及中医知识和传承中医精髓，的确是当务之急！

第二节 治法论

一、辛开苦降法治疗心脑血管疾病

辛开苦降法是指辛温药与苦寒药配伍使用的一种治疗方法。颜师在临证中善于应用辛开苦降法治疗心脑血管病。

1. 理论依据

辛开苦降法首见于《伤寒论》，仲景创半夏泻心汤治疗"但满而不痛"之心下痞证，《金匮要略》对之作了补充，谓"呕而肠鸣，心下痞者，半夏泻心汤主之"，之后不断发展，明清对此法有"微苦以清降，微辛以宣通""苦能驱热除湿，辛能开气宣浊"诸说，多用于治疗脘腹痞满、纳呆泛酸，或胸胁胀痛、大便溏泻等脾胃湿热证。

颜师认为心脑血管疾病患者属湿热阻滞者并不少见，其特征以湿热之邪每挟有痰瘀为患，湿、痰、瘀均为阴邪，互生互长，交杂一体，且最易与火热之邪结合，形成湿热、痰热、瘀热并存的病理状态。心居阳位，为清旷之区，诸阳受气于胸中，若素体心气不足或心阳不振，加之饮食、情志所伤，阴浊之邪乘虚而入，痰湿内生，郁而化热，上犯心胸清旷之区，以致气机不畅，血液流行受阻，心脉闭阻，而致心悸、胸痛等证。脑为清窍之府，脑髓"纯者灵，杂者钝"，如长期七情所伤，或思虑过度，皆可致阴阳气血失衡，生湿、生痰、生瘀，郁而化热，上扰清窍，可见眩晕、中风、痴呆等证。故湿热之邪也是导致心脑血管疾病的主要病机之一，湿热交结难化，致使病情虚实夹杂、寒热错杂，而缠绵难愈。

2. 常用治法及配伍特点

颜师应用辛开苦降治疗心脑血管疾病方法如下。

（1）宣畅气机

《黄帝内经》云："百病生于气。"气为一身之主，升降出入，周流全身，使脏腑经络、四肢百骸得以正常活动。若机体失衡，湿热内壅，阻遏气机，可使气机升降失常，而引发各类心脑血管病证。临床症见情志不舒，心烦易怒，胸闷甚至胸痛，嗳气为快，头晕、头涨，情绪激动后加重，舌红苔腻，脉弦。颜师习用半夏泻心汤加减治之，药用苍术、白术、厚朴、半夏辛开化湿；山栀、黄芩、黄柏苦寒清热。诸药合用，湿去而热清，气机升降有序，湿热自除。常用药对如下。①桔梗配枳实：桔梗辛温主升，《重庆堂随笔》云："桔梗，开肺气之结，宣心气之郁。"枳实苦寒主降，《本草再新》谓枳实"破气化痰"。两药配伍，一升一降，升降相因，调畅气机，通阳降浊，有行气活血之妙。颜师临证习用桔梗6g、枳实10g，对冠心病气机不畅所致的胸闷多效验。②桂枝配黄连：取意于交泰丸。桂枝辛甘温，温通心阳主升，《本草经疏》谓其"通阳""行瘀"。黄连苦寒，清心经实火主降，《珍珠囊》谓其"泻心火，心下痞"。两药合用，升降气机，通行血脉，主治胸阳不宣，心脉痹阻之心悸、胸痛等。颜师习用桂枝2g以通胸阳，黄连3g以清心火，桂枝用量小于黄连，以防其温燥太过，常用于治疗心律失常，且对心脑血管疾病伴有失眠、心烦者效佳。

（2）开泄痰热

痰湿同源，均为津液失常所致。人体津液运行依靠气之推动，气机失和，津液停滞，火烁津液，炼液为痰，郁久滋生痰热，侵犯心、脑清旷之区，使之为病，可见胸闷胸痛，动辄喘促，咳嗽痰多，身重头晕，心悸不宁，或口眼歪斜，舌强语謇，喉间痰涎壅盛，舌红苔黄腻，脉弦滑。颜师常用小陷胸汤加减治之，以桂枝、薤白、半夏辛化痰结；黄连、黄芩、夏枯草清热化浊。诸药并用，痰热除，心脑静。常用药对如下。

①厚朴配黄芩：厚朴辛温，辛开气机，擅长燥湿消痰。黄芩苦寒，清热燥湿，善清中上焦湿热。两药相伍，散则气行，泄则血行，气血流畅，则湿热无源以生，常用于冠心病、脑梗死症见胸脘痞满、大便不通、舌红苔黄腻者。颜师认为黄芩用量6g最宜，为防苦寒败胃，湿不去而热不清，故厚朴用量宜大于黄芩。②附子配葶苈子：附子辛热，入手少阴心经，走而不守，温通胸阳，《本草经读》谓："附子，味辛气温，火性迅发，无所不到，故为回阳救逆第一要药。"葶苈子苦寒泻肺平喘，除胸中痰饮，《开宝本草》有"疗肺壅上气咳嗽，定喘促，除胸中痰饮"之说。两者合用，治疗心功能不全由于心气不足、痰热内壅而致的心悸气短、咳喘不已、动则加剧、入夜烦躁、不能平卧等症。③苍术、白术配三黄（黄芩、黄连、黄柏）：苍术、白术气温味辛，理气健脾运脾，燥湿化痰。黄芩、黄连、黄柏味苦寒，清泻心肝之火。五药合用，能升降气机，辛散化痰，苦寒泻热，用治老年性痴呆因痰热所致的躁狂妄动、吵闹不休、入夜喧扰不宁等精神行为障碍，每多应验。

（3）清化瘀热

血液循经而行，环流不息，濡养全身。若各种原因而致血行不畅，瘀阻脉道内外，使机体阴阳气血失衡，热毒内遏，可熬血成瘀，瘀血内结也可蕴热化毒，形成瘀热，常见胸闷如窒，胸痛如刺，痛有定处，胸痛彻背，入夜尤甚，或头痛如裂，尿赤便秘，舌红有斑，脉涩。颜师常用温清饮出入，此方以黄连解毒汤合四物汤组成，取四物汤辛散瘀血，黄连解毒汤苦清郁热，辛苦合用则瘀热自除。常用药对如下。①葛根配丹参：葛根性辛升阳，解胸中之郁。丹参味苦、微寒，能清心凉血，《神农本草经》云："丹参气降而行血，血热而致者宜之。"两药同用，对瘀热阻滞心胸而致的胸痛颇有疗效。葛根可升阳入脑，《本草正义》谓："葛根，气味皆薄，最宜升发脾胃清阳之气。"颜师认为葛根用至15g方有升阳之功，配以丹参可奏升阳活血之效，如瘀血较重丹参可用至30g，对高血压、脑梗死等瘀热阻于脑窍而致的头晕、头痛等皆宜。②川芎配黄芩：川芎辛温香窜，走而不守，上行头目，为头痛之要药，《本草汇言》谓："川芎味辛性阳，气善走窜而无阴凝黏滞之态，虽入血分，又能去一切风，调一切气。"黄芩苦寒，《本草正义》谓其"清上焦之火，止头痛"。故黄芩既可增强疗头痛之效，又可佐制川芎温燥之性，常用于瘀热所致的高血压、脑梗死后见头晕、头痛等症状者。

（4）适应证

各类心脑血管疾病中常见的湿热痰瘀互结的症状有：①胸闷如塞，痛闷并重；②头重如蒙，泛恶欲吐；③脘腹胀满，不思饮食；④大便稀薄，粪便秽臭；⑤舌红苔腻，脉弦细或细数。凡患者具有其中两症以上者，均可用辛开苦降法治之。

3. 验案举隅

（1）夏某，女性，74岁。2005年7月22日初诊。患者罹患高血压病史10余年，冠状动脉粥样硬化性心脏病史5年，阵发性房颤史五年，平素时见心悸、胸闷，服麝香保心丸可缓解。近1个月余心悸频发，每次发作4～5小时，每日1～2次，伴胸胁满闷，神萎乏力，两目干涩，胃纳不振，口苦泛酸，上腹部灼热感，大便稀薄，日行2次，入夜易早醒，舌红苔薄黄腻，脉细缓而结代。心电图示：房颤，Ⅰ、Ⅱ、V5、

V6 导联 T 波低平呈缺血性改变。心脏 B 超示：左室舒张功能减退。证属湿热弥漫，心脉痹阻。治以辛开苦降，兼以理气活血。

处方：半夏 10g，枳壳 6g，黄芩 6g，厚朴 10g，黄连 3g，桂枝 2g，苍术 10g，白术 10g，吴茱萸 2g，木香 6g，茯苓 30g，石菖蒲 15g，生蒲黄（包煎）18g，丹参 15g，赤芍 15g，白芍 15g，砂仁 6g，炙甘草 6g。每日 1 剂，水煎分服。

14 剂后心悸、胸闷每次发作 1~2 小时，且几日一发，胃纳好转，上腹部灼热感亦消，大便质稀，1 日 1 解，伴见气短、头晕，仍寐差，舌红苔薄白且干，脉弦细而结。上方去吴茱萸、木香，加桔梗 6g、防风 10g、煅龙骨 30g、煅牡蛎 30g、黄柏 5g，加减调治月余，诸症明显好转，心悸数日一发，余无不适。复查心电图示：正常。继服原方调理善后。

按：本例患者心悸频发、胸闷，口苦泛酸等伴随症，皆为湿热内阻之故，故投辛开苦降之法，方中以半夏、厚朴、苍术之辛宽胸行气，鼓心脉以行；黄芩、黄连、枳壳燥湿泻热，降郁久之伏热；吴茱萸与黄连相配，取左金丸之意，燥湿泻火，降逆止呕，又木香、砂仁行气止痛，并促血行；桂枝配黄连，构成交泰丸，交通心肾；重用茯苓，加强养心安神之功；桂枝、赤芍、白芍辛温通阳，取桂枝汤之义，调和营卫；石菖蒲、生蒲黄合用，行气血、化痰瘀、开心窍；苍术、白术同用健脾燥湿以防诸药败胃，亦以调和诸药。复诊时，胃脘部嘈杂感已无，故去吴茱萸、木香，加用桔梗，与枳壳相伍，一升一降，宣通胸阳，行气行血；加煅龙骨、煅牡蛎以加强安神之效；防风一味，入脑祛风止头晕；黄柏养阴燥湿，兼制防风之热。诸药合用，湿热去，心脉通，惊悸自止。

（2）孙某，男性，60岁。2005年8月5日初诊。患者有高血压病、高血脂病史10余年，脑梗死病史6年，伴双下肢活动不利，近半年头晕、头涨，加重1个月，视物旋转，时有黑蒙，胸闷、气短，入夜尤甚，两目干涩，腰膝酸楚，食入作恶，难以入眠，舌红苔黄且干，脉弦细。血压150/90mmHg，头颅CT示：双侧放射冠区多发腔隙性脑梗死（部分为陈旧性），老年脑改变；颈动脉超声示：双侧颈动脉硬化伴斑块形成。证属湿热阻滞，痰瘀互结。治以辛开苦降。

处方：黄连3g，桂枝2g，黄芩6g，厚朴10g，黄柏6g，苍术10g，白术10g，半夏15g，枳实6g，夏枯草10g，升麻6g，荷叶10g，葛根10g，丹参30g，川芎15g，生蒲黄（包煎）15g，生甘草3g。每日1剂，水煎分服。

服药半月，头晕、头涨略有好转，胸闷气短已平，腰酸改善，胃纳如常，舌红苔黄，脉细。上方去丹参、生蒲黄，加天麻15g、钩藤（后下）18g、防风10g、怀牛膝15g。服药14剂后，头晕、头涨消失，胸闷气短也平，精神状态良好，舌红苔薄，脉缓。血压维持在130/80mmHg左右。守原法继服1个月巩固疗效。

按： 患者素有眩晕，突然加重，且视物旋转，腰膝酸楚，为风阳夹湿痰瘀上扰清窍，蒙蔽清空，中风之先兆也；舌象、脉象均为其佐证。故投黄连、黄芩、枳实以燥湿泄浊；取厚朴、半夏、苍术之辛，升清宣散；白术甘温，健脾燥湿；桂枝通阳，与黄连配伍，可起安神之效；半夏、夏枯草合用，以清肝降火，且安神效佳；川芎走而不守，尤能上行头目，引药入脑络，为治头痛之要药；黄柏配苍术，利下焦湿热，防苦寒败胃；生甘草调和诸药。另外，颜师经验认为升麻、荷叶、葛根、丹参、生蒲黄、苍术化痰活血，可降低血液黏度，降血脂，稳定斑块。复诊时，加天麻、钩藤、防风，加强祛风之效，止头晕；怀牛膝一味，引火下行，止痹痛。全方辛苦同用，清通并施，诸药合用，使脑络通，空窍清，气血平，头晕止。

二、从虚阳论治老年高血压病

中医学一般将高血压病归属于"眩晕"范畴。颜师认为，老年高血压病的主要病机为虚阳上浮，治疗应以温潜法为主。

1. 理论依据

《素问·上古天真论》曰："女子……七七，任脉虚，太冲脉衰少，天癸竭，地道不通，故形坏而无子也。丈夫……七八，肝气衰，筋不能动，天癸竭，精少，肾脏衰，形体皆极。"肾乃先天之本，肾中精气的盛衰决定了人体机能的强弱。人一旦步入老年，身体各脏腑的功能都会下降，甚则引发包括高血压病在内的许多疾病，其主要原因便是"天癸竭""肾脏衰"。如果从生理功能的角度去观察，肾中精气可分为肾阴和肾阳两个方面，它们是五脏阴阳之根本，主管一身之阴阳。张景岳《大宝论》曰："夫形气者，阳化气，阴成形，是形本属阴，而凡通体之温者，阳气也；一生之活者，阳气也；五官五脏之神明不测者，阳气也……可见人之大宝，只此一息真阳。"张氏特别强调阳气对生命活力的重要性。老年高血压病患者大多伴有精神不振、畏寒肢冷、四肢不温等症，可见其阳气虚损更为明显。

清代医家郑钦安《医理真传》言:"凡阳虚之人,阴气自然必盛,外虽现一切火症,此火名虚火,与实火有别……虚火即阴气上僭,阴指水,气即水中先天之阳,故曰虚火。水气以下流为顺,上行为逆,实由君火太弱,不能镇纳,以至上僭而为病。"郑氏所言之虚火即虚阳,他在《医法圆通》中指出:"素禀阳虚之人,身无他苦,忽然头痛如劈,多见唇青,爪甲青黑,或气上喘,或脉浮空,或劲如石,此阳竭于上,急宜回阳收纳""久病与素禀不足之人,人忽见脚轻头重,此是阴乘于上,阳衰于内也,急宜回阳,收纳真气。"该论述与老年高血压病的病机特点十分相似,如老年高血压患者常可出现诸如头晕头痛、口干口苦、面红汗出、心烦不寐等貌似肝火上炎的症状,但他们往往还伴有形寒肢冷、下肢为甚、神疲乏力、五更泄泻、小便清长、夜尿频数、脉沉无力等阳虚证的表现。对于此类患者给予温潜法治疗最为适宜。

2. 常用治法及配伍特点

颜师在临床上常取温阳药与潜阳药配伍治疗高血压病,疗效显著。颜师习用羚羊角散、镇肝熄风汤化裁。羚羊角散,原方出自《普济本事方》,由羚羊角、茯神各一两,芎䓖(川芎)、防风、半夏、白芷、甘草各半两,枳壳、附子各三分组成。原书载其"治一切头眩,本因体虚风邪乘于阳经,上注于头面,遂入于脑,亦因痰水在于胸膈之上,凡大寒使阳气不行,痰水结聚,上冲于头目,令头眩"。若患者头晕显著,颜师每加天麻定眩;若头痛明显,则重用川芎、白芷。镇肝熄风汤,原方出自《医学衷中参西录》,由怀牛膝、生赭石各一两、生龙骨、生牡蛎、生龟甲、生白芍、玄参、天冬各五钱，川楝子、生麦芽、茵陈各二钱，甘草钱半组成。方中重用牛膝以引血下行，加生龙骨、生牡蛎、白芍以镇肝熄风。颜师临证，每去代赭石、龟甲以防碍胃；无阴虚征象者不用玄参与天冬；肝气郁结不显著者去川楝子、生麦芽及茵陈；或加肉桂（或桂枝）引火归元；或加吴茱萸补肝降逆。

颜师常用药对如下。

（1）附子与羚羊角

附子，性味辛热有毒，归心、脾、肾经，有温肾助阳之功，《本草正义》谓其"辛温大热，其性善走，故为通行十二经纯阳之要药"。实验研究表明，附子能明显减低高血压大鼠的血压，亦有临床报道证实附子治疗阳虚型高血压安全有效。

羚羊角，性味咸寒，归肝、心经，功善平降肝阳。《本草纲目》曰："肝主风，在合为筋，其发病也，小儿惊痫，妇人子痫，大人中风搐搦，及经脉挛急，历节掣痛，而羚羊角能舒之。"实验研究证明，羚羊角提取液能使大鼠的血压明显下降，近年来也有临床试验证实羚羊角胶囊降压的有效性。

附子、羚羊角药对乃颜师从《普济本事方》之羚羊角散化裁而出。颜师治疗老年高血压患者，每用 3～6g 之附子入煎剂，配伍 0.6～1g 羚羊角粉吞服。如此寒温并用，一方面发挥附子温肾助阳之功，又能避免其燥热伤阴之弊；另一方面可保留羚羊角平肝潜阳之功，又能避免其寒凉伤阳之过。两药相配，标本兼顾，既能以温肾潜阳之法降血压，又无药性偏颇之虞。

（2）肉桂（或桂枝）与怀牛膝

肉桂，性味辛甘热，归肝、肾、心、脾经，可引火归元，善降肝经之虚火。《本草求真》谓其"有鼓舞气血之能，性体纯阳，有招导引诱之力"。实验研究表明，肉桂能明显降低高血压大鼠的血压。

桂枝，性味辛甘温，归心、肺、膀胱经，有温通经脉之功。《本草汇言》言其"气味虽不离乎辛热，但体属枝条，仅可发散皮毛肌腠之间，游行臂膝肢节之处"。临床研究表明，以桂枝研粉敷贴穴位可以治疗高血压。

怀牛膝，性味苦酸平，归肝、肾经，可补肝肾，强筋骨，引血下行。《本草纲目》言："牛膝所主之病，大抵得酒能补肝肾，生用则能去恶血。"实验研究表明，牛膝总皂苷可降低自发性高血压大鼠的血压。

肉桂（或桂枝）、怀牛膝药对治疗高血压的经验，乃颜师从李中梓《病机沙篆·眩晕》中悟出。李氏曰："肾虚上则头眩，六味丸加牛膝、沉香、肉桂，纳火归元之法也。"颜师临证，每取小剂量肉桂 2 ~ 3g（或桂枝 5 ~ 6g）配伍大剂量怀牛膝 30g。两药相配，共奏温降虚阳之功。

（3）吴茱萸与白芍

吴茱萸，性味辛温、有小毒，归肝、胃、脾、肾经，善温真阳、降虚阳，《本草纲目》谓其主治"厥阴痰涎头痛"。张仲景创吴茱萸汤专治呕吐涎沫、头痛等症。实验研究表明，吴茱萸次碱能明显降低高血压大鼠的血压，临床试验证实吴茱萸敷贴治疗舒张期高血压有较好的疗效和安全性。

白芍，性味苦酸微寒，归肝、脾经，有敛阴潜阳之功。

《本草正义》谓："益肝脾真阴，而收脾气之散乱，肝气之恣横，则白芍也。"实验研究表明，白芍总苷有降低大鼠血压的作用。

吴茱萸、白芍药对，源自《太平惠民和剂局方》戊己丸，用以治肝逆犯胃诸症。颜师治疗虚阳上浮之头痛头涨等症，每取吴茱萸 1～3g 以温补真阳，辅以白芍 10～15g 以敛肝阴、潜虚阳。两药相配，温潜虚阳之功更佳。

常用验方

3. 验案举隅

王某，女，70 岁。2012 年 8 月 14 日初诊。患者近 1 周来突觉头晕目眩，双下肢乏力，期间发作 2 次，每次发作数小时后症状渐渐自行缓解；平素伴胸闷、口苦、泛酸、恶心、呕吐胃内容物；脉细弦，舌红苔薄且润。刻下血压 175/100mmHg。中医诊断：眩晕。证属肝胃不和，虚阳上浮。治法：疏肝和胃，温阳降逆。

处方：柴胡 10g，黄芩 9g，枳壳 10g，白芍 10g，川芎 15g，青皮 6g，陈皮 6g，香附 10g，车前子（包煎）18g，肉桂 2g，怀牛膝 30g，黄连 3g，苏叶 6g，泽泻 30g，苍术 10g，白术 10g，丹参 15g，生甘草 3g。水煎，每天 1 剂，早晚分服。

二诊：2012 年 8 月 28 日。头晕、目眩明显减轻，复测血压 130/80mmHg，口苦、泛酸亦有减轻，胸闷仍有，自觉嗳气为快；脉弦，右大于左，舌淡红苔薄白，舌缨线存在。原方改黄芩为 3g，加白蔻仁（后下）6g、防风 6g、广木香 10g、葛根 10g，去香附、苏叶、泽泻、丹参。

三诊：2013 年 11 月 2 日。患者坚持服中药 1 年，血压保持稳定，停药2个月余后因情绪波动、饮食不慎复发。右侧头部作痛，下肢乏力微肿，血压160/100mmHg，脉小弦，舌红苔薄黄腻。

处方：生黄芪15g，防风6g，白芍10g，藿香10g，黄连3g，黄芩6g，黄柏6g，川芎15g，桂枝5g，车前子（包煎）30g，怀牛膝30g，苍术10g，白术10g，生薏苡仁15g，党参10g，茯苓10g，炙甘草3g。

四诊：2013年11月16日。头痛稍缓，背部牵掣感，手指足趾疼痛，入夜加剧，口苦，血压170/100mmHg；脉右关部弦滑，舌红苔薄黄略干，舌缨线存在。原方改黄芩为10g，加赤芍10g、当归10g、肉桂3g、丹参15g、羌活6g、吴茱萸2g、柴胡10g、枳实10g，去藿香、黄连、桂枝、黄柏、生薏苡仁、党参、茯苓。

五诊：2013年12月1日。头晕，目赤，自觉飘飘然，入夜为甚，逢热而发，测血压150/115mmHg；脉右关部弦滑，舌红苔薄黄且干。

处方：生黄芪30g，防风6g，赤芍10g，白芍10g，肉桂3g，黄连6g，黄芩6g，川芎15g，怀牛膝30g，熟附子3g，藿香10g，苍术10g，白术10g，枳实10g，厚朴10g，车前子（包煎）30g，炙甘草5g。水煎，每天1剂，早晚分服。另以羚羊角粉0.6g吞服，每天2次。

六诊：2013年12月15日。头晕明显减轻，仅运动时稍晕，余无不适。复测血压125/75mmHg。原方出入治疗，以巩固疗效。

按：本案治疗过程较全面地反映了颜师治疗老年高血压病

的临证经验，可分前后两阶段分析。初诊、二诊为第一阶段：患者为老年高血压初发，属肝胃不和、肝肾亏虚、虚阳上浮之证，故予柴胡疏肝散加减以疏肝和胃，合苏叶黄连汤止呕，肉桂、怀牛膝温真阳以降虚阳，药后诸症缓解，效如桴鼓。三诊以后为第二阶段：患者1年中未服西药，完全靠中药维持血压稳定，后因停药2个月加之情绪波动，血压再次升高。此次虚阳上浮之象较前更为明显，又兼湿热之邪为患，故三诊拟用原法治疗力有不逮。四诊加入吴茱萸增强温补肝阳之功亦未奏效。五诊颜师改弦更张，以羚羊角散合黄芪赤风汤治之，疗效颇佳。随访至今病情稳定。

三、从湿热论治糖尿病

颜乾麟教授从其丰富的临证经验中总结出对糖尿病病机的新认识，认为"湿热内蕴"不仅为此病的常见证，更是此病的基本病机，其他病机均可由此发展而来。

1. 理论依据

除因患者先天禀赋不足外，其后天不良的生活方式往往是诱发或加重糖尿病的重要因素。现代人长期过食肥甘厚味，而肥甘、辛辣、醇酒等物性味燥热，耗气伤津，日久脾气必受损。《素问·经脉别论》曰："饮入于胃，游溢精气，上输于脾，脾气散精，上归于肺，通调水道，下输膀胱，水精四布，五经并行。"《证治汇补·消渴》谓："五脏之精悉运于脾，脾旺则心肾相交，脾健则津液自化。"若脾损，则其运化功能必然减退，水谷精微不能正常吸收与输布，出现"脾不散精"的病理状况，饮食物不但不能很好地被输布和吸收，相反会产生内湿。肥甘、辛辣、醇酒等食物性味燥热，湿郁日久，易从热化，从而形成湿热之邪积聚于体内的病理状态。李东垣《脾胃论》中指出："损伤脾胃，真气下溜，或下泄而久不能升，是有秋冬而无春夏，乃生长之用陷于殒杀之气，而百病皆起。"同时他认为："火与元气不两立，一胜则一负，脾胃气虚则下流于肾，阴火得以乘土位。"历代医家对于李东垣所言"阴火"究竟为何物，颇多争论。颜师认为，此"阴火"即指湿热而言。元气遭受湿热之戕害，必然导致脾胃气虚，故糖尿病患者多见四肢消瘦、疲乏无力等脾虚症状。湿热日久，又会煎熬津液，导致阴液亏虚，从而出现阴虚或气阴两虚的病理状态。因此，"湿热内蕴"实为糖尿病之基本病机，而在此基础之上又可衍生出气虚、阴虚、气阴两虚等其他病机。

2. 常用治法及配伍特点

颜师围绕本病"湿热内蕴"这一基本病机，在辨证基础上选用当归六黄汤、葛根芩连汤、清暑益气汤出入，疗效显著。当归六黄汤，出自《兰室秘藏》，由当归、生地、熟地、黄连、黄芩、黄柏和黄芪组成。方中以黄连、黄芩、黄柏清热燥湿，黄芪、生地、熟地益气养阴，当归养血增液，适用于湿热内蕴、气阴不足的本虚标实型糖尿病患者。该类患者除血糖偏高外，还可见面赤口干，乏力盗汗，心烦唇燥，便干尿黄，舌红脉细数等表现。葛根芩连汤，出自《伤寒论》，由葛根、黄芩、黄连和甘草组成。方中以黄芩、黄连清热燥湿，葛根、甘草生津止渴，适用于湿热内蕴而正气未伤型糖尿病患者。除血糖升高外，此类患者还可见身热不眠，心烦口渴，多食善饥，项强便溏，舌苔黄腻等表现。李氏清暑益气汤，出自

《脾胃论》，由黄芪、苍术、升麻、人参、泽泻、神曲、陈皮、白术、麦冬、当归、青皮、黄柏、葛根、五味子和甘草组成。方中以黄芪、人参、升麻、葛根、甘草益气升清，苍术、白术、青皮、陈皮、神曲、泽泻运脾化湿，黄柏、麦冬、当归、五味子清热养阴，适用于气阴不足，湿热化而未尽，病情缠绵的老年糖尿病患者。除血糖升高外，此类患者还可见形体消瘦，神疲乏力，口干口黏，尿黄便结，舌红苔剥等表现。

颜师常用药对如下。

（1）黄连、黄芩与黄柏

黄连、黄芩与黄柏为临床常用苦寒药，合称"三黄"，均具清热燥湿、泻火解毒之功，常相须为用，但也同中有异、各有所长。

黄连，性味苦寒，归心、脾、胃、胆、大肠经。张元素将其功用概括为："气味俱浓，可升可降，阴中阳也，入手少阴经。其用有六：泻心脏火，一也；去中焦湿热，二也；诸疮必用，三也；去风湿，四也；赤眼暴发，五也；止中部见血，六也。张景岳治九种心下痞，五等泻心汤，皆用之。"《名医别录》谓其"主五脏冷热，久下泄澼脓血，止消渴"。《肘后备急方》独用黄连一物治疗消渴溲多，每取良效。现代研究表明，黄连总生物碱可使空腹大鼠血糖和糖化血红蛋白显著下降，同时可降低血肌酐，对糖尿病大鼠的肾脏具有保护作用；小檗碱能降低交感神经活性，从而使糖原异生、分解减少，胰岛素代谢减慢，提高机体对胰岛素的敏感性；小檗碱还可以促进实验糖尿病大鼠胰岛 β 细胞的修复，促进胰岛素释放而达到降低血糖的作用。

黄芩，性味苦寒，入肺、心、胆、大肠经，泻实火、除湿热。其性清肃，所以祛邪；味苦，所以燥湿；阴寒，所以胜热。现代研究表明，黄芩中的黄芩苷具有较强的 α - 葡萄苷酶抑制活性，其中对小肠蔗糖酶的作用尤强。

黄柏，性味苦寒，入肾、膀胱经，功善清热、燥湿、泻火、解毒。其特点在于清泻湿热而又坚阴，颜师多与苍术相配，辛开而苦降，取黄柏清热燥湿，苍术运脾燥湿，不仅能祛下焦湿热，且对中焦湿热亦有疗效。宋代《独行方》中有用黄柏一物煎汤治疗消渴尿多的记载。现代药理研究表明，黄柏中的黄柏碱、药根碱等生物碱具有显著的降糖作用。

颜师在临床针对糖尿病"湿热内蕴"这一基本病机，应用"三黄"药对治疗，疗效满意。

（2）黄芪与生地

黄芪，性甘、味微温，归脾、肺经。功善补中益气，升阳固表，利水退肿，托毒敛疮。用于湿热之邪伤及气阴的糖尿病的治疗，常与生地、天花粉等药配伍。现代研究表明，黄芪中的多糖、黄酮、皂苷等多种化学成分，尤其是黄芪多糖，能够有效调节机体免疫功能，改善胰岛素抵抗，对糖尿病及其并发症有较好防治作用。

生地，性微寒、味甘苦，归心、肝、肾经。生地入肾既能滋阴，又可清热，力专而无滋腻之弊。《神农本草经》谓其"主折跌绝筋，伤中，逐血痹，填骨髓，长肌肉，做汤除寒热积聚，除痹。久服轻身不老"。

黄芪与生地，一补气一滋阴，补中有清，静中寓动，对于糖尿病湿热蕴结日久导致之气阴两虚证，可谓相得益彰。

（3）苍术与地锦草

苍术，性味辛苦温，归脾、胃经。朱丹溪云："苍术治湿，上、中、下皆有可用，又能总解诸郁。"本品气味芳香，善行而不守，故有行气解郁，燥湿化痰之功。现代药理研究表明，苍术多糖能够激发胰岛功能，具有显著的降糖作用。

地锦草又名草血竭，其味苦辛、性平，具有清热解毒、活血止血、通乳、消结等功效，《嘉佑本草》谓其"主通流血脉，亦可用治气"，《品汇精要》谓其"主调和气血"。

颜师继承国医大师颜德馨教授"脾胰同源"的观点，认为"脾不散精"与西医的"胰岛素抵抗"密切相关。治疗糖尿病时，颜师主张健运脾胃为要，喜用苍术恢复脾之运化散精功能，减轻胰岛素抵抗。地锦草既可助苍术等清热燥湿药物清泻热邪，又可与其他调气活血药配伍以祛除瘀结、活血通脉，是预防糖尿病患者久病后络生瘀血的有效药物。

颜师临证善用当归六黄汤、葛根芩连汤、李氏清暑益气汤等方辨证治疗各型糖尿病患者，取效甚佳。

3. 验案举隅

陈某，男，76 岁。2012 年 11 月 13 日初诊。患者糖尿病病史多年，长期服用降糖西药，但血糖仍控制不佳，空腹血糖 8 ~ 9mmol/L，餐后血糖 15 ~ 16mmol/L。刻下：形体消瘦，神疲乏力，口干口黏，头晕阵发，头皮及背部瘙痒，胃纳一般，尿黄，便结，脉小弦，舌红苔薄黄腻、根部苔剥。诊为湿热内蕴，日久耗气伤阴之证。治当化湿清热，益气育阴。

处方：生黄芪 30g，生地 30g，黄连 5g，黄芩 10g，黄柏 6g，苍术 10g，白术 10g，徐长卿 15g，麦冬 10g，玄参 15g，

肉苁蓉 15g，天花粉 10g，桂枝 5g，地锦草 30g，赤芍 15g，白芍 15g，枳实 10g，厚朴 10g。每天 1 剂，水煎 2 次，每次取汁 120ml，早晚分服。

二诊：2012 年 11 月 28 日。查空腹血糖 6.8mmol/L，餐后血糖 10.2mmol/L，神疲乏力好转，偶有头晕，头皮瘙痒减轻，尿色转清，大便转畅，脉弦，舌红苔薄黄，剥苔消失。原方加减治疗 3 个月余，诸症明显缓解，空腹及餐后血糖恢复正常，病情稳定。

按：本案为老年患者，糖尿病日久不愈，湿热之邪蕴结，已成气阴两虚之体。神疲乏力乃中气不足之象，必用黄芪大补中气；佐以苍术、白术健脾运脾燥湿，枳实、厚朴行气化湿，以助脾散精；合增液汤以滋阴润肠；肉苁蓉补肾通便；又以"三黄"、徐长卿、天花粉清热燥湿，苦寒救阴，即所谓"清一分热即救一分阴"是也；地锦草、赤芍、白芍清热活血散结；取少量桂枝温通阳气，以化湿浊，可得"离照当空，阴霾自散"之效。患者经中医药治疗 3 个月余，诸症缓解，血糖得以控制。

四、从气血论治心律失常

心律失常是指心脏活动的频率和节律发生紊乱，属于中医的"心悸"范畴。中医认为心律失常一般是心之气、血、阴、阳亏虚而造成，辨证以虚证为主，治疗常以补法为要。颜师提倡从气血论治心律失常。

1. 理论依据

气为血帅，血的运行有赖于气的升降出入运动。因此心要发挥正常功能首先有赖于气机通畅。气机失调，气血失和，会导致脏腑功能紊乱，进而出现功能低下和病理障碍，所以从气血角度辨证，可以把握疾病的整体病机。治疗中通过疏通气血就可调整脏腑功能活动，使其从病理状态转至正常生理状态，从而达到治愈疾病的目的。治疗气血失和之证应先治气，只有气机调畅，血行才能通达。心悸实证者多因气滞而血瘀、津停成痰，亦可化火，灼烁痰液，终致痰瘀交阻，其中以瘀血为主要病因及病理产物。虚证患者主要因气、血、阴、阳亏损，使心失滋养而致心悸。《灵枢·邪客》谓："心者，五脏六腑之大主也，故悲哀忧愁则心动，心动则五脏六腑皆摇。"心与五脏关系密切，《医贯》谓："凡脾、胃、肝、胆……各有一系，系于包络之旁，以通于心。"

可见心悸的病因无论虚实皆与气血密不可分，而又以气为帅。颜师依据"气为百病之长"之说，指出治心悸不能心病治心，见血治血。临证必须重视理气药的运用，只有善于利用气与血的协同关系，才能取得事半功倍的疗效。

2. 常用治法与配伍特点

（1）疏肝活血法

《灵枢·口问》谓："心者，五脏六腑之大主也，故悲哀忧愁则心动，心动则五脏六腑皆摇。"气为血帅，情志不舒，肝气郁滞，气滞则血凝，临床症见心悸胸闷、情志抑郁、两胁作痛、咽喉堵塞，或月经不调、乳房胀痛、舌红苔薄、脉弦细结代。治以疏肝理气，活血化瘀。颜师每取血府逐瘀汤合逍遥散加减，药用：当归、柴胡、赤芍、白芍、枳壳、桔梗、苍术、白术、生蒲黄（包煎）、石菖蒲、桂枝、红花、川芎、黄连、炙甘草。方中用石菖蒲、生蒲黄意在活血安神；桂枝配黄连构成交泰丸，交通心肾，养心安神；枳壳、桔梗两药相配，一宣一降，宣通气机，增强理气之效，气行则血行。若寐差、烦躁不安，加龙骨、牡蛎等镇心安神之品；若心悸较重，加茯苓、远志、龙齿，三者合用，抗心律失常作用显著。

（2）化痰活血法

《丹溪心法·惊悸怔忡》中说："怔忡时作时止者，痰因火动。"气有余便是火，气滞既可使津停而成痰，也可使血郁而成瘀，致痰瘀交阻。临床症见心悸时发时止，胸闷胸痛，痛势彻背，气促痰多，心烦易怒，胃纳不振，口干且苦，舌红苔黄腻，脉弦滑结代。治以化痰活血。每取桃红四物汤合黄连温胆汤加减，药用：黄连、法半夏、青皮、陈皮、茯苓、丹参、川芎、葛根、桂枝、赤芍、白芍、红花、桃仁、夏枯草、生蒲黄（包煎）、苦参。方中用丹参、川芎、葛根活血化瘀，可缓解胸闷胸痛症状；苦参、夏枯草清心化痰，抗心律失常效显。失眠甚者，加龙骨、牡蛎、琥珀等重镇降逆，宁心安神之品；胸闷胸痛甚者，加瓜蒌、薤白、郁金等通阳泄浊，活血止痛；头晕加石菖蒲、磁石；如血脂高者，加升麻、荷叶、片姜黄、生蒲黄。

（3）温阳活血法

心悸怔忡日久不愈，可使阳气衰惫，不能输布津液，运行血液，引起水液内停，血涩成瘀。各种心脏疾患发展到慢性阶段，以阳气亏虚和血脉痹阻表现更为突出。临床症见心悸胸闷，胸痛彻背，畏寒神萎，四肢发冷，短气乏力，动则尤甚，大便溏泻，肢体水肿，小便不利，脉沉迟而涩。治以温阳通脉，化瘀安神。颜师每取补阳还五汤合参附汤加减，药用：熟附子、党参、生地、黄芪、酸枣仁、石菖蒲、川芎、当归、生蒲黄（包煎）、炙甘草。方中附子为补命门真火第一要药，其性雄壮剽悍，走窜十二经脉，既行气分，又入血分，与酸枣仁同用，强心效显；佐以炙甘草，缓制其毒。若兼失眠加茯苓、柏子仁、五味子等养心安神，且抗心律失常作用显著；桂枝既可通阳，又能温阳，与赤芍、白芍相配，心悸症状可明显减轻；若兼心烦，合用桂枝甘草龙骨牡蛎汤；四肢厥冷合用当归四逆汤。

（4）安神活血法

《类证治裁》论怔忡："由心包血虚，心火下迫，震动君主神明，或思虑劳神，或郁怒动火，致头晕汗出，不寐便浊等因，宜养心血调神气，降火安神为主。"心主神志，血液运行不畅，则血不养心，心神失养，或不宁，引起心神动摇，悸动不安。临床症见心悸不宁，善惊易恐，少寐多梦，且易惊醒，舌红苔少，脉细弦结代。治以养心安神，活血化瘀。颜师每取丹参饮合天王补心丹加减，药用：南沙参、北沙参、玄参、麦冬、天冬、酸枣仁、柏子仁、当归、茯苓、川芎、赤芍、白芍、生蒲黄（包煎）、檀香、丹参。方中酸枣仁、柏子仁等安神药与川芎、丹参等活血化瘀药的合理应用，可起到明显抗心律失常作用。若心火旺盛，心神不宁，配百合、莲子心清心安神；若期前收缩频发，配甘松、十大功劳叶两药，对快速性心律失常疗效显著。

3. 验案举隅

杨某，男性，76 岁。2009 年 4 月 9 日初诊。以"反复心悸2年余，加重1周伴胸闷"入院。患者有冠心病史多年，近年来反复心悸，上午发作明显，1周来心悸频繁发作，伴有胸闷，无胸痛，心烦易怒，喜叹息。入夜不安，易惊醒，胃纳一般，二便调畅，舌淡红苔薄黄，脉弦而结代。2009年3月18日查Holter示：多源房早（3206次），房早成对，短阵阵发性和非阵发性房速（6阵，散发，由3～22次心搏组成）；心电图示：ST-T改变。中医诊断为心悸，辨证属肝郁血瘀，心脉失常。治疗宜疏肝活血，养血安神，逍遥散合甘麦大枣汤加减。

处方：茯苓30g，淮小麦30g，赤芍15g，白芍15g，灵芝15g，柏子仁15g，丹参15g，柴胡10g，当归10g，石菖蒲10g，苍术10g，白术10g，红枣10g，生蒲黄（包煎）9g，枳壳6g，桔梗6g，炙甘草5g，薄荷3g。每日1剂。

服药2周复诊，患者诉心悸明显好转，胸闷减轻，唯夜间入睡困难。原方去石菖蒲、生蒲黄，加黄连3g、肉桂2g。2009年5月19日复查Holter示：房早945次。加减服药1个月后心悸胸闷消失，夜间眠安。

按：患者思有所虑，精神抑郁，以致肝气郁滞，气血失畅，肝失疏泄，不能藏魂；气滞血瘀，心脉受阻，心失所养，故见心悸；心不藏神，瘀阻血脉，心神失养而失眠。"治病必求于本"，本患者气血失和为其本，故治血首应治气，气机调畅，气和则血和。再者肝为木脏，心为火脏，根据五行学说，木能生火，肝为心之母，子病治母，故予逍遥散疏肝加丹参、赤芍、生蒲黄活血化瘀，大剂量茯苓合甘麦大枣汤养血安神。方中枳壳与桔梗宣胸中大气，柴胡配桔梗兼顾母脏与克我之脏，使气血调达，以致和平。全方突显理气活血，气血同调，此乃颜师治疗心律失常注重气血之临床经验，也是颜师气血辨证思想的充分体现。

五、升补宗气法治疗慢性心功能不全

慢性心功能不全属于中医学"水肿""心水""心悸""怔忡""痰饮""咳喘"等范畴。颜师近年运用升补宗气法治疗本病，临床取得良好疗效。

1. 理论依据

宗气即积于胸中之气，又称"大气""胸中大气"，《灵枢·邪客》曰："宗气积于胸中，出于喉咙，以贯心脉而行呼吸焉。"故宗气的生理功能主要体现在对心肺功能的调节上，宗气失常则心脉不畅，肺气失于宣肃。《素问·平人气象论》曰："胃之大络，名虚里，贯膈络肺出入左乳下，其动应衣，脉宗气也。"充分说明宗气主心气，心的生理功能的正常与否依赖于宗气的强弱。《灵枢·刺节真邪》曰："宗气不下，脉中之血，凝而留止，弗火能取之。"这表明宗气正常是气血运行通畅的必备条件。综上所述，宗气主宰着心、肺的生理功能、脉道的畅通及气血的运行。

2. 常用治法及配伍特点

宗气的生理功能决定了宗气不足的病理表现为气虚与气陷两种形式。宗气亏虚，鼓动无力，则脉迟或结或代等；或气血斡旋失职，则心悸怔忡，动则胸闷气促等；或致肺主治节的功能失司，出现喘憋，水肿等；宗气下陷，则气不足以息，出现胸闷喘促，动则尤甚等。颜师认为，治疗慢性心功能不全应注

重升补宗气，临床上用保元汤、补中益气汤、大补元煎等方出
入治疗，并李东垣补气升阳之法，取黄芪、党参、蔓荆子、升
麻、柴胡、白术等药，宗气得补，则心气足、心脉畅、心血
行。此外，慢性心功能不全多发生于中老年人，病情缠绵难
愈，心病日久，多导致心阳不振，水饮内停，临床出现心悸、
喘促、水肿、发绀及小便不利等症状，故颜师在升补宗气的同
时，重视肃泻肺水，常取苦寒之葶苈子，清热平喘，利水消
肿。现代药理研究，葶苈子有强心作用，能使心肌收缩力增
强，心率减慢，增加心输出量，利尿而无水、电解质紊乱之
弊，对治疗心功能不全最为合拍。

3. 验案举隅

（1）朱某，男，91 岁。2005 年 7 月 1 日初诊。患者有冠
状动脉硬化性心脏病病史多年，近两个月来出现精神痿软，下
肢水肿，心率偏慢。心电图示：心室内左前束支、左后束支及
右束支三支传导阻滞；平均心率 43 次/分；T 波改变。尿常规
示：阴性。西医建议安装心脏起搏器，虑其风险较大，故选择
中医治疗。初诊：患者少气懒言，神疲乏力，心率偏慢，约
40 次/分，下肢水肿甚，畏寒肢冷，入暮加剧，胸闷不舒，无
胸痛喘咳，无夜间端坐呼吸，小便量少，胃纳一般，大便通
畅，夜寐尚可，舌淡苔薄白，脉沉细而迟。中医诊断为胸痹、
水肿，病机为宗气不足，心阳受损，水湿弥漫，挟有瘀血。遵
升补宗气及"离照当空，阴霾自散"而立法。

处方：生黄芪 20g，党参 15g，升麻 6g，苍术 10g，白术
10g，蔓荆子 15g，葶苈子（包煎）15g，熟附子 5g，赤芍 15g，
白芍 15g，防风 10g，防己 10g，桂枝 3g，猪苓 15g，茯苓 15g，

泽兰 15g，泽泻 15g，车前草 15g，川芎 15g，当归 10g，炙甘草 6g。

上方加减治疗 1 个月余，患者心率达到 75 次/分，下肢水肿消失，尿量增多，精神转佳，原方基础上加生麻黄 5g，细辛 3g，继续巩固疗效。

按：患者耄耋之年，久患胸痹，宗气受伤，累及心阳，阳不制水，水湿泛滥，且"久病必有瘀"，故取升补宗气为主，温阳利水、活血化瘀为辅。取黄芪、党参、升麻、苍术、白术、蔓荆子升宗气；参附汤振奋心阳，可提高心率，方中葶苈子苦寒，可兼制附子之热性；葶苈子泻肺利水，苓桂术甘汤温阳利水，共奏退肿之功；"血不利则为水"，取泽兰泻、猪苓、车前草等活血利水药与川芎、当归等活血养血药同用，使瘀从水道而去；黄芪、赤芍、防风三药合用，为王清任之黄芪赤风汤，益气活血，且防风有"风能渗湿"之功。全方配伍严谨，使宗气得升，心有所养，心阳得振，水湿得利，药到而病除。

（2）乔某，女，65 岁。2003 年 11 月 19 日初诊。患者既往有高血压病、心肌梗死、脑梗死病史，平时胸痛阵发，神疲乏力，动则气促，近月上述症状加重，遂来就诊。诊见患者形体肥胖，声低息促，自诉近日胸痛频发，痛则彻背，心中悸动，惕惕不安，少气懒言，言多则气促，头晕嗜睡，下肢略肿，夜间不能平卧，大便不畅，小便短赤，胃纳一般，舌红苔薄黄，脉弦细。心电图示：陈旧性心肌梗死，室性早搏。胸片示：少量心包积液。中医诊断为胸痹、真心痛、水肿，病机为宗气不足，心失所养，气机不利，津液代谢失常，痰浊阻滞心脉。治拟升补宗气，肃泻肺水，祛除痰邪。

处方：生黄芪 15g，升麻 6g，党参 10g，蔓荆子 10g，苍术 10g，白术 10g，桂枝 3g，葶苈子 10g，黄连 3g，枳实 10g，法半夏 10g，陈皮 6g，茯苓 30g，丹参 15g，葛根 15g，黄柏 5g，怀牛膝 15g，生甘草 3g。

上方出入服用 2 个月余，患者精神好转，胸痛发作次数减少，程度减轻，嗜睡已平，仍有气促、下肢水肿、难以入寐，原方加入桂枝、猪苓，继续服用半年余，诸症悉平。

按：本患者陈旧性心肌梗死、脑梗死、心功能不全，中医辨证属于本虚标实之证，宗气不足乃其本，水饮、痰浊、瘀血为其标，故用升补宗气法治其本，利水、化痰、活血治其标。方中生黄芪、升麻、党参、蔓荆子、苍术、白术共同发挥升补宗气之功，宗气得升，既使心有所养，又可引阳气及药性上行于脑，濡养脑窍，一举而两得，既可缓解胸痛、心悸，又可治疗嗜睡；葶苈子利水，可消心包积液；黄连、枳实、法半夏、陈皮、茯苓等为黄连温胆汤之义，清化痰热；"久病必有瘀"，故加用丹参、葛根以活血；黄连、桂枝为交泰丸，交通心肾以助睡眠；且桂枝、茯苓、白术合用为苓桂术甘汤之义，温阳而利水；三妙丸清下焦湿热；甘草调和诸药。

（3）王某，女，58 岁。2004 年 11 月 5 日初诊。患者有胸痹病史多年，外院确诊为扩张性心肌病，心功能不全，并行起搏器安装术，术后胸痛时发，胸闷心悸，动则气促，神疲乏力，少气懒言，清晨面水肿，下肢不肿，上腹部胀闷不舒，胃纳不振，素体怕冷，夜寐欠佳，小便短少，大便正常，舌淡红苔薄白，脉沉细。心电图示：一度房室传导阻滞，Ⅰ、aVL 导联呈 QS 型，T 波变化。心脏彩超示：扩张型心肌病（右心为主），全心功能不全，心包积液（中等量），左心室射血分数25％。中医诊断为胸痹、心水，病机为宗气不足，心阳不振，致使寒饮内停，血脉瘀阻。治拟升补宗气，泻肺利水，温阳活血。

处方：生黄芪15g，党参10g，苍术10g，白术10g，蔓荆子10g，葶苈子（包煎）15g，熟附子5g，生地15g，生蒲黄（包煎）18g，石菖蒲15g，三七粉（吞服）2g，赤芍15g，白芍15g，枳壳6g，桔梗6g，茯苓30g，防风10g，防己10g，炙甘草5g。

上方出入服用半年余，患者胸痛基本不发，精神好转，爬三层楼尚无气促，胃纳睡眠均有好转。

按：本例为扩张型心肌病、心功能不全，患者患病日久，宗气受损，故用黄芪、苍术、白术、蔓荆子升补宗气，从而补益心气；气虚及阳，阳虚而阴凝，治当"心病宜温"，故取参附汤加减，时值冬令，大胆使用大辛大热之附子，既可温补阳气，又可散寒化饮，配合党参、生地强心而无伤阴之弊；同时葶苈子肃泻肺水，使心包积液有去路；三七气味苦温，善入血分，擅长化瘀止痛，蒲黄配菖蒲功能行气血、化痰瘀、开心窍，使通则不痛，三者共同发挥止痛之效；枳壳、桔梗开通胸阳，行气而活血；苍术、白术又可健脾运脾，以助胃纳，并防诸药败胃；赤芍、白芍活血敛气；茯苓、防风、防己宣肺、健脾利水；炙甘草调和诸药。诸药合用，使宗气足，心阳复，水饮化，瘀血行，通补皆施，又顾护脾胃。

六、从气血论治多发性大动脉炎

多发性大动脉炎是常见的周围血管病，又称缩窄性大动脉炎、无脉病，是主动脉及其分支的慢性、进行性、闭塞性炎症，临床可分为头臂动脉型、肾主动脉型及混合型，其中以头和臂部的动脉受累最为常见，常可导致上肢的无脉症。本病好发于女性，女性患者占65%以上，目前以我国、日本、东南亚等国家及地区报道居多。

1. 理论依据

中医学无"多发性大动脉炎"这一病名，其临床表现及发病特点与文献中描述的"血痹""脉痹"较为相似。《金匮要略》有血痹篇，专论血痹；《医学心悟》曰："伏脉不出者，寒气闭塞也。"近年认为本病因先天禀赋不足，后天脾胃失调，以致气血亏虚，复因寒湿之邪侵袭，致使脉道受损，经络阻塞，气血凝滞，气滞血瘀；或因饮食失节，损伤脾胃，运化失司，痰湿内生，阻滞脉道，痰瘀互结，经络受阻；或因脾肾阳虚，不能温煦，寒凝脉滞；或为肝肾阴虚，筋脉失之濡养，脉涩为痹，而致无脉。诸多因素均导致脉道受阻，经络不通而成本病。

2. 常用治法及配伍特点

颜师擅从气血辨证，对一些疑难杂病治疗效果尤为明显。在治疗本病的临床实践中，颜师始终认为本病的病变部位在血脉及运行于其中的血液，根据气血相关的理论，他认为气血不和乃导致本病的关键，属本虚标实之证，本虚为心气不足、气虚及阳、气阴两虚等，标实为气机阻滞、脉络瘀阻等。

颜师习用《金匮要略》治疗血痹之黄芪桂枝五物汤，补气通阳除痹，常在此方基础上进行加减，特点如下。①善用辛温之品：辛主散，可通络，临证时在桂枝温通的基础上，适当加用附子以温阳散寒通络；②灵活应用虫类药：虫类药走窜，可搜剔经络之痰浊、瘀血等宿邪，如水蛭、地鳖虫、地龙等，但应中病即止，以免伤正；③巧用藤类药：取类比象，颜师认为藤类药皆能入络，且植物药性平和，临床可用鸡血藤、络石藤、海风藤、天仙藤等，以理气活血，散结通络；④重视祛风药的应用：风性善行，祛风药皆通经络，颜师临床常用独活、豨莶草、桑枝等，以祛风通络除痹。

3. 验案举隅

蔡某，女，52 岁。主诉：左手无脉 4 个月余，血压升高 10 年，伴心悸 1 年。现病史：患者于 2003 年 2 月出现左上肢麻木、疼痛，左手脉搏触不到。2003 年 3 月 10 日在上海仁济医院门诊查颈动脉超声示：左颈动脉内径缩小，内膜弥漫性增厚，不光滑，流速减低，考虑为多发性大动脉炎。2003 年 4 月 29 日因"左手无脉 2 个月余"而入住该院诊治。实验室检查：血脂偏高，血胆固醇 7.6mmol/L，低密度脂蛋白 5.0mmol/L。颈动脉造影示：左颈总动脉起始处闭塞，左锁骨下动脉明显狭窄。患者既往有高血压病病史 10 年，长期服用培哚普利（雅施达）降血压，血压控制一般。诊断为：多发性大动脉炎，高血压病 2 级。常规给予阿司匹林以抗血小板凝集，培哚普利以降血压等治疗。持续服药至出院后 1 个月余，左上肢疼痛加重，遂即改为中医中药治疗。

初诊：2003 年 6 月 20 日。患者情绪烦躁，面部色素沉着。体检：左手无脉，左颈动脉听诊可闻及收缩期杂音，左上肢血压测不出，右上肢血压 160/90mmHg。自诉左上臂疼痛剧烈，负重则痛剧，心悸不适，头晕头痛，视力模糊，入夜不安，乱梦频频，胃纳及二便正常，舌尖红苔薄黄，舌缨线存在，右脉弦，左脉无。中医诊断为血痹，证属肝郁血瘀，以气滞为主要矛盾，治以清泻肝火、理气活血通络，丹栀逍遥散颇为合拍。

处方：丹皮 10g，山栀 3g，柴胡 6g，当归 10g，赤芍 15g，白芍 15g，薄荷 6g，苍术 10g，白术 10g，葛根 10g，丹参 15g，水蛭 5g，川芎 15g，路路通 10g，升麻 6g，荷叶 6g，茯苓 30g，炙甘草 5g。

二诊：2003 年 8 月 8 日。上方出入调治 1 个月余，患者左手脉隐隐可及，左上肢疼痛减轻，伴有麻木感，可拎一斤左右物品，面部色素沉着始退，睡眠稍有好转，出现潮热汗出，舌转为淡红，左手脉弱，右手脉细涩。气滞之象已见缓解，而气虚血瘀明显，原方去丹皮、山栀，加用黄芪 15g、桂枝 2g、煅龙骨 30g，煅牡蛎 30g，三棱 15g、莪术 15g、络石藤 15g，取黄芪桂枝五物汤、桂枝甘草龙骨牡蛎汤之义，补气活血通络以治血痹，调和营卫以退潮热。

三诊：2003 年 9 月 12 日。继续调治 1 个月余，汗出已退，左手脉弱，左上臂疼痛减轻，仍有麻木，偶有心悸，精神萎弱，自觉较他人怕冷，口干不明显，胃纳正常，大便通畅，舌淡红苔薄白，右手脉细。辨证属阳虚血瘀，气虚及阳，患者此时以阳气虚弱为主，治当温阳活血通络。

处方：熟附子 5g，桂枝 3g，生地 10g，生黄芪 15g，赤芍 15g，白芍 15g，水蛭 5g，三棱 15g、莪术 15g，防风 6g，防己 6g，络石藤 15g，海风藤 15g，鸡血藤 15g，葛根 15g，丹参 10g，苍术 10g，白术 10g，怀牛膝 15g，炙甘草 6g。

四诊：2003 年 10 月 24 日。继续治疗 1 个月余，患者于 10 月 17 日查颈动脉超声示：左颈总动脉有侧支循环形成，提供远端血供。自诉左上臂疼痛已愈，可正常负重，偶有麻木，左耳偶尔耳鸣，入夜平安，无明显头晕、胸闷，易于疲劳，胃纳二便正常，舌红苔薄且干，左手脉已明显可及，右手脉细缓。善后用补气活血法，旨在巩固疗效，方用东垣清暑益气汤出入。

处方：生黄芪 15g，党参 10g，麦冬 10g，五味子 6g，泽泻 15g，法半夏 10g，川芎 15g，柴胡 10g，香附 10g，独活 10g，豨莶草 15g，鸡血藤 15g，生蒲黄（包煎）9g，片姜黄 6g，黄柏 6g，生甘草 3g。

继续调治 3 个月余，左手脉清晰可及，左上臂无疼痛及麻木感觉，嘱患者定期随访。

按语：颜师认为中医治疗多发性大动脉炎，不应仅停留在疾病本身，用大量活血化瘀通络之品，而应辨证论治。多发性大动脉炎多以瘀血为病理产物，而导致血瘀的病因以气机失常为主，气行则血行，气滞则血瘀，根据"必伏其所主，而先其所因"的原则，肝郁则应疏肝，气虚则应益气，阳衰则应温阳，依此类推，活血与理气、补气、温阳等法结合，寓调气于活血之全过程中，抓住疾病的本质，才能取得良好疗效。

七、从瘀论治心脏瓣膜疾病

心脏瓣膜疾病属于中医学"胸痹""心痹""心悸""喘证"等范畴，颜师近年从瘀论治此病，效验颇丰。

1. 理论依据

心脏瓣膜疾病临床以胸闷胸痛、喘憋、心悸、动则加剧、咳嗽咳痰、咯血、倦怠乏力、头晕、腹胀纳呆、恶心、水肿等为主要表现，常伴有面色苍白、汗出、肢冷、唇紫，甚者手足青至节，舌质暗红、有瘀斑、舌下瘀筋、苔薄、脉弦涩或结代促等症。

颜师根据"心"的生理和功能特点，认为虽然导致心脏瓣膜疾病的原因很多，病理性质有虚实之分，但瘀血是主要原因。其基本病机为瘀血痹阻心脉，其病位在心，又与肺、肝、脾、肾四脏功能失调有关，病理变化表现为本虚标实，临床每多见有以血瘀为突出表现者。心为君主之官，主血脉，主藏神。《素问·痿论》云："心主身之血脉。"《灵枢·本脏》云："经脉者，所以行气血而营阴阳。"心主血脉、藏神、主神志的生理功能均是以血液的滋养为基础，而血液的运行通畅是以心气的鼓舞和推动为前提，正所谓"气为血帅，血为气母"。故颜师提出心的生理特点为"心脉以通畅为本"，病理变化以"心气易滞，血脉易瘀"常见。外感六淫、内伤七情、痰瘀内蕴等内外因，扰及心者，必定最先扰及心气，致心气郁滞。气滞则血瘀，脉道瘀阻。脉络失养，故而心神不宁，而见心悸、胸闷、胸痛等症。由此可以看出，瘀血痹阻心脉是本病发生的重要病理基础，它贯穿于本病的全过程，并在本病的发生和发展过程中占有主导地位。血瘀既是本病发生的关键和枢机，又是贯穿疾病发展始终的重要病理因素。颜师在临床治疗中巧妙提出"从瘀"论治心脏瓣膜疾病的观点。

2. 常用治法及配伍特点

血府逐瘀汤是治疗心脏瓣膜疾病的有效方剂。血府逐瘀汤是清代王清任所著《医林改错》中活血祛瘀、行气止痛的著名方剂，是王清任论治血府有瘀的著名方剂，不仅能行血分之瘀滞，还善解气分之郁结，活血而不耗血，祛瘀又能生新。方以桃红四物汤合四逆散加桔梗、牛膝而成，立足"气血"，贵以理气、活血而达化瘀。如《黄帝内经》曰："血气者，人之神。""气血不和，百病乃变化而生。"此方乃"疏其气血，令其调达，而至和平"之代表方。方中佐柴胡、桔梗、枳壳等胸胁引经药，开胸散结，引祛瘀药布达于胸胁，使药力集中，发挥于血府，为针对血府有瘀之专方。颜师常用血府逐瘀汤加减，用于治疗在临床上具有以下症状与体征的心脏瓣膜疾病。①色素改变：颜面色暗，巩膜瘀斑或血丝，舌质紫暗；②痛：胸闷痛，或痛势彻背；③口干欲漱口而不欲饮；④女子月经不调，痛经，经色暗红，有血块；⑤失眠多梦，善愁多疑，心中烦热，诚如王清任评价"心跳心慌，用归脾安神等方不效，用此方百发百中"。以上各症不必悉俱，有其二三即可应用。

颜师认为，心脏瓣膜疾病主要是由于"血府"有瘀而致，故常以血府逐瘀汤之法，本以阴阳，立足气血，随证遣方，灵活加减，以疏理心气，调畅心血，使心气心血平和调达，脉络得以滋养，以复心之正常功能。颜师应用血府逐瘀汤治疗心脏瓣膜疾病，根据病程、症状、体征不同有以下配伍方法。

（1）配以疏肝药

肝气郁滞，情志不舒，导致胸中气滞，气血不和，气滞血瘀，心胸痹闷。气为血之帅，气行则血行，气滞则血瘀。肝木失于条达，每易横逆犯胃，多兼有中焦脾胃气滞之证。临床症见：胸部满闷憋胀，喘息咳唾，胸胁胀痛，善太息，或脘腹胀满，短气乏力，心烦少寐，忧愁思虑或恼怒可诱发或加重，舌质淡苔薄白，脉弦。治以行气化瘀、疏肝和胃，方用血府逐瘀汤加香附、郁金、合欢花、薄荷等。

（2）配以化痰药

痰为阴邪，其性黏滞，停于心胸，则阻滞阳气，脉络不通，日久成瘀，或瘀血阻塞脉络，瘀久津液停滞，而成痰饮，临床常表现为瘀血痰浊交结之证候。脾为生痰之源，素体脾虚则运化无权，亦可致生痰浊，上犯心胸，则阻塞心脉。临床症见：心胸憋闷，或心痛隐隐，气短，每每于阴雨天而发作或加重，伴有倦怠乏力，身体沉重，腹胀纳呆，便溏，口黏，恶心，咯吐痰涎等症，舌苔白腻或白滑，脉滑。治以活血通脉、豁痰泄浊，方用血府逐瘀汤加瓜蒌、厚朴、半夏等。

（3）配以安神药

心主神志，心脉瘀阻，气血运行不畅。则心神失养，引起心神动摇，悸动不安。临床症见：心悸，善惊易恐，少寐多梦，坐卧不宁，烦闷不舒，舌苔薄白或黄，脉细数或虚弦或结代。治以活血化瘀、养心安神，方用血府逐瘀汤加黄连清心安神；生蒲黄、石菖蒲、丹参活血安神；远志、酸枣仁、灵芝养心安神；龙骨、牡蛎重镇安神；用交泰丸以引火归元，交通心肾。

（4）配以温阳药

心病多阳虚，沉寒损耗心阳，或素体心气不足，心阳不振，或痰瘀阻滞损伤心阳皆可致病。心阳亏虚，不能温煦鼓动气血，则气血停滞，寒凝心脉，不通则痛。心阳与肾阳关系密切，心肾阳不能上下交通，日久则成心肾阳虚之证。心肾阳虚，命门火衰，阳不化阴，胸中大气不转，阴霾弥漫，则心脉痹阻。临床症见：心悸，胸闷心痛，面色无华，神倦怯寒，遇冷加剧，气短乏力，动则更甚，四肢欠温，自汗，舌体胖大、色淡，苔白或腻，脉细弱迟或结代。治以活血化瘀、温复心阳，方用方血府逐瘀汤加桂枝、附子、干姜、麻黄、细辛、炙甘草等。

3. 验案举隅

张某，女，43岁。教师。2011年8月11日初诊。患者因工作压力加之过度疲劳引起胸闷心悸、气促，下肢水肿1年，加重1周余。超声心动图示：收缩期二尖瓣轻中度异常反流信号。心电图示：窦性心动过速，房性期前收缩，平均心率120次/分。平日自予盐酸普罗帕酮片150mg，每日3次口服；氢氯噻嗪50mg，每日1次口服；胸闷加重时舌下含异山梨酯（消心痛）5mg。疗效不明显，以上症状反复迁延。胸闷、心慌于情绪紧张或疲劳后加重，不易入睡且梦多，胃纳一般，大便正常，经前胸胁乳房胀痛，痛经，舌淡紫苔薄白，脉细弦而缓。西医诊断：二尖瓣关闭不全，心功能Ⅱ级。辨证属气滞血瘀、心神不宁，治宜活血化瘀、益气疏肝、养心安神。方用血府逐瘀汤合逍遥散加减。

处方：生黄芪15g，柴胡10g，当归10g，赤芍15g，白芍15g，桃仁10g，红花10g，薄荷3g，茯苓30g，枳壳10g，桔梗6g，苍术10g，白术10g，桂枝5g，黄连5g，丹参10g，川芎10g，五味子6g，龙齿15g，炙甘草5g。水煎服，日1剂。服上方2个月余。

二诊：2011年10月9日。患者诉胸闷、心悸较前明显好转，心率100次/分，但时而反复，仍有胸闷、心悸，气促已退，双下肢水肿好转，但时而复发，舌红苔薄白，脉左弱。上方去桂枝、五味子，加肉桂 2g、制附子 3g、猪苓 15g、合欢花 6g、益母草 15g。续服 1 个月。

三诊：2011 年 11 月 7 日。胸闷、心悸平息，双下肢水肿消失。复查超声心动图示：未见收缩期二尖瓣反流信号。心电图示：窦性心律，心率 90 次/分。

按：女子以肝为先天，情志不舒，肝气郁结，则全身气机郁滞，气滞则血凝。瘀血阻滞血府，而成胸闷、心悸、气促；血不利便是水，故出现双下肢水肿。颜师取血府逐瘀汤合逍遥散，从疏肝入手，调畅血府及全身气机，同时兼顾脾胃，适当配伍温通之品及宁心安神之品，使气顺、血行、水利、瘀除，则胸闷、心悸、水肿俱消。方中生黄芪、柴胡益气疏肝为君；丹参、赤芍、白芍、当归、川芎、桃仁、红花活血消血府瘀血；枳壳宽胸理气，桔梗行气宣肺，一升一降，宣通气机，气行则血行；桂枝配黄连取交泰丸之义，交通心肾，养心而安神；茯苓用至 30g 已非仅取健脾顾中之意，更奏扶养心神之功；合苍术、白术健脾顾中，使气血生之有源；薄荷同煎取疏肝理气之意；五味子、龙齿、炙甘草共奏安神定志之功。二诊症虽减但偶有复发，乃心气受困日久，运行乏力也，故改桂枝为肉桂，既通亦温，增强温阳之功；制附子补命门真火，以振奋心气，使心气健行于脉中；加猪苓、益母草增强益气利水和活血利水之功（颜师常用五苓散治疗心源性水肿而替代西医的利尿剂）；加合欢花增强疏肝郁之力，由肝入手，疏肝而畅全身气机。全方配伍严谨，使瘀浊消，气血调和，血脉通利，而复心之正常生理。

八、从瘀论治老年性痴呆

老年性痴呆是当今较常见的老年难治病，颜师从瘀论治本病取得一定疗效，兹将经验介绍如下。

1. 理论依据

从老年性痴呆的精神异常、行为改变、记忆丧失等表现分析，归属中医的"癫狂"范畴。

目前国内医者多宗"髓海不足，则脑转耳鸣，胫酸眩冒，目无所见，懈怠安卧"之说，以养精填髓法补之以治本病。但临床所见，本病并非仅见虚象，不少患者具有颜面四肢老年斑迭出、巩膜瘀丝累累、肌肤甲错、舌紫或见紫斑等瘀血指征，投以活血化瘀法，每获良效，实践表明，老年性痴呆的病因病机与瘀血密切相关。

脑位于颅内，由精髓汇聚而成，其性纯正无邪，有气血滋养，精髓充实，才能发辉"元神之府"的功能。人至老年，气虚、气郁均可引起血流不畅而导致血瘀。若瘀血随经脉流行入脑，与精髓错杂，致使清窍受蒙，灵机呆钝，则出现神识不清、表情痴呆、日夜颠倒、癫狂时作等症。同时，由于瘀血内阻，使脑气与脏气不接，气血无法上注于头，脑失所养，日久则精髓逐渐枯萎，故而病情呈进行性加剧。

2. 常用治法及配伍特点

治疗老年性痴呆当忌蛮补，张景岳谓："瘀血有所留脏，病久至羸，似乎不足，不知病本未除，还当治本。"瘀血不去，盲目进补，反招气血壅滞，加重其害。治宜疏通脉道，祛除瘀血，俾气血畅通，脑得其养。老年性痴呆常用治法如下。

（1）活血化瘀，豁痰开窍

用于痰瘀交阻证。症见表情迟钝，呆如木鸡，或易烦易怒，喃喃自语，哭笑无常，伴有头重且痛，徘徊不眠，口流涎沫，胸脘痞满，不知饥饱，舌紫红苔白腻或黄腻，脉弦滑或滑数。方用黄连温胆汤合通窍活血汤出入。药用：黄连、枳实、法半夏、茯苓、川芎、赤芍、红花、桃仁、生甘草。若痰瘀化热，狂躁无知者，加礞石滚痰丸，或加生大黄、钩藤。此外，颜师喜用石菖蒲配伍生蒲黄，菖蒲气味芳香，功能怡心情、疏肝气、化脾浊、宁脑神，《神农本草经》谓久服之能"不忘，不迷惑"，为治邪蒙清窍所致神昏、健忘等症要药；蒲黄，其气亦香，主入血分，生用善于活血化瘀，与菖蒲合用，则能祛瘀浊以通脑络，醒心脑，复神明，而奏开窍安神、醒脑复智之功。

（2）行气活血，祛瘀开窍

用于气滞血瘀证。症见表情呆滞，妄思离奇，语言謇涩，或情绪躁扰不宁，恼怒多言，行为古怪，伴有颜面晦暗，肌肤甲错，胸胁胀闷，入夜乱梦纷纭，舌紫苔薄白，脉弦细或涩。方用癫狂梦醒汤化裁。药用：赤芍、桃仁、柴胡、香附、法半夏、苏子、青皮、生甘草。若瘀蒙心窍，昼日嗜睡，入夜难眠者，加远志、丹参；若瘀热内阻，用水蛭配伍通天草，水蛭味咸性寒，入血分则长于逐瘀，性迟缓而不伤正气，借其破瘀而不伤气虚之力，以祛沉痼瘀积，自有利而无弊，通天草乃荸荠之苗，其性轻清上逸，与水蛭相配，则能引其药性入脑，剔除脑络新久瘀血，俾瘀化络通，脑窍复开。水蛭宜生用，每取1.5～3g，研末吞服，若加热炮制，则药效大减。

（3）益气升阳，活血开窍

用于气虚血瘀证。症见表情痴呆，沉默缄言，顾前忘后，口齿含糊，言不达意，伴有神萎气短，食少纳呆，口涎外溢，四肢不温，舌胖色紫苔薄白，脉细弱。方用益气聪明汤合桃红四物汤加减。药用：生黄芪、党参、白术、升麻、葛根、川芎、赤芍、红花、蔓荆子。若气血虚弱，头晕失聪者，加天麻、枣仁。此外，颜师喜用黄芪配川芎，取补阳还五汤之意，以益气活血。近贤丁甘仁谓："精藏于肾而主于心，精生于气而役于神，补精必安其神，安神必益其气，故健脑养神当须益气"。黄芪功长补气升阳，且气味俱轻，具有升发之性，对脑气不足、九窍不通者，黄芪实为上品。川芎功擅祛风活血，其性升浮，上行头巅，为治脑部瘀血证良药，唯其辛温香窜，久服每易耗气，若与黄芪同用，则活血而不伤正，补气而不留邪，益气以安神，活血以醒脑，有标本兼治之功。

（4）补肾填精，活血化瘀

用于髓空血瘀证。症见表情呆板，双目无神，懈怠思卧，记忆力衰退，思维丧失，伴有脑转耳鸣，腰膝酸软，四肢震颤，步履不稳，舌嫩而淡紫苔薄白，脉沉细而弱。方用自拟醒脑益智汤。药用：党参、熟地、龟甲、枸杞子、益智仁、远志、丹参、红花、桃仁。若肾虚不纳，二便自遗者，加补骨脂、桑螵蛸。

3. 验案举隅

徐某，女，71 岁。1994 年 11 月 2 日初诊。始而头晕头痛，失眠健忘，继之表情淡漠，反应迟钝，举止乖违 1 年。近日病情逐渐加重，失认失算，时有幻觉，二便失禁，或缄默不语，不进饮食，或语无伦次，昼夜不分。诊见患者消瘦，神志呆滞，颜面及手背部老年斑累累，舌紫暗苔薄黄白腻，脉沉细而弱。血压 187/119mmHg，脑电图示：轻度弥漫性异常，颅脑 CT 示：脑萎缩。证属气虚血滞，瘀血内阻脑络，神明失养。

处方：生黄芪 15g，川芎 10g，益智仁 10g，苍术 10g，白术 10g，石菖蒲 15g，生蒲黄（包煎）15g，丹参 15g，赤芍 10g，葛根 10g，黄连 3g，远志 10g，通天草 10g。

服药 15 天，患者神志渐清，唯头晕阵作，入夜难寐，上方加天麻 6g、枣仁 10g。连续治疗 2 个月，患者神志基本恢复正常，记忆力有所改善，二便失禁消失，其他症状均减，生活亦能自理。

按：本则患者老年痴呆多年，由于日夜颠倒，吵闹不休，长期服用镇静药物，以致神志呆滞，终日默默不语，家属准备放弃治疗，后经补气活血法治疗，病情日趋平稳。脑由精髓汇聚而成，必须依赖气血滋润，方能发挥其神明功能，补气活血法可使气血上升至脑，故而取效。

九、清法治疗阿尔茨海默病

阿尔茨海默病（Alzheimer disease，AD）是当前较常见的老年难治病，病程缠绵，临床主要表现为持续性、进行性的记忆、认知障碍，伴有言语、视空间功能、人格和精神行为障碍等。颜师潜心研究本病 20 余年，临床治验颇丰。

1. 理论依据

颜师认为，虽然 AD 的临床症状多样，但从寒热辨证角度看，热证较为常见。究其原因，主要为以下 4 个方面。①禀赋体质：肝郁之体，最易化火生热，每遇不遂，常诱发内火中生，灼损心脑；或阴虚阳亢之体，易生内热，损及心脑；或气血虚弱之体，功能减退，气机易郁，痰浊瘀血易成，久则郁而化火，灼损脑髓。②情志失调：老年人常将诸事藏于心，郁久而化火；或肝气郁结，久而化火；或因脏腑机能渐衰，脏腑间相互协调作用减弱，自我控制能力差，在遇不顺之事时易激动，气火上燔，导致火炎清窍，灼损髓海。③饮食不节：嗜食膏粱厚味，肠胃湿热，损心灼脑，加之年老体衰，脾胃生理功能减弱，运化腐熟功能失常，水谷精微不能化生，而痰热浊邪却聚于中焦，上犯脑窍，其害更甚。④外感毒邪：老年人正气虚弱，外感六淫易于侵犯，若外感毒邪未解，入里化热生火，则气血内壅，气滞血瘀，毒火瘀结上犯清窍，损伤髓海。

由于体质、情志等多种因素的影响，老年人不仅虚证多见，而且热证、火证亦常见，AD 也不例外。对于 AD 患者辨证属热证、火证者，颜师常取清法，因清法具有清热解毒、泻浊开窍等作用，尤其适用于 AD 患者出现神昏智衰、动而多怒、躁妄打骂、喧扰不宁等热证表现者，故治之颇多效验。

2. 常用治法及配伍特点

清法是治疗热证的基本治则，在运用清法治疗 AD 时，颜师强调切忌不要过用寒凉之品，以图一时之快。其用药以轻灵见长，并随着热邪的消退，逐渐以性味平和之药调之。

（1）清心开窍法

中医脑病学说形成较晚，古代也无清脑之方药。鉴于中医理论认为"心主神明"，而脑又为"元神之府"，故可从清心之品中寻找清脑之有效药物。故颜师提出清心即是清脑。临证常见 AD 患者性情激动，易激惹，吵闹骂人，哭笑无常，健忘失眠，甚则昏愦不语，身热，舌謇肢厥，舌红脉数。治疗时，颜师常选用黄连、苦参、连翘心、麦冬、丹参、水牛角、赤芍、丹皮、知母等组成清心开窍方，共奏清心开窍、凉血泻火之功。

（2）清热涤痰法

清代名医陈士铎说："呆病其始也，起于肝气之郁……而痰不能消。于是痰积于胸中，盘踞于心外，使神不清而成呆病矣。"临床常见心情烦躁，言语啰嗦，或多疑善虑，头痛失眠，甚则哭笑无常，忿不欲生，喉中痰鸣，舌质暗红苔黄腻或白腻，脉弦滑或弦涩。对于此型 AD 患者，颜师常以清热泻火、涤痰开窍为法，予黄连温胆汤加减，药用：川黄连、姜半夏、淡竹茹、白茯苓、陈皮、白芥子、胆南星、石菖蒲、远志各9g。若头痛呕恶，口干便秘者，加礞石滚痰丸，或钩藤9g、生大黄3~9g，以导痰热下行。

（3）清化瘀热法

王清任《医林改错》谓："夫人身之血气也，精神之所依附者，并行而不悖，循环而无端，以成生生不息之运用尔。""故血乱而神即失常出"。由于 AD 患者气血乖违，瘀滞清窍，郁而化热，故见躁扰不安，恼怒多言，或呆滞少语，妄思离奇，面色晦暗，胸脘苦闷，头晕心悸，舌质紫暗或有瘀斑，脉沉涩等。颜师习用癫狂梦醒汤合通窍活血汤化裁，药用：柴胡、香附、桃仁、赤芍、川芎、郁金、半夏、陈皮、山栀、生军、丹参、麝香（吞服），以加强通窍活血、清化瘀热之力。

因癫狂梦醒汤原方中木通有肾毒作用，故颜师习用黄连3g代替之，疗效尚佳。

（4）清热滋阴法

AD后期，气血运行不畅，各种病理产物化为热毒乘虚而入，邪热熏蒸脏腑，伤及阴津，扰乱心神，上冲犯脑，灼伤脑髓。临证常见昼日神萎，入暮烦躁，身热夜甚，口干不欲饮，心烦不寐，时有谵语，舌质红绛，脉细数等。颜师以清热滋阴为原则，配以凉血之品，方选犀角地黄汤、黄连解毒汤、黄连阿胶鸡子黄汤加减。其中黄芩、黄连、黄柏分别清上、中、下三焦之热，山栀通泻三焦之火，赤芍、丹皮凉血散血，犀角（现在多用大剂量水牛角代替）清热解毒开窍，配以生地、麦冬、知母滋阴清热，阿胶、鸡子黄滋阴潜阳。

在治疗AD的过程中，颜师常于辨证论治的基础上，选用一些有特殊作用的清热药，以达事半功倍之效。

1）黄连。黄连功善清热燥湿，泻火解毒，以泻心经实火而见长，有报道称，本品可增加大鼠整个脑部平均血流量，与记忆关系密切的海马部尤为明显，对AD有一定疗效。特别适用于注意力不集中的精神障碍患者。对于表情淡漠、记忆力下降、烦躁不安的AD患者，颜师习用黄连3g入煎剂。

2）苦参。苦参能清热燥湿，善清心经之火，对AD患者的失眠症状，有良好的改善作用。清代名医徐灵胎认为："苦参以苦为治也，苦入心，寒治火，故苦参专治心经之火，与黄连功用相近。"《本草经百种录》亦云："苦参，专治心经之火，与黄连功用相似。但黄连似去心脏之火为多，苦参似去心腑小肠之火为多，则以黄连之气味清，而苦参之气味浊也。按补中二字，亦取其苦以燥脾之义也。"颜师在多年的临床中发现，对认知及精神行为障碍的 AD 患者予以苦参 30g，患者不觉其苦，再加苦参 30g，患者已能觉其苦而拒服，此时就应减量，如此看来，苦参似可作为病情好转的观察指标之一。

3）大黄。大黄清热、活血、通便，非专为燥屎而设，AD 患者脾胃功能减弱，运化失司，腑气不通，影响气血周流，急当以大黄通腑泻热，釜底抽薪，直泄邪火，以求清脑开窍之功。其使用方法为：若腑气不通，生用大黄 3~6g 开水浸泡，睡前服用，或研粉服用；若烦躁不安，宜用熟大黄 6~9g 煎服，其对改善 AD 患者的认知功能和精神行为障碍有一定的作用。

4）犀角（水牛角）。犀角苦寒，清血热，解温毒，清心开窍。《本草经疏》云："犀角，今人用治吐血、衄血、下血、伤寒蓄血发狂，谵语，发黄，发斑，疮痘稠密热极黑陷等证，皆取其入胃入心散邪清热，凉血解毒之功耳。"目前我国多用水牛角代替。明代医家李时珍在《本草纲目》中写道：水牛角"煎汁，治热毒风及壮热。"水牛角性寒味咸，有清热、凉血、解毒之效。对于有神昏谵语、幻视、幻听表现的 AD 患者，用之尤其适宜，颜师用水牛角常用至 30g。

3. 验案举隅

童某，女，63 岁。2001 年 10 月 7 日初诊。有高血压病病史 20 余年，近 2 年来记忆力衰退，言语有头无尾，性情习于激越，秽洁不知，昼夜颠倒，哭笑无常，时而出现幻视、幻听。刻下患者面色晦滞，或表情淡漠，神志恍惚，或心情急躁，伫自言谈，或打人骂人，彻夜不眠，舌红绛苔黄腻，脉滑数。头颅 CT 示：脑萎缩，两侧基底节区腔隙性梗死。诊断为混合性痴呆。中医辨证为肝郁血瘀化火，上扰心神。治以清心凉血，活血开窍。

处方：水牛角（先煎）30g，赤芍 15g，丹皮 10g，生地 15g，黄连 3g，黄芩 6g，黄柏 6g，山栀 3g，葛根 15g，丹参 30g，苍术 10g，白术 10g，茯苓 10g，生甘草 3g。水煎，每日 1 剂，分 2 次服。

服药 10 剂后，患者神志渐安，入夜安睡。继服上方出入 2 个月余，表情较前开朗，记忆功能有所恢复，语言对答基本正确，其他症状次第减轻或消失，生活自理。

按：脑为元神之府，主宰五脏之志，脑失其常，则五脏失和，神机失用。患者出现记忆力减退、言语错乱等认知障碍，神志恍惚、不寐、打人毁物等精神行为障碍，均为脑髓受损，灵机呆钝所致。面色晦滞，舌红绛苔黄腻，脉滑数等症状，均因肝郁血瘀化火，上扰心神所致，故亟以清心凉血、活血开窍之法治之。方中水牛角用至 30g，以加强清热开窍之力；黄芩、黄柏、山栀辅之通泻三焦之火；赤芍、丹皮凉血以清血中之火，即清心而清脑；生地凉血滋阴，有凉血清热之用；丹参、葛根活血散瘀；苍术、白术、茯苓健脾胃以助运化；黄连 3g 引诸药入心经；甘草调和诸药。纵观全方，清心开窍与健脾助运同用，凉血解毒与活血散瘀并举，使邪热清而心脑明，毒瘀散而窍络通，药对其证，故病情好转，渐似常人。

十、从癫狂论治阿尔茨海默病精神行为障碍

颜师通过多年的临证观察，发现阿尔茨海默病（AD）患

者以精神行为障碍为主要临床表现，有时甚至精神障碍较认知功能障碍更为突出，为此，颜师借鉴传统中医对"癫狂"的论治经验治疗 AD 患者的精神行为障碍，临床取得良好疗效。

1. 理论依据

颜师从临床中观察到，本病精神行为障碍的症状可分为两大类。一种呈抑郁态，以表情淡漠，性情抑郁，忽悲忽喜，如痴如醉，语无伦次或喃喃自语为主症，类似癫症（文痴）；另一种呈兴奋态，以动而多怒，躁狂打骂，喧扰不宁为主症，类似狂症（武痴）。此外，颜师还观察到本病患者具有面色晦暗、颜面四肢老年斑迭出、巩膜瘀丝累累、肌肤甲错、舌紫或有瘀点瘀斑、脉弦或涩等瘀血体征。

根据古代文献，"癫狂"的发病与气血失常有关。如《素问·调经论》谓："血并于阴，气并于阳，故为惊狂。"《伤寒论》中蓄血令人发狂的条文，确立了瘀血致狂的理论。王清任《医林改错》更明确地指出："癫狂一症，苦笑不休，骂言歌唱，不避亲疏，许多恶态，乃气血凝滞，脑气与脏腑气不接，如同做梦一样。"根据关于"癫狂"的传统理论和 AD 的实际临床表现和一些具有辨证意义的症状、体征，颜师提出瘀血是 AD 的主要病因。人到老年，长期受到六淫七情等干扰，或反复感受外邪，或思虑不遂，恼怒惊恐，或跌仆损伤等，皆能导致脏腑功能失调，气血循行失常，而产生瘀血，若瘀血随经脉流行入脑，与脑内精髓错杂，致使清窍受蒙，灵机呆钝，则出现遇事善忘，表情呆滞，易烦易怒，妄思离奇，日夜颠倒等症状。同时，由于瘀血内阻，使脑气与脏气不接，气血无法上注于头，脑失所养，日久则精髓逐渐枯萎，故而病情进行性加剧，出现表情呆板、懒怠思卧、二目失神、记忆、思维丧失等症。总之，瘀血内阻是 AD 的主要病因，是病机的中心环节，更是 AD 精神行为障碍的直接原因，而因实致虚是 AD 病情演变的规律。故治疗 AD 尤其是从"癫狂"论治 AD 的精神行为障碍就必须重视瘀血作祟这一重要环节。

2. 常用治法及配伍特点

由于各个患者体质的不同，故引起瘀血的原因不同，产生瘀血后的"从化"也不同，再加之病情发展演变及虚实转变不同，所以 AD 的精神行为障碍也不同。早、中期患者有属癫证者、有属狂证者，癫证多气滞血瘀型，狂证多痰瘀交阻型；中、后期患者多属癫证，属于虚实夹杂的气虚血瘀型与髓空血瘀型。各型都宜活血化瘀，但各有侧重。

（1）行气活血，祛瘀开窍

用于气滞血瘀证。症见遇事善忘，闷闷不乐，多疑易怒，幻觉妄想，行为古怪，胸胁闷胀，夜寐多梦，面色晦暗，肌肤甲错，舌紫苔薄白，脉弦或涩。本型重在调气活血，颜师常用癫狂梦醒汤合柴胡加龙骨牡蛎汤加减，药用：柴胡、制香附、黄芩、桃仁、赤芍、制半夏、青皮、陈皮、大腹皮、茯苓、大黄、代赭石、龙骨、牡蛎等。

（2）清热豁痰，化瘀醒神

用于痰热夹瘀证。症见易烦易怒，哭笑无常，妄思离奇，打人毁物，头昏头重，口流涎沫，喉中多痰，胸脘痞闷，不知饥饱，面色晦暗，巩膜瘀丝累累，舌紫苔白腻或黄腻，脉弦滑。用药重在清热，颜师常选黄连解毒汤、温胆汤、桃核承气汤加减，药用：黄连、黄芩、黄柏、山栀、制半夏、茯苓、陈皮、枳实、竹茹、桃仁、大黄、苦参等，尤倚仗黄连、黄芩、大黄、苦参之属。

（3）益气升阳，活血开窍

用于气虚血瘀证。症见表情呆滞，精神倦怠，喃喃自语，口齿含糊，口涎处溢，食少纳呆，四肢不温，颜面四肢老年斑迭出，舌胖大淡暗苔薄白，脉细而涩。颜师常用益气聪明汤合桃红四物汤加减，药用：黄芪、党参、升麻、葛根、蔓荆子、白芍、黄柏、桃仁、红花、当归、川芎、通天草等。本型重在益气升清，黄芪、升麻必不可缺。

（4）补肾填精，化瘀开窍

用于髓空血瘀证。症见表情呆板，双目无神，懒怠思卧，行动迟缓，记忆衰退，思维丧失，头晕耳鸣，腰膝酸软，步履不稳，颜面四肢老年斑迭出，舌嫩而淡紫苔薄白，脉沉细而涩。颜师常用左归丸或右归丸合血府逐瘀汤加减，龟甲、鹿角为常用之品。偏阴虚者药用熟地、山药、山茱萸、杞子、菟丝子、龟甲、鹿角片、桃仁、红花、赤芍、川芎、柴胡、枳壳、牛膝、桔梗、甘草等。偏阳虚者药用制附子、肉桂、熟地、山药、山茱萸、杜仲、龟甲、鹿角片、桃仁、红花、当归、川芎、柴胡、枳壳、牛膝、桔梗、甘草等。

3. 验案举隅

潘某，男，78 岁。1995 年 4 月 18 日初诊。患者智能减退，反应迟钝 2 年余。头颅 CT 示：脑萎缩。现症：表情呆滞，记忆力减退。近 1 个月来出现性情急躁，吵闹骂人，哭笑无常，入夜不眠，常自坐起而独言不休。诊见患者颧红面赤，口中流涎，大便 3 日未解，舌红苔黄腻，脉沉滑有力。证属痰瘀郁火，上扰神明。治拟下瘀泻热，豁痰开窍。

处方：黄连5g，黄芩6g，黄柏6g，山栀6g，陈皮6g，生大黄6g，知母9g，枳实9g，法半夏9g，茯苓9g，石菖蒲15g，丹参15g，桃仁15g，生甘草3g。

3剂后大便迭通，臭秽异常，随即狂态顿减，夜寐亦安，口涎消失。原方去黄芩、黄柏、大黄，加葛根、川芎、白蒺藜、生蒲黄等出入续服。患者神志清醒，情绪稳定，记忆力也有所改善。

按：脑为元神之府，主宰五脏之志，脑失其常，则五脏失和，神机失用。AD的精神行为障碍以激越行为最为常见，症如躁狂妄动，吵闹不休，或歌或笑，或哭或怒，起坐无常，寤寐失度，多伴有面红唇赤、胸痞痰多、便秘尿赤、舌紫红脉弦数等，此乃痰火夹瘀，上蒙清窍，扰乱神明所致。亟为清热豁痰，活血开窍，故方取黄连解毒、温胆、桃核承气汤化裁。待精神行为障碍稳定后，则减清热通腑之品，加重活血开窍之药以醒脑益智，缓收其功。

十一、从阴虚血瘀论治颤证

颤证是指由内伤积损或其他慢性病证致筋脉失控，以头身肢体不自主摇动、颤抖为主要临床表现的一种病证。颜师多从阴虚血瘀论治颤证，屡用屡验。

1. 理论依据

颤证属祖国医学的"颤振""振战栗""颤证""手颤""足颤"等范畴。中医对颤证病因病机的基本认识来源于《黄帝内经》，《黄帝内经》指出："诸暴强直，皆属于风。"王肯堂的《证治准绳·杂病》曰："颤，摇也；振，动也。筋脉约束不住耳，莫能任持，风之象也。"指出肢麻、颤证、强直等均为内风的见症。

风从内生，主要责之于肝的功能失调，诚如《素问·至真要大论》曰："诸风掉眩，皆属于肝。"故肝在本病的发生发展中占首要地位。《素问·痿论》曰："肝主身之筋膜。"指出肢体运动的能量来源，全赖于肝的藏血充足和调节血量的作用。无论任何原因导致筋脉失养，均会筋急风动而变生颤证。如果肝阴不足，阳亢化风，或肝的阴血不足，筋失所养，都可出现手足颤动，屈伸不利，头摇不止等症。由此可见，颤证是肝阴不足，筋失所养所致。肝的阴血不足，则血液相对黏滞，运行不畅，从而导致血液瘀滞而产生瘀血。故而颜师提出颤证的基本病机应是肝阴不足为本，瘀血内阻为标，临证每以当归芍药甘草汤加味治疗，并取得显著疗效。

2. 常用治法及配伍特点

当归芍药甘草汤是治疗颤证的基本方。当归芍药甘草汤系张仲景的芍药甘草汤加减化裁而来，芍药甘草汤首见于《伤寒论·辨太阳病脉证并治上》第 29 条："伤寒脉浮，自汗出，小便数，心烦，微恶寒，脚挛急。反与桂枝欲攻其表，此误也。得之便厥，咽中干，烦躁吐逆者，作甘草干姜汤与之，以复其阳。若厥愈足温者，更作芍药甘草汤与之，其脚即伸。"由本条条义得出芍药甘草汤对阴液不足的"脚挛急"有很好的治疗效果。

有鉴于此，颜师在其基础上加当归、赤芍，以达到柔肝养阴、养血活血的双重功效，实乃一举两得。当归、白芍二药酸甘化阴，柔肝缓痉，其中当归甘温质润，补血活血；白芍酸苦微寒，养血敛阴，质清不腻，补而不滞，乃养肝柔肝，养血濡筋，缓急止痉之良药；赤芍主入肝经，能清肝火，活血散瘀；炙甘草性味甘平，能补脾益气，缓急止痛，与白芍共用可增强养肝血、濡筋脉之功效。临床上颜师在治疗心脑血管病时常赤白二芍同用，养血又可活血。在应用当归芍药甘草汤时，可随证灵活加减，如兼手足麻木，可加独活、豨莶草；兼入夜难以入睡，可加黄连、桂枝；兼双下肢无力，可加川、怀牛膝；兼大便不通，可加生决明子、生地、生白术等，颇多效验。

3. 验案举隅

（1）陈某，男，56岁。2003年9月13日初诊。高血压病病史20余年，形体偏胖，两年前起右侧肢体发抖，年后右腿行走无力，言语不清，外院诊断为帕金森病。近以发抖加剧而来就诊。诊见右肢颤抖，伴有紧掣，不良于行，甚则痿而不举，语謇不楚，目眵，舌红苔薄，脉细数。血压170/120mmHg。证属肝阴亏虚，痰瘀交阻。治以柔肝养阴，豁痰化瘀。方用当归芍药甘草汤加减。

处方：当归10g，赤芍10g，白芍10g，红花10g，苍术10g，白术10g，木瓜10g，千年健10g，伸筋草10g，络石藤10g，灵磁石30g，煅龙骨30g，煅牡蛎30g，丹参15g，豨莶草15g，地龙4.5g，炙甘草6g。每天1剂，水煎服，服14剂。

二诊：2003年9月28日。颤症小止，语清，头昏，举步仍无力，神萎多痰，舌红苔薄，脉细弦。续以原方加减。处方：当归15g，赤芍15g，白芍15g，苍术15g，白术15g，伸筋草15g，龟甲15g，熟地15g，山药15g，木瓜10g，千年健

10g，红花10g，黄芪30g，虎杖30g，丹参30g，炙甘草6g。上方进退调治，病呈小康之局。

按： 肝主筋，肝血不足则筋失柔润，则见肢体抖动紧掣。以滋阴药养血填精，精血旺则筋得濡润，风无以作，则病得瘳。本方龟甲、熟地、当归、白芍育阴填精为主；加黄芪大补肺气，以益肾水之上源，使气旺则能生水；加赤芍、丹参、红花活血化瘀，以滋化源。

（2）嵇某，男，82岁。2005年2月22日初诊。两年前认知能力开始下降，在外院诊断为老年性痴呆。近1周来认知能力明显下降，定向错误，双手抖动，并伴有幻觉、幻听，烦躁不安，甚则吵闹不休，哭笑无常，入夜不安，日夜颠倒，大便两三日一解，舌红苔薄黄，脉细。证属心肝火旺，肝阴亏虚，瘀血内阻。治以清心泻火，柔肝养阴，活血化瘀。方用犀角地黄汤、黄连解毒汤和当归芍药甘草汤加减。

处方：当归15g，赤芍15g，白芍15g，牡丹皮15g，川芎15g，远志15g，黄连3g，山栀3g，黄芩5g，黄柏5g，连翘心5g，莲子心5g，水牛角30g，生地30g，石菖蒲30g，茯苓30g，生甘草3g。每天1剂，水煎服，服14剂。

二诊：2005年3月10日。家属代诊，诉患者认知能力明显好转，吵闹不休亦有好转，安静时间明显延长，手抖好转，仍有幻觉出现，舌脉不详。续以原方加减。

处方：苦参15g，当归15g，川芎15g，郁金15g，远志15g，黄连3g，山栀3g，黄芩5g，黄柏5g，生地30g，赤芍30g，白芍30g，石菖蒲30g，茯苓30g，苍术10g，白术10g，生甘草3g。

续服 14 剂之后,患者认知能力明显好转,认人能力稍有好转,幻觉、吵闹、手抖消失,仍以清心、养阴、柔肝、活血之品治疗。随访患者病情稳定,手抖未再复发。

按: 本案患者烦躁不安,吵闹不休,哭笑无常,入夜不安,为热毒深入血分所致。故用犀角地黄汤清热解毒凉血,其中水牛角清心肝而解热毒,直入血分而凉血;生地清热凉血,养阴生津;"久病必有瘀""老年病必有瘀",丹皮清热凉血,活血散瘀;川芎与清热药相伍,行气活血而不助热;赤芍、白芍凉血散瘀,养血敛阴,柔肝养肝,既可增强水牛角、生地、丹皮清热解毒凉血之效,又可与当归、甘草共用起养阴柔肝濡筋之功,一举两得。另外,颜师认为"脑病宜清",在治疗脑病时加用黄连解毒汤,苦寒清心,清心即清脑,每能奏效,山栀、连翘心、莲子心,清心火,远志、石菖蒲、茯苓开窍醒脑安神,方药对症,故能效佳。

(3)王某,女,28 岁。2003 年 11 月 20 日初诊。患者阵发性头部摇动及上肢抽动已半年,在外院医治无效而转入本院。来院时发作频繁,发则头部摇动不已,伴上肢抽动,摇至神惫无力方得小休,经针灸及服药治疗无效。诊见头部摇动不止,伴四肢酸楚,梦多,呓语喃喃,脉弦滑,舌紫不泽。证属产后瘀滞,肝血不足,血虚生风之象。治以补血活血,柔肝养筋,方用甘麦大枣汤合当归芍药甘草汤加减。

处方:柴胡 10g,当归 10g,桃仁 10g,红花 10g,赤芍 15g,白芍 15g,丹参 15g,川芎 15g,生地 15g,淮小麦 30g,龙骨 30g,牡蛎 30g,山羊角 30g,枳壳、桔梗、牛膝各 4.5g,全蝎 1.5g,炙甘草 6g,大枣 6 枚。

住院 29 天，症状消失而出院，恢复工作。

按：产后百脉空虚，血不养肝，肝属风木，性喜条达，其变动为震颤强直。论治法，肝主急，应甘以缓之。故取甘麦大枣汤加味，养心阴，益心气，柔肝熄风，这是辨证的一个方面。另一方面，产后最易蓄瘀，临床多见多梦、呓语、舌紫等血瘀症状，故取攻补兼施之法，亦符合"治风先治血，血行风自灭"之义。

十二、气血辨治中风手麻

中风为中医四大证之一，患此证者或亡，或瘫，或口不能言，且大多数患者进行中医康复治疗后仍遗留肢体麻木的症状，经久不愈。颜师在心脑疾病的治疗方面取得了较好疗效，现将其治疗中风手麻的经验介绍如下。

1. 理论依据

中风手麻仍属"中风"范畴，因现代人多饮食不节、过食肥甘，致痰湿偏盛，故临床运用补法多难奏功。颜师在临床实践中认识到，中风手麻多因气滞湿阻、风痰阻络，在辨证的基础上临床加入祛风湿药治疗，疗效显著。

颜师多年来致力于心脑血管疾病的研究，他认为脑为清净之腑，脑病宜用清法，中风亦然。其治疗心法主要有以下几点。①脑病宜清。中风初期，临床表现为痰瘀交阻，此时忌用温补法，多选清热豁痰开窍之品，常以黄连温胆汤、黄连解毒汤等加减应用。②提倡祛风药的应用。颜师倡"高巅之上，唯风可到"，故治疗脑病多加入风药，如防风、蔓荆子、白蒺藜、薄荷、升麻、柴胡等。研究表明，大多数祛风药可进入血脑屏障,使药力直接作用于"巅顶"。③善用虫类药。虫类药,尤其是水蛭、广地龙,搜风活络,在脑梗死急性期应用,有顿挫病势的惊人功效。④重视引经之品的应用。颜师临证治疗脑血管病,常选用脑病引经药如石菖蒲、通天草、川芎、水蛭、生蒲黄等,这些药物均有引诸药上行于脑,开通脑窍之功。

2. 常用治法及配伍特点

中风病手麻的治疗总则为清热豁痰、理气化瘀。临床可随证加味:上肢偏废者,加桂枝以通络;患侧手足肿甚者,加茯苓、泽泻、猪苓、白术、桂枝;兼见语言不利者,加神仙解语丹,以羌活、石菖蒲、白附子、僵蚕、蝉蜕豁痰开窍,临证屡验屡效;口眼歪斜者,加牵正散;血压高而热象不显者,加黄芩、川芎;舌苔黄腻者,加天麻、钩藤,或夏枯草、海藻;腰痛者,加杜仲、桑寄生;下肢乏力者,加川牛膝、怀牛膝;血脂高者,选用苍术、白术、升麻、荷叶、片姜黄、生蒲黄以运脾化痰;瘀血明显者,加血府逐瘀汤;入夜欠安者,可用交泰丸,或重用半夏15g,临床有安神奇效;记忆力减退者,可用灵芝以健脑益智;消渴者,加入地锦草、鸟不宿或鬼箭羽等天然降糖药。

此外,颜师喜用独活、豨莶草祛风除湿治疗中风手麻。独活为临床常用药,始载于《神农本草经》,其味辛苦,性温燥,入肝肾二经,主散在里之伏风,且可祛湿而止疼痛,善治少阴经伏风头痛,又治风寒湿痹,尤宜于腰膝痹痛。药理实验表明,独活含有挥发油、当归醇、当归素、佛手柑内酯等,有抗关节炎、镇痛、镇静及催眠作用,并能直接扩张血管,降低血压，同时还有兴奋呼吸中枢等作用。豨莶草为菊科植物豨莶、腺梗豨莶或毛梗豨莶的地上部分，味苦性寒，归肝、肾、脾经，功能祛风除湿、平肝降压、清热解毒。临床多用于治疗风湿痹痛、肢体麻木、中风、口眼歪斜、痈肿疔毒。药理学研究还发现豨莶草的水浸液和乙醇提取液具有扩血管、降血压、改善微循环等作用。

3. 验案举隅

李某，男，54岁。2005年5月22日初诊。患者有高血压病病史10余年，脑梗死病史年余。头颅MRI提示：脑部多发性小缺血灶。血管彩超示：颈动脉斑块。患者自诉常感手麻，精神萎靡，头晕，甚至站立不稳，胸闷，反应迟钝，曾求治于他医，以黄连温胆汤加减治疗不效。刻诊：手麻、头晕依然，神萎、胃纳、二便正常，失眠，舌红苔薄黄且干，脉弦。辨证属痰瘀交阻，肝阳上亢。治以清化痰瘀，平肝熄风。

处方：黄连3g，枳实10g，半夏10g，独活10g，豨莶草15g，茯苓30g，桂枝2g，灵芝15g，生蒲黄（包煎）18g，葛根15g，天麻15g，钩藤18g，丹参15g，黄芩5g，川芎15g，炙甘草3g。水煎，每日1剂，分2次服。

复诊：服用上方14剂，手麻好转，头晕仍有小发，大便畅，舌红苔黄腻，脉细。即以原方去生蒲黄，加苍、白术各10g以健脾化痰。共治疗2月余，手麻症状明显好转，头晕未发，其他症状次第减轻。

按： 按：颜师曾言："麻为痰，木为虚"。患者手麻、头晕、胸闷，舌红苔薄黄，脉弦，且颈动脉斑块，乃痰热内蕴、肝阳上亢、气滞血瘀之征象。全方以黄连温胆汤之意合黄芩、川芎辛开苦降清化痰热；独活、豨莶草祛风通络改善手麻症状；天麻、钩藤平肝潜阳；葛根配丹参、生蒲黄理气活血；交泰丸交通心肾，配伍灵芝养心安神治疗失眠；炙甘草调和诸药。全方共奏清化痰热、平肝活血之功。二诊症状改善，脾虚湿热之象显现，故去蒲黄，加苍术、白术转为健脾化湿。

十三、气血辨治中风半身不遂

颜师近年致力于中医心脑血管病的研究，倡导从气血论治心脑血管病，对中风半身不遂的辨治有独到的经验。

1. 理论依据

半身不遂是指风邪中经络或中脏腑后，经过救治，神志清醒后留下的后遗症，包括一侧肢体牵掣疼痛、麻木不仁、痿软无力等，一时难以恢复，甚者可成终身之患，严重影响患者的生活质量。历代医家对此病的病因病机早有认识。如《明医杂著》说："古人论中风、偏枯、麻木、酸痛不举诸症，以气虚、死血、痰饮而言。"颜师认为中风总病机为风火相煽，痰浊壅塞，瘀血内阻，脑络受损，清灵之气不能与脏气相接，而致本虚标实、上盛下虚的证候。但中风之后的半身不遂，由于禀赋差异、感邪不同，可出现肢体牵掣疼痛，或麻木不仁，或半身痿软，其症状不同，病机亦不同。分而论之，就肢体牵掣疼痛而言，《诸病源候论·风偏枯候》中曰："偏枯者，由血气偏虚，则腠理开，受于风湿，风湿荣于身，半在分腠之间，使血气凝滞，不能濡养，久不瘥，真气去，邪气独留，则成偏枯。"肢体麻木不仁者，清代医家林佩琴在《类证治裁》中指出："麻木，营卫滞而不行之证""十指麻木，属胃中湿痰败血"。而肢体痿软无力者，清代医家王清任在《医林改错·半身不遂论叙》中曰："半身不遂，亏损元气，是其本源。"综上，颜师总结中风半身不遂病机重点为风痰流窜经络，血脉痹阻。在临证治疗过程中，以中医理论为指导，不拘古法，随证化裁，按中风后遗症半身不遂具体临床表现的偏重，辨证论治，屡屡获效。

2. 常用治法及配伍特点

（1）肢体牵掣疼痛，从风论治

人体正气亏虚，风邪入侵血脉，阻滞血液的运行，而致经脉痹阻。如《金匮要略方论本义》言："脉者人之正气之道路也，杂错乎邪风……则脉行之道路必阻塞壅滞。"《诸病源候论》提出："风邪在经络，搏于阳经，气行则迟，关机缓纵，故令手足不随也。"气血痹阻于脉道，此为"不通则痛"。气血被遏，瘀阻脉络，枢机不利，气血津液不能荣达四肢，肌肉筋脉失养，此为"不荣则痛"。临床症见面色晦涩暗紫，半身肢体牵掣疼痛，行走困难，或伴有言语不利，烦躁易怒，入夜时寐时醒，乱梦纷纭，舌下络脉曲张，舌紫，脉弦涩。治当以祛风活血通络为主，以使脉畅血行。颜师在临证过程中常以小续命汤为主方，随证加减化裁。小续命汤方以辛散祛风药为主，如麻黄、桂枝、防风等，辛味药能散、能行，既可祛风，亦可行气、活血，故而能祛经络之瘀浊之邪。又古人有云"治风先治血，血行风自灭"，配以川芎、白芍等行气活血、柔筋缓急之品，以期"通则不痛""荣则不痛"。

（2）肢体麻木不仁，从痰论治

顾松园在《医镜》指出：麻木之症"亦有因气虚、因血少、因气滞、因死血、因湿痰之不一。"徐大椿指出："手足为诸阳之本，脾土之末，痰湿食积死血阻滞其间，不得行胃津液而手足麻木。"舌本乃心脾肝肾四脏之络，湿痰风火煸烁其间，血气不能宣通上奉，故令舌本麻木。颜师认为中风后遗留肌肉、舌体麻木，偏身感觉障碍者，其病机常与风痰阻络、脉络不畅相关。风痰流窜，瘀阻脉道筋络，脉络受阻，气机不畅，以半身麻木不仁、头晕时作、口角流涎、喉中痰鸣、时或神志昏蒙、心烦脘闷、苔腻而黄、脉象弦滑为辨证要点。治当以祛风化痰通络，颜师临证选半夏白术天麻汤加减。方中以半夏、陈皮、生姜燥湿温胃化痰；天麻、蔓荆子祛风痰，安神醒脑；白术、茯苓运脾燥湿；橘红理气化痰；大枣、甘草健脾和中。诸药相伍，药证相合。痰阻日久，必伤及脾气，若气虚之象明显则宜加补中益气汤，脾健湿除，则其证悉平。

（3）肢体痿软无力，从虚论治

中风半身不遂，肢体麻木、疼痛之后，常见肢体痿软无力或废用。清代王清任在《医林改错》中明确地指出："中风半身不遂，偏身麻木，是气虚血瘀而成。"经络是气血运行的通道，中风病机总与本虚标实相关。素体正气虚弱，再坐卧少动或久卧伤气，必然影响气血正常运行，津液不能随经荣润，经络瘀滞不畅，使筋脉更失其濡养，而至关节不利，肌肉萎缩废用。颜师认为本病为半身不遂后期症状，病机特点为正气愈虚，瘀滞更甚。症见偏身肢体乏力，弛缓不收，软弱无力，甚则瘫痪，部分患者伴有肌肉萎缩，乏力嗜睡，舌紫胖边有齿痕，脉细无力。治必以补益正气、活血化瘀，方能气机顺畅，百脉相通。颜师常以《医林改错》中之黄芪赤风汤为基础方治之,该方补气活血通络,药少效专,可使"气通血活",脉道通畅。气虚日久,气不化精,脏腑失养,必损及肝肾,有肝肾亏虚者,需加补益肝肾之品,如杜仲、续断、桑寄生,方能固护正气,使血气和顺,肌肤、肌肉、筋骨得荣。

3. 验案举隅

包某,男,62岁。2009年4月7日初诊。患者既往有高血压病病史10余年,曾有中风病史。头颅MRI提示:双侧额顶叶、侧脑室旁、基底节及脑干多发缺血梗死灶。诊见左下肢乏力,但略可抬高,平卧时也能翻身,左手活动功能下降,右侧手足瘫痪,大便不畅,入夜难寐,脉细缓,舌红苔薄白。证属气虚血瘀,治以益气活血、化瘀通络,方以小续命汤加味。

处方:生麻黄6g,桂枝5g,细辛3g,防风10g,防己10g,杏仁9g,黄芩6g,党参9g,熟附子6g,川芎9g,鹿角10g,肉苁蓉15g,菟丝子10g,赤芍15g,白芍15g,当归10g,厚朴10g,炙甘草5g。

二诊:服上方近1个月后,患者左下肢已能活动,右下肢也有所恢复,胃纳一般,大便仍不畅,口干不明显,痰少,舌红苔薄黄,脉小弦。即以原方去当归,加炙黄芪15g、龟甲胶10g,治疗近3个月后两下肢乏力症状较前明显改善,左下肢已能起步,右侧肢体手足亦能稍微活动,大便通畅,其他症状也递次减轻。

按:该患者年过六旬,正气日虚,风邪乘虚侵袭脉道,血脉经络受阻,血液日渐滞行成瘀,阻塞脉道,"瘀血不去,新血不生",不能通荣四肢肌肉,则肢体牵掣疼痛;中风之后上盛下虚,虚阳上亢,相火不能复位,肾阳亏虚于下,不能温润肠道,故颜师用小续命汤祛风活血通络的同时，酌加温阳益肾的鹿角、肉苁蓉、菟丝子，温肾益精，暖腰润肠，以期上下同调，顺畅气机。二诊加炙黄芪、龟甲胶以益气滋阴，固本清源而收效。

十四、气血辨治心脑血管病合并便秘

慢性心脑血管病患者在临床上绝大多数会出现便秘，便秘往往诱使病情加重。便秘多由老年人脑血管硬化，大脑产生抑制，使胃结肠反射减弱，无力排便导致。国外有调查显示，卒中患者便秘发生率为 30% ~60%，有 10% 左右的致残诱因为便秘，便秘严重影响疾病的预后。兹将颜师从气血辨治心脑血管病合并便秘经验介绍如下。

1. 理论依据

便秘对心脑血管病患者有着严重的危害性，屏气用力排便可增加腹压，诱发心绞痛、心肌梗死发作、脑出血、猝死等。因此，有效防治便秘，可以降低心脑血管病患者的病死率，并提高其生活质量。颜师认为，慢性心脑血管病患者之便秘，其病机多与气血失调有关，气虚、气滞、瘀热、津亏、血虚等往往同时存在，各因素之间互相影响，导致便秘反复难愈。其治疗虽以通为主，但必须抓住心脑血管病患者气血失和这一主要病机，辨清证候，在选方用药时兼顾原发病，调节气血阴阳，通补兼施，以达通便目的。对于大黄、芦荟、番泻叶等峻泻药物，一则因心脑血管病患者多为老年人，体质本虚，久服易伤正气；二则此类药物含蒽醌类物质，久服可致结肠黑变病，反致大便秘结，故颜师主张避免长期使用此类药物，如确属里热实证，也需中病即止。

2. 常用治法及配伍特点

（1）从气论治

①宣发肺气：肺为水之上源，主气而布散津液，且与大肠互为表里。若肺失宣降，则津液失于敷布，肠腑乏于濡润，可便燥成秘。尤其对于一些肺源性心脏病患者，受病痛折磨，长期卧床，使便秘与原发病之间形成了恶性循环。颜师对此类患者治疗时，运用叶天士"开上窍以通下窍"的理论，启上开下，提壶揭盖，常用紫菀、桔梗、杏仁、枇杷叶等药。若兼见咳嗽咯痰，胸闷不舒等痰浊壅肺症状，则配伍瓜蒌、紫苏子、葶苈子等化痰润肠之品，正如清代医学家陈修园所说"以润肺之药兼润其肠"。

②补益中气：心脑血管病患者后期常因食欲差，进食少，饮食结构不合理，精细少渣，缺乏食物纤维，对肠道蠕动的刺激减弱而致便秘。常见短气自汗，声音低怯，大便虽不干结，但临厕努挣乏力，便后神疲。颜师受赵献可《医贯》"此因气虚不能推送，阴虚不能濡润耳"之论的影响，认为脾为后天之本，脾气虚弱，生血乏力，胃肠推动无力，大肠传导失职，则生便秘，治当升其清气，使清阳之气上升，则肠中之气可以展舒，津液可以下布。颜师常以补中益气汤益气健脾，助大肠传导之功，并投生白术30g，使脾气得补，运肠有力，便自通畅。若兼见气短、胸闷等心气不足之症，常以颜氏内科益心汤（药物组成：黄芪、党参、苍术、白术、蔓荆子、葶苈子）加瓜蒌、枳壳、桔梗等治之。

③调畅气机：心脑血管病日久常见气机不畅征象，如心悸胸闷，头涨头痛，郁郁寡欢等。气机不畅引起的肺失宣肃、胃

失和降、肝气郁结均可致气机升降失调，大肠积滞益甚，糟粕内停，发生便秘。症见大便数日不解，嗳气频作，舌苔白腻，可见舌缨线，脉弦。此时颜师常取五磨饮子加减。若气郁化火，头痛口干，则丹栀逍遥散主之。另外，颜师还根据气机郁滞部位的不同酌情选用药物，上焦取枳实，中焦用厚朴，下焦投乌药。颜师还喜将枳壳与郁金相配伍，枳壳走气分，郁金通血分，两药合用，具宣展气机、开滞消痞之功。柴胡亦为常用之品，《本草正义》明确指出"柴胡性滑通大便"，张锡纯亦提出"柴胡可以通下"，在治疗过程中少佐柴胡 6 ~ 9g 疏泄肝胆，可推陈致新，散气消结，大腑乃畅。

（2）从血论治

1）凉血清热。心脑血管病急性发作时常见血热征象，如头晕头痛，胸闷胸痛，神昏烦躁，口气秽浊，大便不畅，舌红绛或有瘀点瘀斑等。对此，颜师常以麻子仁丸为主方化裁，用三黄（黄连、黄芩、黄柏），"三黄"具有清热燥湿、泻火解毒之功，运用于心脑血管病以清湿热、消痰瘀。现代药理研究表明，"三黄"等清热解毒中药具有不同程度的抑制过氧化脂质的生成及消除氧自由基、降血脂、抗动脉粥样硬化、降血糖、抗变态反应等功效，对心脑血管疾病有明显的治疗作用。若出现头晕目眩等肝阳上扰、肝郁化火之证，则加用栀子、决明子、牛蒡子等凉血通便。《本草新编》指出栀子"用之吐则吐，用之利则利"，颜师量仅取 3g，而其效果往往立竿见影。

2）养血润燥。心脑血管病多发生于中老年人。中老年人脏腑功能减退，加之久病血虚津亏，阴液亏虚，肠道干涩，生血乏源，胃肠蠕动减弱，燥结便秘易成。常见大便干结，口干少津，舌红少苔或有剥苔，脉细。对此颜师强调不可妄用攻下之品，若误行疏利，反助其燥矣，治当滋阴养血，润肠通便。常用熟地、白芍药、当归、制何首乌养血润燥，天冬、麦冬、女贞子、料豆衣（穞豆衣）滋阴通便。若有心律失常，则重用生地15～20g，且临证时常配以陈皮、砂仁等理气和胃之品，使补而不滞，无碍胃之虑。

3）活血温阳。长期便秘者若常用大黄、番泻叶等寒凉攻伐之品，易使寒自内生，中气不足，推动无力，久则由脾及肾，表现为脾肾阳虚，开阖失司，犹如阴沟冰结，水道不通。心功能不全患者，心肾阳虚，温运无力，肠失温润，传导失司，以致糟粕内停，导致便秘久治不愈。常表现为大便困难，虚坐努责，四肢欠温，舌淡，苔白，脉沉迟。求通之法，必俟温阳活血，健脾温肾，如赤日当空，自然冰释。颜师临床多用济川煎合桃仁、柏子仁、仙茅、淫羊藿、鹿角霜等，亦可取附子温补心脾之阳，使锢阴复睹阳光，肠润便通。

3. 验案举隅

潘某，男，70岁。2016年1月27日初诊。患者既往有高血压病病史30余年，采用药物控制，目前血压控制在130～160/70～90mmHg；有房颤病史10余年，时有胸闷气促。刻下：胸闷，动则气促，小便欠畅，大便艰涩，时而头晕，动则汗出，咽部有痰阻，清晨痰白且黏，易于咳出，胃纳一般，下肢不肿，但畏寒，有时麻木，脉涩而无力，舌红，苔薄黄。治以温阳活血，理气通便。

处方：生黄芪30g，党参9g，苍术9g，白术9g，桂枝5g，熟附子5g，蔓荆子9g，葶苈子（包煎）18g，丹参9g，川芎

15g，赤芍 15g，白芍 15g，杏仁 9g，火麻仁 9g，五味子 6g，枳实 9g，桔梗 6g，黄柏 5g，炙甘草 5g。

二诊：服药 4 周后，胸闷、气促、头晕、汗出明显改善，大便通畅，下肢乏力，脉涩而不畅，舌红苔薄黄，乃阳气不足，湿热内阻之证。上方去杏仁、火麻仁、五味子，加薏苡仁 15g，怀牛膝 30g。上方加减治疗 2 个月余，患者症情平稳，大便通畅，胸闷气促发作次数明显减少。

按：心为阳脏，心病宜温。患者胸闷、气促、动则汗出，下肢畏寒，脉涩无力，乃阳气不足，气虚血瘀之象；头晕、痰白乃气虚痰阻，清阳不升之证；该方以黄芪、党参、苍术、白术、桂枝、熟附子益气温阳；蔓荆子配葶苈子，丹参配川芎，枳实配桔梗调畅气机，理气活血；以赤芍、杏仁、火麻仁、葶苈子行气活血，润肠通便；白芍、五味子敛气平喘；小便欠畅、舌苔薄黄为下焦湿热，加用黄柏清利湿热，炙甘草益气养血兼调和诸药；全方共奏温阳活血、理气通便之功；二诊湿热下注之证明显，故去酸收之五味子，加四妙以清湿热。

十五、温肾法治疗前列腺疾病

前列腺病是泌尿生殖系统的一种常见病、多发病，临床主要包括前列腺炎和前列腺增生症。前列腺炎多见于青壮年男性，临床以尿道口滴白，时排尿不通，或以尿频、尿急、尿痛，尿后余沥不尽，少腹部、会阴部、肛门部坠胀不适为主要症状，中医将之归属于"淋症""精浊""白浊"等病的范畴；前列腺增生症，发病多见于 50 岁以上男性，发病率随年龄的增长而逐渐增加，临床以排尿困难、尿频甚或尿闭为特点，中医将之归属于"精癃""癃闭"范畴。颜师依据两病皆以排尿异常为表现，以膀胱气化失司为基本病机，提出可异病同治的观点。

1. 理论依据

《素问·灵兰秘典论》说："膀胱者州都之官，津液藏焉，气化则能出矣。"肾与膀胱相表里，膀胱贮尿和排尿主要靠肾的气化作用和固摄作用。肾气充足，则固摄有权，膀胱开合有度，排尿如常。若感邪伤及肾阳气化，而致膀胱开合不利，则见排尿异常。颜师认为治疗本病当从湿热与阴阳盛衰关系进行分期辨治，但总不离维持肾阳温煦之功，而复膀胱气化之常。在运用温肾法治疗时，根据疾病不同时期的阴阳盛衰变化，分别采用通阳、温阳、补阳等方法，才能取得事半功倍的疗效。

2. 常用治法及配伍特点

（1）通阳气化法

前列腺病早期患者，其病因往往由于过食肥甘辛热之品，湿热内酿，下注膀胱；或下阴不洁，秽浊之邪客于膀胱；或心火不解，移热膀胱，以至膀胱湿热，气机阻滞；或湿热下注膀胱，见尿频、尿急、尿痛；或小便不通，发为癃闭。证属湿热下注。在疾病早期人体阳气尚足，但湿热阻遏阳气，而致膀胱气化不利。此期患者临床症见小便频数、短涩或滴沥不尽，排出时尿道有灼热感，阴囊潮湿，会阴、腰骶、大腿内侧等部位隐痛不适或灼热瘙痒感，排尿后及大便后有白色黏液分泌物从尿道口滴出，舌红苔黄腻，脉滑数。此期当清利湿热，温通阳气，治宜滋肾通关丸出入。滋肾通关丸以黄柏泻膀胱之热，知母清金水之源，一燥一润，相须为用；佐以肉桂，清利与温通并行，引火归源，则郁热从小便而出，而关开矣。肺为水之上源，肾为水之下源，此法通过清利肺肾之内阻遏阳气之湿热，从而恢复膀胱气化功能，使小便如常。此期通阳以温肾，湿热盛可加萹蓄、草薢、车前草；小便不通兼有便秘可加杏仁、决明子，以开前后二窍，并起宣通气机之功。

（2）温阳气化法

前列腺病中期患者，湿热伤及阳气，日久阳气已虚，证属虚实并重。临床表现多见小便不畅或小便不通，溺后余沥，夜尿频数，动则气短，腰膝酸冷，阳痿，早泄，遗精，神疲乏力，四肢末端凉，稍劳即有精浊出，舌质淡胖，苔薄白，脉沉弱。治宜温补肾阳，清热利湿。颜师习用薏苡附子败酱散出入。本方出自《金匮要略》，具有排脓消肿、振奋阳气之功，原方用治肠痈脓成。方中薏苡仁健脾利水渗湿，祛瘀排浊，清热排脓消痈，此处用之，一可清热利湿，除湿热之标，二可强健脾胃，除生湿之源，三可排脓消痈，治疗局部炎症，故为君药。败酱草活血化瘀解毒。附子温阳扶正，祛邪固本。此方既能泻热化瘀，消肿排浊，又能温振为湿邪所伤之肾阳以助气化，与前列腺病中期之病机证治甚合。诸药合用，达到清热解毒，活血化瘀，温阳行气之功，有到温而不散，通而不滞之效。此期温阳祛邪活血以温肾，阳虚不固余沥较甚可加乌药、益智仁、小茴香、胡芦巴；夹瘀可加丹参、桃仁。

（3）补阳气化法

前列腺病晚期，湿邪遏伤阳气，日久不仅肾阳虚衰，而且阳损及阴，成为阴阳两虚之证。临床表现多见小便频数，入夜尤甚，溺时点滴不爽，尿黄而短，排尿次数增多，少数伴有血尿，口干，大便秘结，失眠，五心烦热，或午后潮热，脉细数，舌红少苔。颜师习用济生肾气丸补阳化气。济生肾气丸原名加味肾气丸，出于《济生方》，即由金匮肾气丸加牛膝、车前子而成。方以附子、肉桂之温热益其火；以熟地、山茱萸之濡润壮其水；火欲实，则丹皮、泽泻之酸咸者可以收而泻之；水欲实，则茯苓、山药之甘淡者可以制而渗之。水火既济，则开阖治矣。加车前子甘寒清热，利水消肿；入牛膝活血祛瘀，利尿通淋，可概括方义为"复肾化气"。原方主治腰重脚肿、小便不利，为温补肾阳、化气行水之剂。用肉桂、附子之辛热壮其少火，用六味地黄丸益其真阴。真阴益，则阳可降；少火壮，则阴自生。肾间水火俱虚，小便不调者，此方主之。肾间之水竭则火独治，能合而不能开，令人病小便不出；肾间之火熄则水独治，能开而不能合，令人小便不禁。赵养葵云："水火得养则肾气复矣。"肾气丸既能补肾温阳以复肾，又能蒸化水气以利尿。肾气丸复肾之气，助肾化气，补脏腑之精，泄体内之浊。该方阴阳双补，切中前列腺病晚期之病机。此期阴阳两补，少火生气以温肾。若症见尿血，病情复杂，颜师又妙用生蒲黄合石菖蒲之药对，既能活血止血，又可化痰祛瘀调畅气机，正是颜氏"久病必有瘀""调气活血"之法的具体应用。

3. 验案举隅

郑某，男，39 岁。2009 年 10 月 22 日就诊。患者有慢性前列腺炎史 1 年，小便无力伴有隐痛，夜尿 5～6 次，甚则淋漓不尽，腰酸乏力，入夜盗汗，上半身为多，胃纳一般，大便调畅，夜寐尚安。舌红，苔薄黄腻，根腻较甚，脉尺弱左甚。前列腺液检查：灰白色；白细胞：满视野；卵磷脂小体：未见。西医诊断：慢性前列腺炎。中医辨证属肾虚湿热。治以清热利湿，温阳化气，方用薏苡附子败酱散、附桂八味丸化裁。

处方：薏苡仁30g，黄芪15g，败酱草15g，白芍10g，苍术10g，白术10g，知母10g，熟地10g，山茱萸10g，丹皮10g，泽泻10g，茯苓10g，黄柏5g，黄芩5g，炙甘草5g，桂枝3g，熟附子3g，黄连3g。

复诊：服药4周后，夜尿次数减少，小便淋漓隐痛均有减轻，乏力盗汗减少。前列腺液检查：白细胞15～20个/HP，卵磷脂小体：少。

处方：薏苡仁30g，黄芪15g，党参10g，熟地10g，桃仁10g，山茱萸10g，丹参10g，白术10g，黄柏6g，升麻6g，柴胡6g，陈皮6g，胡芦巴6g，炙甘草5g，黄连3g，小茴香3g，肉桂3g。

再服4周。之后随访，患者小便通畅，已无淋漓疼痛和夜尿频多，盗汗已止，腰酸乏力明显好转。前列腺液检查：白细胞10～15个/HP，卵磷脂小体（＋＋＋）。

按：患者年方不惑，但其夜尿频多，小便无力，淋漓不尽，兼见腰酸乏力，已见肾亏之象。膀胱者，州都之官，藏津液，津液必待气化而后能出，法当温阳。但患者小便淋痛，舌苔黄腻，前列腺液满视野白细胞，为湿热下注之象。故颜师予薏苡附子败酱散合滋肾通关丸，又暗合附桂八味丸之义，温肾气化与清利湿热并行，相须为用。二诊湿热之象得祛，更现肾气不足之证，《黄帝内经》有云："中气不足，溲便为之变"，而改为补中益气汤加味，以熟地、山茱萸补肾，更以胡芦巴温肾，小茴香通阳，桃仁活血，三者合用更助膀胱气化。

患者盗汗，易被惑为阴虚之证，但据其汗以上半身为多及舌苔黄腻之象，颜师辨证为阴阳不调、营卫不和之证，在温肾气化基础上妙配白芍，既能调和营卫，还能防附子、桂枝温燥太过，确有一石二鸟之功，再配以补中益气之黄芪，终获阴平阳秘、营卫调和、气化复常之效。

十六、从清阳之气不升论治高脂血症

高脂血症是一种脂质代谢紊乱引起的疾病，颜师认为其发病原因与脾胃功能失常最为密切。

1. 理论依据

高脂血症常无典型症状，然而临床观察，患者多具有形体丰腴、神疲乏力、脘腹胀满、面色萎黄、舌苔厚腻等症状。《素问·阴阳应象大论》谓"清阳出上窍""清阳发腠理""清阳实四肢"，脾气主升，将水谷精微上输到心、肺、头目、四肢百骸，濡养周身。颜师认为血脂升高是由于中焦气机失于斡旋，运化不及，以致清阳不升，浊阴不降，聚而生湿，湿聚为痰，痰湿成脂，脂浊愈积愈多，而致血脂升高。

2. 常用治法及配伍特点

颜师临床喜用清震汤升清降浊，使患者血脂得到很好的控制。清震汤出自刘完素《素问病机气宜保命集》，组成为升麻、苍术、荷叶研末，水煎服用。方中苍术运脾燥湿，升麻升阳辟邪，荷叶醒脾胃解郁，诸药合用，健运脾胃，升清降浊，使中焦得运，清气得升，达到降血脂之功。张志聪注解《黄帝内经》时指出："中焦之气，蒸津液化其精微……溢于外则皮肉膏肥，余于内则膏肓丰满。"可见膏脂、脂肪源于水谷，

脾胃虚弱是影响脂肪成化的关键，是形成高脂血症的根本原因。高脂血症多兼有脾胃气虚证，颜师常配以黄芪、党参。伴有便秘者，习用决明子，降血脂的同时通利大便，使邪有出路；兼血瘀者，酌加生蒲黄；兼气郁者伍以柴胡、香附。临床随证加减，颇有效验。

3. 验案举隅

陈某，女，80岁。2012年3月27日初诊。患者体胖，有高血压病、高脂血症、糖尿病病史多年。刻下血压150/85mmHg，甘油三酯7.32mmol/L，总胆固醇6.64mmol/L，脂蛋白62mg/L，空腹血糖7.78mmol/L，餐后血糖5.9mmol/L，头涨不适，下肢乏力，左侧手足麻木，口苦，咽干，入夜平安，胃纳一般，大便畅，夜尿2~3次，舌红苔薄白，脉弦。少阳郁热之证。

处方：柴胡10g，黄芩6g，法半夏10g，川芎15g，苍术10g，白术10g，升麻6g，荷叶10g，降香5g，桂枝6g，羚羊角粉（吞服）0.3g，怀牛膝30g，延胡索10g，白芍10g，丹参15g，枳实10g，炙甘草5g。水煎服，每日1剂。

上方加减服用两个月，血脂降至正常范围，诸症好转。随访多月，血脂平稳。

按："柴胡证但见一证便是，不必悉具"，该患者头涨、口苦、咽干、脉弦为少阳郁热，以柴胡、黄芩、半夏和解少阳；清震散加枳术丸健脾助运，升清降浊，清化血脂；川芎、降香、延胡索、丹参理气活血；桂枝以枝走肢，改善手足麻木；羚羊角、白芍、怀牛膝平肝补肾而兼降压；炙甘草调和诸药。全方共奏和解少阳、升清降浊之功。祛邪而不伤正，可谓妙哉。

十七、从湿热蕴阻气机论治高尿酸血症

颜师认为腰以下症，皆作湿热治之。高尿酸血症辨证表现为关节红肿热痛，以下肢发病居多，故而常从湿热论治，疗效可靠。

1. 理论依据

高尿酸血症患者常以关节红肿热痛就诊，可伴有关节畸形、发热、腰痛，也可无任何伴随症状。颜师根据张璐《张氏医通》"肢节肿痛，痛属火，肿属湿，盖为风寒所郁。而发动于经络之中，湿热流注于肢节之间而无已也"之说，认为高尿酸血症源于湿聚热蕴，气机受阻，湿热聚于关节，经络闭阻，不通则痛。

2. 常用治法及配伍特点

颜师治疗此病以清利湿热，畅通气机为宜，常以四妙丸为基础方，酌加川草薢、土茯苓、车前草、泽泻等祛除湿热，并佐以青皮、陈皮宣畅气机，使气化则湿行。若有肢体活动不利，多辨证选用当归芍药甘草汤、木瓜、威灵仙、忍冬藤等；若有关节肿胀畸形，常加入虫类搜剔之品，如全蝎、蜈蚣、穿山甲、地鳖虫等。此外，颜师在辨证基础上，常酌加活血化瘀之品，此即《血证论》所谓"瘀血流注，四肢疼痛肿胀者，宜化去瘀血"之说。

3. 验案举隅

李某，女性，61 岁。2012 年 6 月 14 日初诊。患者曾行左侧肾切除术。右肾囊肿，常觉膝关节疼痛，刻下见下肢足趾红肿作痛，皮温高，触痛明显，尿酸 680μmol/L，血压 150/

95mmHg，胃纳正常，大便略薄，入夜平安，舌红苔黄腻，脉小弦。辨为气虚湿热之证。

处方：生黄芪 15g，防风 6g，防己 6g，桂枝 3g，茯苓 10g，丹皮 10g，泽兰 10g，泽泻 10g，白芍 10g，车前草 30g，川萆薢 15g，土茯苓 15g，青皮 6g，陈皮 6g，黄柏 5g，苍术 10g，白术 10g，生薏苡仁 15g，川牛膝 10g，炙甘草 3g。水煎服，每日 1 剂。

服用 1 个月，关节疼痛明显好转。上方出入两个月余，诸症减轻，尿酸降至 530μmol/L。后继续加减服用两个月余，尿酸恢复正常。

按：患者久病，久病必虚。脾为痰湿之源。本方以黄芪防己汤加防风为主方，祛风与除湿健脾并用，扶正与祛邪兼顾，使风湿俱去，诸症自除。用茯苓、泽泻、白术、桂枝等取五苓散之意，健脾消肿；下肢肿痛热痛、大便稀薄均为湿热下注之证，予四妙丸加车前草、川萆薢、土茯苓清利湿热；青皮、陈皮理气；丹皮、泽兰活血化瘀，瘀去则肿痛自除。诸药相配伍，扶正达邪，邪去而不伤正，是为妙法。

第三节　方药论

一、逍遥散治疗心脑血管病

1. 古方追述

逍遥散出自宋《太平惠民和剂局方·卷九治妇人诸疾》，

原方由柴胡、芍药、白术、当归、茯苓、薄荷、生姜、甘草组成，为调和肝脾、疏肝解郁、健脾和营之名方，适用于肝郁脾虚之两胁作痛、头目眩晕、口干咽燥、神疲食少、或寒热往来、或月经不调、乳房作胀、脉弦等症。逍遥散自创立以来，不断发展。薛己《内科摘要》在逍遥散原方加入丹皮、栀子，名曰加味逍遥散（一般称为丹栀逍遥散），用于肝郁有热者；《医略六书·女科指要》则在逍遥散中加入生地，或熟地、当归，名黑逍遥散，用治肝郁脾虚的妇女崩漏、脉弦虚数者。近代医家亦有所发挥，将本方用治高泌乳素血症、卵巢囊肿等诸多妇科疾病。

2. 临证发挥

颜师擅长气血辨证，临床灵活应用逍遥散治疗多种心脑血管疾病，治验颇丰。颜师认为，心脑血管疾病的病变部位在"血府"，即血脉及其内流动的血，然气为血帅，血的运行有赖于气的升降出入运动，血脉与血的病变往往归因于气机失常，"治病必求于本"，故治血首应治气，使气机调畅，气和则血和，逍遥散颇为合拍。颜师运用逍遥散，既遵古训，又有发挥。颜师将方中芍药与白术改为赤、白芍与苍、白术同用，融养血活血、健脾燥湿于一方，苍、白术同用乃颜氏独创之经验，取"补脾不如健脾，健脾不如醒脾运脾"之意。薄荷不后下，取其祛风通头目、疏肝利气血之功，而非解表之力。恐柴胡劫肝阴，颜师常仿叶天士之法，用桑叶、丹皮代之。临床时，颜师在辨证的基础上又多灵活加减。如颜师认为"心病宜温"，多用附子、桂枝、瓜蒌、薤白等温阳通阳之品；"脑病宜清"，多用黄连、黄芩、黄柏、山栀等苦寒之品；如期前收缩频发，加用养心安神之柏子仁、茯苓等；如胸痛剧烈，则加用降香、三七粉等；如有头晕头昏等脑缺血缺氧症状，则可加用防风、白蒺藜、蔓荆子等祛风药，引血上行。

3. 验案举隅

（1）冠心病心绞痛合并心律失常

沈某，男，56岁。2004年9月3日初诊。患者有冠状动脉粥样硬化性心脏病史3年，近日心悸较甚。心电图示：心肌缺血，频发室性早搏。Holter示：室性早搏3758次/全程，成4对出现，室上性期前收缩115次/全程，成3对出现。患者形体偏胖，双眉紧锁，诉近日胸闷胸痛加重，胸痛彻背，心中悸动，夜间尤甚，难以入眠，性情急躁，无端坐呼吸，无双下肢水肿，伴小便不畅，淋漓不尽，胃纳一般，大便尚调，舌红唇绀苔黄腻，脉弦，可及结脉。证属肝郁血瘀，夹有痰火。治宜疏肝理气、化痰祛瘀，用逍遥散加味。

处方：柴胡10g，当归10g，赤芍15g，白芍15g，苍术10g，白术10g，茯苓30g，薄荷3g，黄连3g，枳实10g，法半夏10g，陈皮6g，桂枝3g，丹参15g，降香3g，附子5g，黄柏6g，知母10g，炙甘草5g。

上方出入治疗4个月余，患者心绞痛发作次数较少，程度减轻，心悸症状基本消失，夜间安然入睡，小便不畅亦有所改善。复查心电图示：心肌缺血，无室性早搏。

按：本例患者既有肝郁之象，又有痰瘀之征，故而取逍遥散以疏肝理气解郁；黄连、枳实、法半夏、陈皮为黄连温胆汤出入，有祛痰泻火之功效；"心病宜温"，故酌用附子、桂枝以温通心阳；桂枝与黄连同用，交通心肾，不仅改善睡眠，对期前收缩亦有较好疗效；桂枝、黄柏、知母同用，乃滋肾通关丸之义，治疗前列腺疾病；丹参、降香可扩张血管，增加冠状动脉血流量，缓解心绞痛。

（2）冠心病介入术后再狭窄案

毛某，男，56岁。2004年10月15日初诊。患者有冠状动脉粥样硬化性心脏病史5年，于2004年3月行冠状动脉介入术，术后胸痛阵发，2004年8月复查冠状动脉造影示：左前降支狭窄55%，右冠状动脉开口处狭窄50%。近日胸闷胸痛时有发作，心悸气促，急躁易怒，并时欲叹息，入夜辗转反侧，难以入睡，畏寒不明显，胃纳尚可，二便调畅，舌红苔薄白，舌缨线存在，脉弦。中医辨证为气滞血瘀，治拟疏肝理气、活血通络，方以逍遥散出入。

处方：柴胡10g，当归10g，赤芍15g，白芍15g，茯苓30g，苍术10g，白术10g，薄荷3g，桂枝2g，黄连3g，葛根10g，丹参15g，生蒲黄（包煎）18g，石菖蒲15g，枳壳6g，桔梗6g，灵芝15g，炙甘草5g。

上方加减治疗3个月余，患者胸痛症状好转，情绪平和，无胸闷气促，睡眠亦见好转。

按：冠心病介入术后再狭窄，是目前医学界的一个难题，颜师从气血辨证治疗本病已见成效。对早期病例颜师多以疏肝为法；若久病气阴两虚，多用李东垣清暑益气汤加减；心阳虚衰，多用参附汤加减。本例患者精神、心理负担重，当以逍遥散理气为先。方中枳壳、桔梗一升一降，调畅气机，开通胸阳，有行气活血之妙；菖蒲、蒲黄气味芳香，功能行气血，化痰瘀，开心窍，使通则不痛；茯苓、灵芝养心宁心，安神保神，对心悸有事半功倍之效，且可改善睡眠。

（3）阿尔茨海默病案

徐某，男，75岁。2004年10月8日初诊。患者否认家属有高血压病、脑梗死病史。近两年来记忆力下降，反应迟钝，头晕嗜睡，性格内向，不欲言语，不愿交流，入夜平安，纳食一般，大便不畅，舌红苔薄白，脉细弦。头颅CT示：脑萎缩。简明精神状态量表（MMSE）：20分。诊断为阿尔茨海默病早期，辨证乃肝气郁结、心神失养，治当疏肝解郁、清心开窍，方取逍遥散加减。

处方：柴胡10g，当归15g，赤芍15g，白芍15g，薄荷5g，苍术10g，白术10g，茯苓30g，党参10g，石菖蒲15g，远志10g，川芎15g，蔓荆子10g，黄连3g，莲子心3g，决明子30g，枳实10g，厚朴10g，通天草9g。并嘱患者多参加社区活动，多与外界交流。

上方出入2个月余，患者记忆力下降好转，头脑清晰，仍时有嗜睡，加用防风6g、细辛3g，继续服用2个月余，诸症均见好转。

按： 阿尔茨海默病又称老年性痴呆，颜师认为其神志失常虽总归于心，但与肝的疏泄功能密切相关，本病早期应用疏肝理气法以开发郁结，解除抑郁症状，可以阻止其进一步发展。方中党参、茯苓、石菖蒲、远志为定志丸出入，与黄连、莲子心同用，共同发挥清心开窍之功，可改善记忆力下降；枳实、桔梗增加胃肠蠕动而通便；川芎、蔓荆子、防风、细辛等祛风药，可以改善脑供血，对嗜睡有效。

4. 脑梗死失语案

王某，男，60岁。入院时间：2004年11月12日。住院号：338624。患者既往有高血压病史6年，本次因"失语6小时"入院，头颅CT示：两侧基底节及放射冠区腔隙性脑梗死，各项生化检查及心电图、胸片等正常，血压140/80mmHg。患者失语，发音困难，表情呆板，反应迟钝，平时性格内向，不善言语，纳食正常，大便不畅，夜间不易入睡，舌尖红苔白腻，脉弦。诊断为中风失语，证属中医肝经有郁、痰迷心窍，治从散肝郁、祛痰浊之法，投以逍遥散加减。

处方：柴胡6g，当归20g，苍术10g，白术10g，赤芍15g，白芍15g，薄荷5g，茯苓30g，白附子6g，羌活6g，石菖蒲15g，全蝎3g，防风6g，生蒲黄（包煎）9g，水蛭5g，通天草9g，黄连3g，桂枝2g，生甘草3g。

上方调服2周后，患者能简单发音，出院后门诊复诊，加用蔓荆子10g、白蒺藜10g，继续调治2个月余，见言语流畅，面带笑容，神清气爽。

按：本例患者肝郁日久，痰气交阻，治疗当以调畅气机为先，使痰浊得以流动，邪有出路，故在逍遥散基础上加入化痰开窍之品。方中白附子、羌活、全蝎、石菖蒲等，取神仙解语丹之义，化痰开窍；黄连清心开窍，配桂枝寄意交泰，预防中风后记忆力下降、肢体不利及失眠；生蒲黄、小剂量水蛭化瘀而不伤正，通天草引药上行，二药相配使瘀化络通，脑窍复开；"头为诸阳之会，唯风可到"，故用羌活、防风、薄荷等大量祛风药，引血入脑，引药上行。

二、李氏清暑益气汤治疗心脑血管病

1. 古方追述

李东垣的清暑益气汤出自《脾胃论》和《内外伤辨惑

论》，是其为长夏湿热困胃而创的一首方剂，对夏月湿困脾胃和暑伤元气者用之尤宜，多用治暑邪干卫的身热、自汗、胸闷、便溏等症。历代医家对其多有论述，薛雪在《温热病篇》曾明确指出："湿热证，湿热伤气，四肢困倦，精神短少，身热息高，心烦溺黄，口渴自汗，脉虚者，用东垣清暑益气汤主治。"

2. 临证发挥

颜师在临床中发现心脑血管疾病患者，有气阴不足表现者不在少数，而暑为阳邪，其性炎热，最易耗气伤阴，根据"异病同治"的理论，清暑益气汤也应能治疗心脑血管疾病气阴不足者。老年心脑血管病患者，汗出、乏力、口干、胸闷、心悸、头晕头昏，证属气阴不足者甚多，总以气虚为主，阴虚为辅。清暑益气汤中以黄芪补益元气，配以生脉饮敛阴生津，多能奏效；胸闷、心悸、头晕头昏等多由年老体弱，气血运行不畅，瘀血阻滞不通引起，方中泽泻、苍术、白术、葛根能活血祛瘀，配以陈皮、青皮疏肝理气，则气行血活；黄柏一味，滋阴降火，调和诸味热药，可防药燥伤阴，暑季易生湿化热，黄柏配以苍术，健脾祛湿，滋阴降火，不仅适用于暑月，凡属湿热者，均可酌情用之。综上所述，李氏清暑益气汤既可用于暑月气阴不足之人，预防疰夏，又可作为主方治疗心脑血管疾病气阴不足证。

颜师常以其加减治疗心脑血管疾病，颇多效验。他指出，清暑益气汤运用于心脑血管疾病，确有其效，但亦需注意以下几点：①此方尤其适用于暑月，然不可拘泥于暑月，凡心脑血管病患者属气阴不足、气虚血瘀者，皆可酌情用之；②心脑血管疾病兼有暑湿或湿热困脾、暑伤元气或饮食劳倦损伤脾胃者，亦可加减用之；③本方药味组成与剂量当随季节变化、证候轻重、体质强弱、情志状况、年龄大小而斟酌之。

3. 验案举隅

（1）冠心病心绞痛案

张某，女，73岁。2002年7月18日初诊。患者胸闷心悸，气短，心前区绞榨样疼痛，持续2~5分钟，既往自服麝香保心丸2粒，可缓解症状。现症状加重，心痛难以忍受，服保心丸效果差，四肢末端发凉，不畏寒，口苦，大便干，夜间心悸怔忡，盗汗，胸痛发作次数增多，舌红苔薄黄，脉缓。心电图示：心肌缺血。Holter示：偶发室性早搏。证属气阴不足，损及心阳。治宜益气滋阴，兼助阳气，方用李氏清暑益气汤加味。

处方：生黄芪15g，党参10g，麦冬10g，五味子6g，桂枝5g，赤芍15g，白芍15g，煅龙骨30g，煅牡蛎30g，枳实10g，厚朴10g，川芎15g，茯苓30g，丹参15g，桔梗6g，葛根15g，黄柏6g，降香1.5g，延胡索9g，炙甘草3g。

上方加减治疗4个月余，患者心绞痛发作次数明显减少，数周仅有1次，心悸怔忡症状明显减轻，盗汗已控制，四肢末端已转温，口不苦，大便通畅，每日一行。

按：心绞痛是冠状动脉供血不足所致，方中川芎、降香、延胡索等可以缓解冠状动脉痉挛，增加冠状动脉血流量，止痛效果较好。桂枝、龙骨、牡蛎、炙甘草不仅可以治疗盗汗，且可防过汗伤阳；桂枝温而不燥，于益气养阴之品中加入桂枝温通助阳，体现了颜师"心病宜温"的学术思想，正适合本患者阳气不足之证；仲景桂枝甘草汤为伤阳之"心下悸"而设，对心律失常亦有疗效；龙骨、牡蛎重镇安神，茯苓、白芍、炙甘草益气养阴安神，亦可平心悸，疗心律失常。枳实、桔梗、厚朴理气；赤芍、丹参、葛根等活血化瘀，改善血液黏滞状态，缓解动脉粥样硬化状态。方药对症，故而效佳。

（2）冠心病合并糖尿病案

黄某，女，69岁。2003年8月16日初诊。患者有冠心病心律失常病史10年，糖尿病病史5年，一度以中药控制病情，因SARS期间未坚持服药，病情加重。自觉心慌、胸闷，血压150/80mmHg左右，舌红苔少且干，脉细而结。空腹血糖8.1mmol/L。心电图示：心肌缺血，室性早搏。Holter示：窦性心率，频发室性早搏，二联律24串，三联律39串。证属气阴两虚，血不养心。以清暑益气汤出入。

处方：生黄芪15g，党参10g，麦冬10g，五味子6g，黄连3g，知母10g，生蒲黄（包煎）9g，苍术10g，白术10g，枳壳10g，桔梗6g，葛根10g，丹参15g，三七9g，牛蒡子10g，鬼箭羽10g，甘松10g，地锦草30g。

上方调治1个月余，患者胸闷症状消失，期前收缩减少，去枳壳、桔梗，加十大功劳叶15g、车前草10g，继续调治3个月余，患者口干减轻，期前收缩消失，脉细缓律齐，空腹血糖7.3mmol/L。

按： 患者冠心病合并糖尿病，以气阴两虚为本，故以黄芪生脉饮益气滋阴。方中甘松、生三七、丹参不仅化瘀活血、疏通脉络，而且可以调节心律失常，颜师习用9～15g。生蒲黄清热化瘀，可稳定斑块。桔梗、枳壳畅通上下气机，宣通胸中之气，如有胸闷，常用之。十大功劳叶本为治肺气不足之品，但其性凉可制燥热，正适合于治疗糖尿病之燥热伤津证，又可调整心律，可谓一举两得。糖尿病引起血管病变常会加重心律失常，故以鬼箭羽、地锦草、牛蒡子、黄连、知母以控制血糖。

（3）冠状动脉支架放置术后案

赵某，男，73岁。2003年10月10日初诊。患者因冠状动脉狭窄，于4个月前行冠状动脉支架放置术。近来胸闷心悸，肢麻头晕，不恶心，两目疲劳，下肢乏力，入夜少眠，口干，有口气，胃纳一般，神情沮丧，精神不振，舌红紫苔薄黄且干，脉细缓。血压140/70mmHg。冠状动脉造影示：冠状动脉左前分支狭窄50%。证属气阴两虚，湿热下注。治宜清暑益气汤加味。

处方：炙黄芪20g，党参10g，麦冬10g，五味子6g，法半夏10g，泽泻30g，葛根10g，丹参15g，生蒲黄（包煎）9g，石菖蒲15g，女贞子10g，旱莲草10g，防风6g，赤芍15g，白芍15g，苍术10g，白术10g，黄柏5g，炙甘草5g。

上方调治半月，胸闷、心悸、肢麻、口干、下肢乏力等症状减轻，口气消失，仍感两目疲劳，畏寒，入夜尤甚，矢气较多，胃纳二便正常，舌红苔薄干，脉细缓。上方去泽泻、赤芍、白芍、女贞子、旱莲草，加桂枝3g、生地15g、夏枯草15g、防风6g、枸杞子10g，继续调治2个月，胸闷、心悸次数明显减少，畏寒症状减轻，精神状态也有好转。

按：冠状动脉介入术后再狭窄，是当前医学界的一个难题，西医一般以抗凝、稳斑、扩冠等治疗。颜师研究此病多年，认为该病仍需以"心病宜温"为基本治疗原则，临证若患者痰瘀较重，可合用黄连温胆汤加味以化痰瘀；如证属寒凝心脉，则可以四逆汤为主温阳散寒；若是气阴不足，当以东垣清暑益气汤补气滋阴。该患者气阴不足，又有湿热表现，故以黄芪生脉饮益气滋阴；以二妙丸疗湿热，治疗下肢乏力；法半夏清热安神，治疗头晕，配以夏枯草化痰，疗效显著；生地、枸杞子滋阴；桂枝温阳散寒，调和营卫。颜师临证喜用防风，据现代药理研究，祛风药川芎、防风、白蒺藜等可扩冠，改善血液流变，治疗缺血性疾病，正适合于本病的治疗。

（4）阿尔茨海默病案

罗某，男，80 岁。2003 年 9 月 19 日初诊。患者神情呆钝，记忆力、计算力、判断力明显受损，不能识记医生姓名，定向力差，在家中常走错房间，嗜睡，常欲外出，右下肢乏力，肌力下降，小便自遗，泛酸，大便略干，舌质红苔少，脉细。TCD 示：双侧血管流速减慢。头颅 CT 示：脑萎缩。经NINCDS—ADRDA 标准诊断为阿尔茨海默病。证属气阴两虚，窍络痹阻。治以益气养阴，清心开窍。拟清暑益气汤化裁。

处方：生黄芪 20g，北沙参 10g，麦冬 10g，五味子 6g，石菖蒲 30g，远志 10g，茯苓 30g，补骨脂 10g，金樱子 15g，桑螵蛸 15g，决明子 30g，姜半夏 10g，枳实 10g，桔梗 6g，黄柏 6g，生甘草 3g。

上方加减调治 2 个月，患者表情呆钝有所好转，在家中已经很少走错房间，右下肢乏力感减轻，小便可以控制，大便通畅，1 日一行，舌质红苔少，脉细。上方去金樱子、桑螵蛸、枳实、桔梗，加丹参 15g、葛根 10g、党参 10g、莲子心 3g、黄连 3g，继续调治 1 个月，患者入夜能安睡，并偶尔可记住医生的姓，精神尚佳。

按：阿尔茨海默病是一种中枢神经系统退行性疾病，尚无特效药或特效方法。颜师根据多年临床经验，在辨证的基础上佐以清心方药，提出"清心即为清脑"，取得了一定的效果。如本例气阴两虚患者，以清暑益气汤益气滋阴、活血化瘀，以枳实、桔梗通畅气机，以决明子、半夏通腑化痰，以补骨脂、金樱子、桑螵蛸温肾止遗，以远志、石菖蒲开窍，以黄连、莲子心清心，取得了较好效果。

（5）脑梗死案

王某，男，77岁。2003年9月5日初诊。患者有脑梗死史2年，胃溃疡史10年。现表情淡漠，言语乏力，记忆力下降，步履不稳，时欲摔倒，神疲乏力，嗜睡，畏寒，胃纳不适，泛酸，大便略干，舌红苔薄黄，脉细。头颅CT示：双侧基底节区多发性梗死，脑干梗死。证属气阴不足，脑络痹阻。治以益气滋阴，醒脑通络。清暑益气汤出入。

处方：生黄芪15g，党参10g，麦冬10g，五味子6g，黄连3g，吴茱萸2g，赤芍15g，白芍15g，木香10g，桂枝3g，肉苁蓉10g，川芎15g，白蒺藜15g，石菖蒲20g，茯苓30g，怀牛膝15g，生甘草3g。

上方加减调治2个月，患者表情淡漠有所好转，神疲、嗜睡、畏寒症状减轻，胃纳一般，大便较畅，仍以原方加入活血之丹参、葛根等，继续调治。

按：患者气阴不足，当以黄芪生脉饮合白芍益气滋阴；嗜睡反映脑部缺血、缺氧，以白蒺藜、川芎引血入脑，且川芎可透过血脑屏障，扩张血管，增加血流量，改善脑部缺血状态；

黄连能治疗记忆力下降，与桂枝合用，还能改善睡眠质量；与吴茱萸合用，名为左金，清胃化湿而治泛酸；再以桂枝温阳，木香顺气，石菖蒲开窍，肉苁蓉润肠，牛膝补肾强腰膝，丹参、葛根、赤芍活血化瘀。诸药合用，故能奏效。

三、小续命汤治疗心脑血管病

1. 古方追述

小续命汤出自孙思邈《备急千金要方》，是《古今录验》之续命汤（麻黄、桂枝、当归、人参、石膏、干姜、甘草、川芎、杏仁）去当归、石膏，加附子、防风、防己、黄芩、白芍而成，为古代治疗"真中"之方剂。《备急千金要方·卷第八·诸风》谓："小续命汤治卒中风欲死，身体缓急，口目不正，舌强不能言，奄奄忽忽，神情闷乱，诸风服之皆验，不令人虚方。"又谓："治中风冒昧，不知痛处，拘急不得转侧，四肢拘急，遗失便利，此与大续命汤同，偏宜产后失血，并老小人方。"

2. 临证发挥

颜师临床用小续命汤化裁治疗中风兼眩晕或胸痹等心脑血管疾病，常以正气亏虚、气血失和为本，风寒外中、兼挟瘀浊为标为应用依据。如临床症见中风后半身不遂、肢体拘急、步履不稳、言语不清；或冠心病之胸闷胸痛、肢冷畏风；或高血压之头晕耳鸣、头痛如塞；或脑动脉硬化之神疲嗜睡等，均宜选用本方而治。

风邪为中风致病原因之一，且有外风和内风之分。由外侵袭之风为外风，由内脏功能失调产生之风为内风，外风易引动内风，内风易招致外风，但不论外风、内风，一旦扰乱体内气血，均可导致中风。中经络当祛邪活络为要，中脏腑则醒神开窍为先。中经络者发病特点为正气亏虚，气血不和，脉络空虚，风邪乘虚入中经络，气血痹阻，肌肤筋脉失于濡养，症见半身不遂、肢麻胀痛、神志清楚、言语不利等，故以祛风活络为主。胸痹、眩晕等证也可由风邪所致，如《诸病源候论》谓："心痛者，风冷邪气，乘于心也，其痛发，有死者，有不死者，有久成疹者。"《重订严氏济生方》谓："所谓眩晕者，眼花屋转，起则眩倒是也，六淫外感，七情内伤，皆能所致。"故亦可从风论治。小续命汤方以辛散祛风药为主，如麻黄、桂枝、防风等，辛味药能散、能行，既可祛风，亦可行气、活血，故而能祛经络之风寒，清脑窍之浊气，化胸中之瘀邪，古曰"治风先治血，血行风自灭"，配以川芎、白芍等行气活血、柔筋缓急之品，则中风、眩晕、胸痹诸证可达异病同治之效。

3. 验案举隅

（1）脑梗死合高血压病案

何某，男，80岁。2005年9月23日初诊。既往有高血压病病史10余年，平时服用硝苯地平控释片控制血压，血压常在150/100mmHg左右，有脑梗死病史3次，遗留有左侧肢体活动不利、言语不清等后遗症。现患者自诉左侧肢体乏力，牵掣不舒，活动后更甚，行走困难，伴言语不清，头晕嗜睡，视物旋转，以清晨为甚，口干，记忆力正常，胃纳可，二便如常，入夜平安，舌红苔薄黄，脉小弦。血压150/90mmHg。头颅CT示：双侧基底节、放射冠区腔隙性脑梗死，老年脑改变。诊断：脑梗死后遗症，高血压病。证属正虚络阻，风邪外袭，治以祛风逐邪，温经活络。

处方：炙麻黄 3g，桂枝 2g，当归 10g，赤芍 15g，白芍 15g，川芎 15g，黄芩 6g，苍术 10g，白术 10g，茯苓 30g，秦艽 15g，防风 10g，防己 10g，水蛭 3g，石菖蒲 15g，生蒲黄（包煎）9g，黄连 3g，怀牛膝 15g，生甘草 3g。

二诊：进上方 14 剂后，患者左侧肢体牵掣不舒感好转，言语渐清，头晕亦减，舌红苔薄黄，脉细而小弦，血压 140/80mmHg。守原法去秦艽、防风、防己、黄连、怀牛膝，加葛根 15g、丹参 15g，继服 1 个月。

三诊：服药后，患者左侧肢体偶有不舒，行走较前轻松，偶尔头晕，言语清晰，舌红苔薄，脉细弦。在原法基础上加黄芪 15g、党参 10g、独活 10g，以善其后。1 个月后随访，患者肢体牵掣感及头晕、嗜睡已无，诸症皆明显好转，血压控制在正常范围。

按：患者左侧肢体乏力、嗜睡等症为正气亏虚，气血不和，寒瘀阻络所致，肢体牵掣不舒、言语不利、头晕等属风邪入中之象，故以小续命汤为主方。其中麻黄、桂枝温经通阳；防风、防己、秦艽祛风邪，行经脉，二药相伍，可有效缓解中风后肢体拘挛不伸等症状；苍术、白术二药配伍，一补一散，以增柔筋止眩之力；配以生蒲黄、石菖蒲、川芎等以增通窍活血之力；黄芩反佐，抑制诸药温热之性。二诊加葛根、丹参，葛根滋润筋脉，丹参活血祛瘀。诸药合用，经脉通，肢体健，言语利，头晕止，待病情稳定，加黄芪、党参固本清源，故疗效颇著。

（2）冠心病合并脑出血案

汪某，女，63岁。2005年12月30日初诊。既往有冠状动脉粥样硬化性心脏病病史5年，冠状动脉介入术后，伴发脑出血半年，遗留有左侧肢体活动不利后遗症。患者诉左侧手足麻木，左肩关节疼痛难忍，微微略抬起至20°左右，伴头晕头痛，胸闷胸痛，每遇天气突变或生气后诸症加重，胃纳尚可，二便正常，舌红苔薄，脉小弦。心电图示：T波异常。头颅CT示：双侧基底节陈旧性出血灶，老年脑改变。诊断：脑出血后遗症，冠状动脉粥样硬化性心脏病。证属正虚血瘀，风邪入络，治以温经通络，祛风活血。

处方：炙麻黄3g，桂枝3g，赤芍15g，白芍15g，党参10g，苍术10g，白术10g，茯苓30g，黄芩6g，川芎15g，当归10g，羌活6g，独活6g，防风10g，防己10g，黄连3g，石菖蒲15g，生蒲黄（包煎）9g，黄柏5g，甘草5g。

二诊：服药14剂，患者左侧肢体麻木及关节疼痛感减轻，可抬起至90°，头晕头痛及胸闷胸痛均见好转，但情志不舒，两胁胀满，胸闷，以嗳气为快，舌红苔薄黄，脉小弦。原方去羌活、独活、防风、防己、黄连、生蒲黄，加柴胡10g、薄荷6g、郁金10g、秦艽10g，14剂。

三诊：药后，患者略感肢麻，肩关节可抬举过肩，偶觉胸闷，右胁胀痛，嗳气为快，舌红苔薄黄，脉小弦。上方去薄荷、石菖蒲、秦艽，加枳壳6g、香附10g、白蔻仁6g、乌贼骨10g。服药1个月后，患者肢麻肩痛愈，胸闷胸痛平，性情平和，精神好转。心电图示：窦性心律。

按：患者既有中风之手足麻木及肩关节疼痛，又有胸痹之胸闷胸痛等，皆缘于风寒入络，继而脏腑功能失调，以致胸阳不振，清窍失养，故颜师用小续命汤治之。其中麻黄、桂枝辛散温通，既驱散脉络之寒邪，以缓肢麻胀痛，又温通胸膺之阳气，以平胸闷胸痛；赤芍、白芍同用，一散一敛，散瘀止痛力强；羌活、独活二药相伍，直通上下，共奏疏风散寒、除湿通痹、活络止痛之功；当归、川芎养血行气。诸药合用，温经通阳，祛瘀止痛，将肢节疼痛和胸闷胸痛兼顾治疗。二诊因出现肝气郁结之证，加柴胡、薄荷、郁金等理气解郁之品，气行血活，风邪自止。三诊加枳壳等药以增理气止痛之效。全方寒温并用，通涩兼施，方药对证，颇有疗效。

四、徐氏大建中汤治疗心血管疾病

1. 古方追述

大建中汤最早出自《金匮要略》，由蜀椒、干姜、人参和胶饴组成，主治"心胸中大寒痛，呕不能食，腹中寒，上冲皮起，出见有头足，上下痛而不可触近"之证。一般认为，此汤证对应之病机为"中阳衰弱，阴寒内盛"。清代徐灵胎在其所著《兰台轨范》中亦载有"大建中汤"，由人参、黄芪、黑附子、桂心、当归、芍药、半夏、甘草组成，主治"内虚里急，少气，手足厥冷，小腹挛急，或腹满弦急，不能食，起即末汗，阴缩；或腹中寒痛不堪，口干精出；或手足乍寒乍热而烦冤，酸痛不能久立"。徐氏虽在方后指出"此非《金匮》大建中汤……此方兼治下焦虚寒之症，不单建立中宫"，但后世医家多数还是将此方用于治疗虚寒腹痛方面。

2. 临证发挥

颜师在汲取前贤临证经验的过程中，结合多年临床验证，认为此方的主治可拓展至心血管病范畴。颜师强调，中老年心血管病之病机不外本虚（心气、心阳不足）、标实（痰瘀交阻）两端，从气血阴阳辨证入手，益气温阳、化痰散瘀应为其主要治法。而气能生血，气行则血畅，气虚则血滞，故应以益气温阳治本为主，化痰散瘀治标为辅。此治疗原则与徐氏大建中汤原本主治之"虚寒腹痛"一致，故可同方异治。方中人参、黄芪补益中气，堪任君药；附子、桂枝温振心阳，允为臣药；此四味药心、脾、肾同温，且补中寓行，颜师常将其联用，比作中药治疗心血管病的"四大金刚"。半夏化痰散瘀；当归、芍药既能养血活血，又可监制附子、桂枝之燥性，共为佐药。甘草甘平健脾、调和诸药为使。全方共奏温补心阳、痰瘀同治之功。

3. 验案举隅

（1）风湿性心脏瓣膜病（二尖瓣狭窄伴关闭不全）案

罗某，女，58 岁。2013 年 7 月 2 日初诊。患者存在风湿性心脏瓣膜病（二尖瓣狭窄伴关闭不全）病史 10 余年。近半年来，时有心悸、头晕，喉间有痰，时而不舒，精神尚可，稍劳则汗出，胃纳一般，大便略稀，每日一解，脉细而小数，舌红苔薄黄且干。心脏超声检查：风湿性心脏瓣膜病，轻度二尖瓣狭窄伴中重度反流，轻中度主动脉瓣反流，心脏射血分数：68%；二尖瓣环脉冲多普勒速度图示：单峰。西医诊断：风湿性心脏瓣膜病，二尖瓣狭窄伴关闭不全；中医诊断：心悸。辨证属心阳不足，痰瘀交阻，治以温振心阳，活血化痰，方以徐氏大建中汤加减。

处方：生黄芪 30g，党参 15g，熟附子 5g，桂枝 5g，法半夏 10g，丹参 15g，川芎 15g，生地 12g，黄连 5g，酸枣仁 15g，枳实 10g，桔梗 6g，荆芥 6g，防风 6g，茯苓 30g，苍术 10g，白术 10g，炙甘草 5g。水煎，每日 1 剂，早晚分服。

二诊：2013 年 7 月 16 日。自述心悸未发，头晕减轻，精神尚可，汗出正常，胃纳一般，大便一日三解，略稀，偶见结脉，舌红苔薄黄略干。患者心阳复振，痰瘀渐化，阴虚之象略有显现，加白芍 10g、五味子 6g 以养阴纳气；痰湿渐化，去法半夏、荆芥、防风以防辛燥伤阴，去生地以防辛凉伤脾。后经中药辨证加减治疗半年，诸症缓解，病情平稳得以控制。

按： 风湿性心脏瓣膜病为临床常见的心血管疾病之一。本案患者为二尖瓣狭窄伴关闭不全，其心脏充盈受限，每分搏出量减少，故表现为心悸、头晕、汗出、乏力等一系列心阳不足、肺卫不固的症状。且患者又存在体循环血液回流障碍，故存在血瘀状态，容易形成血栓，进而加重症状。治疗时应以温振心阳、活血化痰为原则。选方以徐氏大建中汤为基础，取党参、黄芪、附子、桂枝益气温阳，加入荆芥、防风以祛风固表；以丹参、川芎代当归、白芍，既增强活血化瘀之力，又避免监制太过；附子配生地、黄连配桂枝，并用酸枣仁等安神药可使心神得安而心悸趋宁；枳实、桔梗调畅胸中气机；苍术、白术、茯苓健脾化痰。二诊时心阳复振，痰瘀渐化，考虑本案老年女性患者素体阴虚，初诊先以温阳活血之法松动病根，从二诊开始可适当兼顾体质，故加入白芍、五味子养阴补肾纳气，此为孟河医派之独特用药经验。

（2）心律失常（慢房颤）案

王某，男，77 岁。初诊日期：2014 年 4 月 3 日。患者有心律失常病史1年余，近1个月来出现"慢房颤"，入夜心率约32次/分。自觉胸闷伴头晕，动则气促，胃纳、大便如常，夜寐多梦早醒，畏热而不畏冷，脉左寸弱，左关部弦而小迟，舌红苔薄黄，中有剥苔。查Holter示：异位心律，房颤，最慢心室率32次/分，最快心室率133次/分，存在多个≥2.0s的长R-R间期，最长为2.7s，室性异位搏动85个，均为2阵成对室性异位搏动。心脏彩超示：①左房内径增大；②室间隔增厚；③轻度二尖瓣、主动脉瓣反流；④轻度肺动脉高压伴轻度三尖瓣反流。西医诊断：心律失常（慢房颤）；中医诊断：心悸。证属气阴不足，气滞血瘀。治拟益气养阴，活血行气。方以徐氏大建中汤加味。

处方：炙黄芪30g，党参10g，熟附子3g，桂枝5g，黄连5g，麦冬10g，五味子6g，酸枣仁15g，当归10g，白芍10g，川芎10g，红花10g，丹参15g，枳壳10g，苍术10g，白术10g，炙甘草5g。水煎，每日1剂，早晚分服。

二诊：2014年4月17日。心悸减轻，胸闷减少，头晕偶发，气促缓解，睡眠改善；畏热，动辄汗出；入暮腹胀，矢气多；胃纳一般，大便畅；脉结，舌红苔少且润。心病宜温，仍以大建中汤出入。原方加赤芍10g，去红花以防辛温太过伤阴，再加厚朴10g增强宽胸理气。后中药随证加减治疗5个月，诸症明显缓解，病情稳定未发。

按： 本案患者动则气促、畏热而不畏冷，脉左寸弱、左关部弦而小迟，舌红苔薄黄、中有剥苔，属气阴不足兼有虚热之体质。然其所患之病为"慢房颤"，最长停搏2.7s，入夜心率仅32次/分，其病机为心阳不足。病情与体质似有矛盾之处，颜师遵循"心病宜温"的治疗原则，认为本病治疗还应以徐氏大建中汤为主，合入丹参、酸枣仁、黄连、麦冬，五味子等，既可监制附子、桂枝之燥性，又可滋阴活血兼顾患者阴虚之体质，可谓一举两得。颜师认为，心悸主要是由于气、血、神三者失衡所致，若气血虚损日久，则心神失养，宜加入酸枣仁、五味子等养心安神之品；黄连、麦冬与桂枝相配乃仿交泰丸之意，交通心肾，改善睡眠；丹参活血入脑络，治疗多梦，对于减轻心悸也有帮助。

五、黄芪赤风汤治疗脑血管疾病

1. 古方追述

黄芪赤风汤源自王清任《医林改错》，由黄芪、赤芍、防风三味药物组成，药少力专，具有补气活血通络功效，原用于治疗癫痫、瘫腿等。方中妙在黄芪补益正气，"正气存内，邪不可干"；赤芍活血行滞；防风祛巅顶之风以逐外邪。三药共用，使得全身之气行而不滞，血活而不停。方中的药物配伍符合《素问·阴阳应象大论》中所提出的"血实宜决之，气虚宜掣引之"的治疗原则。王清任亦云："此方治诸病皆效者，能使周身之气通而不滞，血活而不瘀，气通血活，何患疾病不除。"因此，对于气血不足、气血痹阻之证，黄芪赤风汤不失为一首良方。

2. 临证发挥

老年脑血管疾病包括现代老年医学中高血压病、脑动脉硬化症、椎动脉供血不足和缺血性脑血管疾病等，临床常见头痛、眩晕、耳鸣等病证。《黄帝内经》云："上气不足，脑为之不满，耳为之苦鸣，头为之苦倾，目为之眩。"诸多脑病的出现多由于老年人阳气、精血、脏腑等功能的衰退，加上年老而积劳久病、内外之邪日久耗伤气血和郁阻血脉、经络不畅，致使气血运行迟缓，津液失于正常分布，从而气机升降失调，清窍失养而致病。其病因病机均较为复杂，临床上单纯的一证一型实难于自圆其说。但从临床特点分析，其基本病机为本虚标实是无可非议的，本虚即是以气血亏虚为主，标实则是以脉络血瘀为主。

颜乾麟教授根据《医林改错》中"元气既虚，必不能达于血管，血管无气，必停留成瘀"的观点，大胆地运用黄芪赤风汤加味治疗脑血管疾病，并重用黄芪等药物，的确收到满意疗效，说明本方病机与老年脑血管疾病基本病机颇为相符，用于治疗甚为合理。鉴于"虚"及"瘀"是诱发本病的主要因素，在实践中颜师根据《丹溪心法》所说的"无痰不作眩"的理论而合用泽泻汤，不仅血瘀能化，且痰浊得清，脉道畅通矣。

当然，临床运用本方时，还应把握病机和主症，颜师指出，灵活加减方能取得得心应手之妙。如属气血不足，加党参、升麻、柴胡、当归、白芍、川芎以益气补虚，升举清阳；痰湿困阻加半夏、陈皮、天麻、葛根以祛风化痰；心阳不振加桂枝、薤白、白术、丹参，此外，"孤阴不生、独阳不长"，方剂配伍宜加入麦冬、五味子、玄参等滋补心阴之品；肝肾不足加杜仲、桑寄生、怀牛膝、黄柏以益肝补肾和引热下行；阴虚加女贞子、旱莲草、丹皮；阳虚加补骨脂、熟附子。诸法加减，以收全功。

3. 验案举隅

（1）椎动脉供血不足案

赵某，男，75岁。眩晕频繁发作7年，多是劳累后或情绪不好而诱发加重，曾在外院耳科、神经科和内科诊为"腔隙性脑梗死"等多次住院治疗，予以血管扩张药物后症状好转出院，但多年来病情一直不稳定，时发时断。1周前因过于劳累，自觉全身乏力麻木，眩晕阵作，继而视物旋转，不能闭眼。查见血压110/70mmHg，心肺听诊正常，头项转动受限，双侧颈项部肌肉紧张，相当于C3-5椎棘突压痛明显，手指僵直。低密度脂蛋白9.88mmol/L，总胆固醇12.3mmol/L；X线片示：C3-5骨质增生，椎间孔变窄；头颅CT示：脑沟增宽。西医诊断为"椎动脉供血不足"。刻下头晕头痛，大便时干时溏，精神萎靡，舌暗红苔薄腻，脉弦细。中医证属气阴两虚，瘀热阻络。治当益气养阴，化瘀清热。方用黄芪赤风汤合清暑益气汤加减。

处方：生黄芪20g，赤芍15g，白芍15g，防风10g，川芎10g，党参10g，麦冬10g，五味子6g，泽泻15g，苍术10g，白术10g，法半夏10g，焦山楂10g，神曲10g，黄连3g，黄芩6g，山栀子3g，决明子30g，枳实10g，厚朴10g，甘草5g。

取本方服用第5剂后，症状明显改善，头转自如，行动开始自如。连服14剂，症状完全消失。

按： 黄芪赤风汤为颜师治疗脑血管疾病的基本方，方中黄芪补气，赤芍活血，防风清轻上扬，引药入脑；李东垣清暑益气汤，用于气阴两虚，而兼湿热之证；本案中妙用半夏配伍黄芩、黄连辛开苦降，清化郁热；山栀具有通便作用，配伍枳实、厚朴、决明子，清热理气，润肠通便。法正方圆，不患疾病不除。

（2）脑动脉硬化症案

陈某，女，67岁。患者来诊时症见神萎，疲乏，平素痰多，头痛、头晕，头顶热痛如灼，脑鸣动荡，心烦不寐，焦虑易怒，动则汗出，胸闷不畅，纳食较差，形体消瘦，大便干结，舌质鲜红苔薄腻，脉细弦数。查血压180/100mmHg，心肺听诊正常。脑血流图示：双侧波幅降低，枕-乳导联波幅偏低更为明显。西医诊断为"脑动脉硬化症"。辨证为年老中气不足，脑失涵养，肝阳偏亢，痰瘀阻窍。治宜益气平肝，化痰通络，方用黄芪赤风汤合天麻钩藤饮加减。

处方：生黄芪25g，赤芍15g，黄连3g，半夏10g，茯苓30g，陈皮6g，决明子30g，苍术10g，白术10g，石决明30g，天麻10g，钩藤（后下）18g，防风10g，川芎10g，石菖蒲15g，丹参30g，怀牛膝15g。

服21剂后，脑鸣、眩晕诸症而解。

按：本案中患者神萎、疲乏、动则汗出为气虚之象；痰多、头晕、头顶热痛，心烦、焦虑易怒，大便干结为痰热上蒙清窍、内扰心神、灼伤津液之象；本方以黄芪、赤芍、丹参益气活血；黄连清心除烦，石菖蒲开窍豁痰；二陈汤、苍术、白术健脾化痰；天麻、钩藤、石决明、怀牛膝平肝潜阳；川芎、防风引药入脑；重用丹参，可治疗因瘀血所致失眠多梦。诸药共奏益气平肝、化痰通络之功。

（3）顽固性头痛案

王某，男，58岁。头部绵绵作痛10年，反复发作，时轻时重，曾经中西医治疗数年，疗效不显。刻诊见全头痛，尤以巅顶、两颞部及后脑部为甚，动后加剧，休息则减轻，伴头昏脑涨，健忘多梦，少气乏力，懒言，口干少饮，纳呆，大便时溏，舌淡苔薄白，脉弦细无力。证属正气不足，清阳不升，瘀阻脉络。治当益气升阳，活血通络，方用黄芪赤风汤、益气聪明汤合血府逐瘀汤出入。

处方：黄芪 25g，赤芍 15g，白芍 15g，防风 10g，升麻 6g，葛根 15 克，苍术 10g，白术 10g，蔓荆子 12 克，柴胡 6g，枳壳 6g，红花 6g，川芎 20g，牛膝 15g，丹参 15g，生蒲黄（包煎）9g，黄柏 6g，炙甘草 5 克。

服 5 剂后头痛大减，纳谷已馨，继守前方，并加党参 15g。服 7 剂后获愈。

按：患者头痛 10 年有余，虽以全头痛为表现且活动后加剧，似为实证，但细问病史，患者有少气懒言、乏力、大便溏薄、脉弦细无力等本虚表现，本质为本虚标实，气虚血瘀。方中黄芪甘温、甘草甘缓以补气；葛根、升麻、蔓荆轻扬升发，上行头目。中气既足，清阳上升，则九窍通利，耳聪而目明矣；白芍敛阴和血，黄柏补肾生水。盖目为肝窍，耳为肾窍，故又用二者平肝滋肾也。

六、小柴胡汤治疗甲状腺疾病

1. 古方追述

小柴胡汤出自东汉末年医圣张仲景《伤寒杂病论》，由柴胡、黄芩、人参、半夏、甘草、生姜、大枣七味药组成。药物灵活，配伍巧妙，既是和解少阳、疏利三焦良方，又有疏肝解郁、调和阴阳、扶正祛邪之效。主要用于治疗少阳经病，症见寒热往来、胸胁苦满、默默不欲饮食、心烦、喜呕等。本方亦可治疗邪入少阳、枢机不利之证及少阳阳明合病、妇人热入血室等病。历代医家对其有深入研究，广泛运用于临床各科疾病证属气血失和、肝气郁结、枢机不利者。

2. 临证发挥

甲状腺是人体最大的内分泌腺体，位于肝经循行部位。甲状腺疾病种类繁多，中医学多以"瘿病"概之。巢元方《诸病源候论·瘿候》谓："瘿者由忧恚气结所生。"《太平圣惠方》谓："夫瘿之初起，由人忧恚气逆，蕴蓄所成也。"说明甲状腺病变的发生与情志有密切联系。情志不畅，肝失条达，肝旺侮土，脾失健运，滋生痰浊，气机不利，挟痰浊循经上行，气、痰、血凝结于颈部，发为瘿病。

颜师认为甲状腺疾病临床症状复杂多样，但"治病必求于本"，颜师将其病位定位为肝经，基本病机定位为肝经气机不利，用小柴胡汤随证化裁治疗，每获良效。小柴胡汤为"和法"的代表方剂，组方攻补兼施，寒热并用，具有补而不腻，攻而不剧，寒而不凝，温而不燥的特点，对甲亢、甲减等截然相反的疾病，可起到"和"的作用。颜师在运用小柴胡汤治疗甲状腺疾病时善于病证结合，圆机活法。对甲亢有阴虚阳亢表现者，加石斛、沙参、天冬、麦冬等养阴生津，赤芍、白芍等柔肝和血；对甲减有木郁克土表现者，从"脾主四脏"立法，加黄芪、苍术、白术、茯苓等补气健脾、健运中州之品；甲状腺结节者，重在化痰消结，加海藻、昆布、半夏、夏枯草、牡蛎、当归、浙贝母等，共奏化痰散结软坚之功。

3. 验案举隅

（1）甲状腺功能亢进症案

患者某，女，56 岁。2009 年 11 月 26 日初诊。患者 2005 年曾患外感高热，热退后一直口舌干燥。2007 年初口舌干燥加重，头晕乏力，于上海某医院就诊，血 TSH（促甲状腺激素）降低，FT3（血清游离三碘甲腺原氨酸）、FT4（血清游离甲状腺素）偏高，诊断为甲状腺功能亢进症。此后两年一直辗转于上海各大医院多方诊治，血 TSH 数值未见有上升，且感口舌干燥依然，伴有头晕，汗出，神疲乏力，易于激动。近日上述症状明显加重，遂来求诊。症见颜面红赤，目突、胀，多言好动，紧张焦虑，自述头晕，口干，口腔溃疡频发且日渐加重，阵发性汗出，胸闷气促时作，下肢抽搐，夜卧早醒，醒后不能再眠，大便隔日而行，胃纳不振。舌红苔薄黄，舌缨线存在，脉弦缓。血生化检查：FT3、FT4 正常，血 TSH 0.015mIU/L。证属肝经郁热，痰气交阻。治以疏肝化痰，清利经枢。

处方：柴胡 10g，黄芩 6g，法半夏 10g，党参 10g，桂枝 3g，赤芍 15g，白芍 15g，桑叶 6g，丹皮 10g，石斛 15g，黄连 3g，枳实 10g，桔梗 6g，决明子 30g，茯苓 30g，灵芝 15g，炙甘草 5g。

上方加减服用 28 剂，患者情绪平稳好转；头晕、阵发性汗出、下肢抽搐等症状消失；口干，神疲乏力明显减轻；纳眠可，二便调。但仍时有胸闷气促，目突、胀改善不明显。血生化检查：FT3、FT4 正常，血 TSH 0.107mIU/L，较前明显上升。上方加入煅牡蛎、夏枯草、川牛膝继续调治。

按：患者病已五载，高热之后，灼伤阴液，又辗转寻医，情志内伤，气机不畅，肝气挟痰循厥阴肝经上行，久郁化火，故症见一派阳亢之象，治以小柴胡汤清利枢机。并加桑叶助清利之效；枳实、桔梗以助其调畅气机；同用活血化瘀之赤芍、丹皮，以期痰瘀同治；石斛、白芍养阴柔肝；黄连加桂枝，取交泰丸之意，交通心肾；茯苓、灵芝养心安神。诸药合用，标本兼顾，共奏疏调肝郁、清利化浊之效。二诊患者诸症略平，但仍见目突、胀，加入煅牡蛎、夏枯草通络软坚，川牛膝引火归元。

（2）甲状腺功能减退症案

患者某，女，46岁。2009年8月11日初诊。患者自述近1年因工作压力较重，常感力不从心，神疲乏力，体重增加。上个月单位组织体检，诊断为：甲状腺功能减退症，遂来就诊。现症见精神萎靡，动作缓慢，心悸，口腔溃疡，面部水肿，烦躁易怒，记忆力减退，嗜睡，胃纳欠佳，腰酸，月经正常，舌红苔黄腻，脉细。辅助检查示：FT3 3.1pmol/L，FT4 9.7pmol/L，TSH 6.7mIU/L。证属气虚肝郁。治以补气疏肝。

处方：炙黄芪15g，党参10g，苍术10g，白术10g，升麻6g，柴胡10g，青皮6g，陈皮6g，当归10g，赤芍15g，白芍15g，黄芩6g，法半夏10g，黄柏5g，砂仁6g，知母10g，夏枯草10g，生石膏（包煎）10g，炙甘草5g。

上方加减服用1个月余，患者自觉神疲乏力好转，嗜睡缓解，心悸发作减少，胃纳较前改善，大便日行通畅。FT3、FT4均已正常，TSH 5.9mIU/L。但仍情绪不稳，且诸症在情志不遂后又有反复，原方加入山栀子6g、淡豆豉3g、郁金

10g，继续巩固调治。

按：本病属中医"瘿病""虚劳"范畴。患者中年女性，平素工作劳累紧张，导致气虚肝郁。情志抑郁，所愿不遂，肝失条达，木郁乘土，忧思太过，则脾运受损，肝郁与脾虚同作，气虚邪实，发为本病。以小柴胡汤与补中益气汤加减运用，疏肝解郁，调补中气。夏枯草，《神农本草经》有云："主寒热、瘰疬、散瘿结气"，以其清肝火，散结消肿；黄柏、砂仁、知母、生石膏滋阴降火；后加山栀子、淡豆豉清心除烦；郁金疏肝理气，气畅郁舒，烦闷可解。全方标本兼顾，攻补并施。

（3）甲状腺结节案

患者某，女，61岁。2009年8月25日初诊。患者1年前感咽部不适，至上海某医院就诊，诊断为Graves甲亢，并行左侧甲状腺次全切除、右侧部分切除、狭部切除术，术后至今甲状腺功能生化指标均正常，但多次B超均提示：右侧残余甲状腺结节，大小较前增加，且患者感觉咽部不适感日渐加重，遂来就诊。症见心烦易怒，心悸易惊，口苦口干，胃纳不振，入夜梦多，盗汗，消瘦，舌红苔薄黄，脉细弦。证属少阳郁热。

处方：柴胡10g，黄芩9g，法半夏10g，党参10g，桂枝2g，赤芍10g，白芍10g，煅龙骨15g，煅牡蛎15g，香附10g，黄连3g，炒麦芽15g，茯苓30g，灵芝15g，海藻10g，昆布10g，青皮6g，陈皮6g，炙甘草3g。

上方加减服用28剂后，患者口干口苦、心悸易惊消失；汗出、咽部不适感减轻，入夜安睡。但仍心烦易怒，胃纳不振，原方去茯苓、灵芝，加山栀子6g、淡豆豉6g、菟丝子

10g。守方调服半年余，患者情绪平稳好转，咽部不适感无明显发作，诸症较前减轻。复查 B 超示：残余甲状腺右叶及峡部大小形态正常。继续原方调理善后。

按：本病属中医学"瘿瘤"之病。宋代严用和《济生方》指出："夫瘿瘤者，多由喜怒不节，忧思过度而成斯疾焉，大抵人之气血循环一身，常欲无留滞之患，调摄失宜，气凝血滞，为瘿为瘤。"强调了情志郁结、气滞血瘀是"瘿瘤"发生的基础。本例患者本有瘿瘤之病，又经手术治疗，"术后必有瘀"，气机再次受阻，再发瘿瘤。方以小柴胡汤清利肝胆、疏肝解郁；以香附、青皮、陈皮助疏肝理气之功；以海藻、昆布清热软坚散结；赤芍、白芍和营养血；半夏、煅牡蛎化痰散结；交泰丸、茯苓、灵芝安神养心。后加山栀子、淡豆豉清心除烦；菟丝子温肾阳以助脾阳。

七、补中益气汤治疗老年性尿路感染

1. 古方追述

补中益气汤出自李东垣之《脾胃论》，全方补中益气，升阳举陷，主治脾胃气虚和气虚下陷而致的神疲乏力、少气懒言、面色㿠白、子宫脱垂、久泻、久痢等症，现常用于内脏下垂、久泻脱肛、子宫脱垂及重症肌无力等病证。颜师擅用补中益气汤治疗老年性尿路感染，思路新颖，疗效显著。

（1）中气不足，溲便为之变

尿路感染属中医"淋证"范畴，其病因有虚实之分，波及肝、脾、肾、膀胱等多脏腑，现大多认为其基本病机是湿热蕴结下焦，膀胱气化不利。对淋证的治疗，古有忌补之说，

《丹溪心法·淋》谓：淋证"最不可用补气之药"，故常用清利之法治之。颜师认为老年性尿路感染，多属气淋之脾虚气陷。因老年患者常体弱多病，劳累过度，肾精不充，后天失于先天之濡养，易致脾胃气虚，《灵枢》有"中气不足，溲便为之变"之说，脾虚湿困，湿邪内蕴，阻遏气机，气机不调，日久中气下陷，水道通调不利，津液运行不畅，肾之蒸腾气化失常，膀胱气化失司，而致小便不利、尿急、尿频、尿痛等证。

（2）补益中气，须兼顾肝肺

颜师用补中益气汤加减治疗老年性尿路感染，多应验。方中黄芪、党参补益中气，中气足，气机畅，则水道利；苍术、白术合用健脾燥湿力强，脾胃健运，湿自去而津液行；当归养血和营，与苍术、白术共奏补气养血之效；陈皮理气和胃，助脾胃健运，使清阳得升，浊阴得降；佐以升麻、柴胡升提下陷之中气，中气升，膀胱气化如常，则小溲自利。

2. 临证发挥

颜师在应用补中益气汤的基础上，常常根据患者的不同临床表现采用脾肝同治法或脾肺同治法。

（1）补气疏肝

足厥阴肝经环阴器，下元之病，除与中气不足有关外，亦与肝有关。肝以血为体，以气为用，若肝失疏泄，足厥阴肝脉气血失于宣通，气血不养前阴，脏腑气化失司，则临床常见尿急、尿频、神疲乏力、情绪急躁、心烦懊恼、胁肋作胀、头晕目眩、舌红苔白腻、脉弦细。治宜补益中气，疏肝理气。用补中益气汤合逍遥散加减。药用：黄芪、党参、苍术、白术、当归、陈皮、升麻、柴胡、赤芍、白芍、茯苓。若气郁化火，加丹皮、山栀；若便秘，加枳实、厚朴等调气之品。

验案：吴某，女，57岁。2005年8月19日初诊。患者因尿频尿急1年，加重1个月前来就诊，西医诊断为慢性尿路感染，间断服用左氧氟沙星，疗效不明显。近1个月患者因劳累出现夜尿增多，3～4次/日，且尿急，尿有余沥，频数不清，伴头晕目眩，咽中如有物梗阻，汗出较多，大便秘结，舌红苔薄，脉弦细。尿常规示：白细胞（＋＋＋＋），红细胞（＋＋）。证属中气不足，气机不畅。治以补中益气，理气调畅。

处方：黄芪15g，党参10g，升麻6g，柴胡10g，苍术10g，白术10g，陈皮6g，当归10g，赤芍15g，白芍15g，茯苓30g，薄荷6g，枳实10g，厚朴10g，山栀3g，丹皮10g，怀牛膝15g，甘草3g。

服药14剂后，尿频尿急好转，夜尿2次/日，但两目作胀，潮热汗出，大便干结，舌红苔薄黄，脉弦。尿常规示：白细胞（＋）。守原方加入桑叶6g，用以疏风清热，平肝明目。14剂后，以上症状均明显好转，二便顺调，舌红苔薄，脉小弦。尿常规示：阴性。

按：患者老年女性，尿频尿急，头晕目眩，咽中如物梗阻，均属脾虚下陷，肝气不舒之证。周之干《慎斋遗书·淋》认为："凡淋痛者为实，不痛者为虚……虚用补中益气汤。"遂治以补中益气，疏肝理气，投补中益气汤合逍遥散加减，使中气健运，肝气条达，气机调畅，三焦气化有常，水道自然通畅，正如《素问·灵兰秘典论》谓："三焦者，决渎之官，水道出焉"。颜师经验升麻用至6g升阳之效最宜，山栀清肝解郁，泻火通腑，3g 为最佳。诸药合用，清阳升，浊气降，膀胱气化如常，则痊愈。

（2）补气宣肺

小溲之通闭，与中气密切相关，但亦与肺关系至密，肺统辖一身之气，又为水之上源，与膀胱通气化，若肺气壅滞，膀胱气化不及，则可见尿频、尿急，夜尿增多，气短懒言，咽痒咳嗽，咯痰不爽，喷嚏时作，舌红苔薄白，脉细。治以补益中气，宣通肺气。用补中益气汤合止嗽散加减。药用：黄芪、党参、柴胡、升麻、苍术、白术、当归、陈皮、前胡、半夏、杏仁、薄荷、荆芥。若胸闷如滞，加枳壳、桔梗理气宣肺，上窍升则下窍通；若见头晕、头痛，加蔓荆子、羌活疏风止痛。

验案：徐某，女，68 岁。2005 年 8 月 9 日初诊。患者有慢性肾炎病史，近两年尿频、腰酸反复发作，近 1 周来因情志不舒，加之劳累，出现尿频尿急加重，夜尿 3 次/日，伴头晕耳鸣，眼胀不舒，咽痒咳嗽，舌红苔薄黄，脉小数。尿常规示：白细胞（＋＋＋）。证属脾虚气陷，肺失宣降。治以补气健脾，宣畅肺气。

处方：生黄芪 15g，党参 10g，蔓荆子 10g，升麻 6g，柴胡 6g，当归 10g，陈皮 6g，苍术 10g，白术 10g，杏仁 15g，桃仁 15g，前胡 10g，赤芍 15g，白芍 15g，薄荷 6g，茯苓 30g，半夏 10g，黄柏 5g，炙甘草 5g。

14 剂后，夜尿减少，2 次/日，尿量不多，咯痰质稠，不易咯出，舌红苔黄腻，脉缓。证属中气不足，湿热弥漫，故原方去黄柏、薄荷、蔓荆子，加薏苡仁 30g、白蔻仁 6g、车前草 15g。14 剂后，患者尿频尿急症状明显减轻，夜尿如常，咳嗽见减，咯痰色白清稀，舌红苔薄白，脉缓。守原法继服半月巩固疗效。

按：本例患者尿频、头晕目胀等证均属中气不足、痰湿阻滞之证，故投补中益气汤补益中气。蔓荆子苦辛而平，清头目，散风热，善升提，与甘温之黄芪相配，补气升阳，其功愈大；又"肺为水之上源"，薄荷、前胡疏风宣肺，上窍宣则下窍通，取提壶揭盖之义。复诊时痰稠难咯及舌脉象均提示痰湿阻络，故用三仁汤清化痰湿，且有解毒之功；同时伍以枳实、桔梗，调畅三焦气机，使三焦气化有常，水道通利。诸药合用，宣畅气机，通利水道，故见效甚速。

八、古方治疗老年性痴呆

颜师对老年性痴呆的中医诊治有较深的研究，临床运用古方化裁治疗本病颇有心得，兹将其遣方用药经验介绍如下。

1. 黄连温胆汤

（1）古方追述

《千金要方》云：温胆汤方治"大病后虚烦不得眠"之症。方以"二陈"治一切痰饮，加竹茹以清热，加生姜以止呕，加枳实以破逆，相济相须，虽不治胆而胆自和，盖所谓胆之痰热去故也，命名温者，乃温和之温，非温凉之温也……不但方中无温凉之品且有凉胃之药。"颜师临床常选用黄连温胆汤治疗因情志不遂，生湿化痰，痰浊郁而化热，上扰清窍所致老年性痴呆，症见心情烦躁，言语啰嗦，或多疑善虑，头痛失眠，甚则哭笑无常，喉中痰鸣，舌质暗红，舌苔黄腻或白腻，脉弦滑或弦涩。清代陈士铎曰："呆病其始也，起于肝气之郁……而痰不能消，于是痰积于胸中，盘踞于心外，使神不清而成呆病矣。"颜师认为，治当清热泻火，涤痰开窍，常以黄连温胆汤加减治疗，效果明显。

（2）临证发挥

若兼见头痛呕恶，口干便秘者，加礞石滚痰丸 9g，或钩藤 9g，生大黄 9g，以导痰热下行。

验案：倪某，男，81 岁。2006 年 8 月 25 日初诊。素有糖尿病史，2005 年 2 月脑出血住院治疗后病情好转，肌力无影响，唯神疲乏力，头晕，胸痞，夜寐欠安，乱梦纷纭，颈项板滞，血糖偏高（具体不详）。近半年以来，记忆力衰退，性格改变，情绪时而激动、时而悲伤欲哭，西医诊断为血管性痴呆。诉平日大便秘结，口气秽，舌红苔黄腻，脉弦滑数。证属痰火上扰，神志逆乱。治以泻火涤痰，以安元神。黄连温胆汤出入。

处方：黄连 3g，知母 10g，炒竹茹 6g，枳实 10g，法半夏 10g，陈皮 6g，茯苓 30g，生蒲黄（包煎）9g，夏枯草 15g，桂枝 2g，丹参 15g，葛根 10g，石菖蒲 15g，苍术 10g，白术 10g，佩兰 15g，地锦草 30g。

连服 14 剂，大便通畅，性情较平静，夜寐渐安，舌面黄腻苔见退，调治 1 个月后，诸症大减。

按："脑为轻灵之府，纯者静，杂者钝""脑病宜清"。该患者虽神疲乏力疑似虚证，但细细观察，其胸痞、失眠多梦、情绪异常、口秽、便秘，舌红苔黄腻、脉弦滑数，乃一派痰热瘀结之象，疲乏亦为痰热内阻，清阳郁滞所致。故治疗应清热泻火、涤痰开窍。方以黄连温胆汤清热化痰开窍，石菖蒲、佩兰、苍术、白术化湿健脾通窍；夏枯草清肝散痞；生蒲黄、丹参活血化瘀；黄连、桂枝交通心肾治疗失眠；地锦草清热化瘀并降血糖。共奏泻火涤痰、活血化瘀之功。

2. 黄连解毒汤

（1）古方追述

本方方出《肘后备急方》，方名出《外台秘要》，两书主治分别是"烦呕不得眠""大热盛烦呕呻吟错语不得眠"，病机是热病之热毒炽盛而扰乱神明，导致烦呕错语不寐；后世将本方主治一切实热火毒病证，其病邪或充斥营血，或聚焦于某些脏腑，或存在于体表某些部位，所以不必强求三焦内外一身俱是热毒。颜师临床用本方加减治疗痴呆属心火内炽、蒙蔽清窍者，疗效颇验。临证见妄思离奇，幻视幻听，动而多怒，躁狂打骂，喧扰不宁，便干尿黄，面红目赤，舌红苔黄，脉弦滑。

（2）临证发挥

临证若兼见情绪激动，伴大便秘结者，加生大黄、芒硝通腑泻热；心烦不寐，手足心热者，加生地、百合、知母养阴清热；动而多怒，打人毁物者，合龙胆泻肝汤出入以清心肝之火；闷闷不乐，胸胁闷胀者，加柴胡、郁金、丹皮、薄荷解郁清热；头晕如蒙，舌苔厚腻者，加石菖蒲、郁金豁痰开窍；日夜颠倒，烦躁不宁者，加苦参、水牛角清心凉血。

验案：童某，女，63岁。2001年10月7日初诊。有高血压病病史20余年，近2年来记忆力衰退，言语有头无尾，性情易于激越，秽洁不知，昼夜颠倒，哭笑无常，时而出现幻视、幻听。刻下患者面色晦滞，或表情淡漠，神志恍惚，或心情急躁，侈自言谈，或打人骂人，彻夜不眠，舌红绛，苔薄黄，脉数。头颅 CT 示：脑萎缩，两侧基底节区腔隙性脑梗死。诊断为混合性痴呆。中医辨证为肝郁血瘀化火，上扰心神。治以清心凉血，活血开窍。黄连解毒汤加减。

处方：黄连 3g，黄芩 6g，黄柏 6g，栀子 3g，水牛角（先煎）30g，赤芍 15g，丹皮 10g，生地 15g，葛根 15g，丹参 30g，苍术 10g，白术 10g，茯苓 10g，生甘草 3g。水煎服，每日 1 剂，分 2 次服。

服药 10 剂后，神志渐安，入夜安睡。继服上方出入 2 个月，性情较前开朗，记忆功能有所恢复，语言对答基本正确，其他症状次第减轻或消失，生活自理。

按：本患者临床表现为一派火热之象，且热入血分，血热扰神。故用黄连解毒汤加犀角地黄汤最为合拍。此外，加葛根、丹参以清热凉血。恐清热凉血之品过多，为防止苦寒伤胃，加用茯苓、苍术、白术健脾护脾，则用该方长期出入亦无碍胃之嫌。

3. 李氏清暑益气汤

（1）古方追述

颜师认为，本方攻补兼施，标本并治，气血双治，营卫同调，用治气虚血瘀型老年性痴呆有较好的临床疗效。老年性痴呆因气血乖逆，气血瘀滞，蒙蔽清窍，神志异常而发。《灵枢·平人绝谷》谓："血脉和利，精神乃居。"《医林绳墨》谓："血乱而神即失常也。"鉴于此，颜师治疗本病，多责之气血乖逆，治从调理气血入手。老年性痴呆发病中后期多属气虚血瘀，郁而成癫，症见终日沉默，不饮不食，忽笑忽哭，生活不能自理，面色㿠白，气短乏力，小便自遗，舌淡紫，脉细涩等。此型痴呆，颜师习以清暑益气汤出入治疗。

（2）临证发挥

头为诸阳之会，唯风可到，故颜师临床每参以《普济本事方》独活汤之意，辅以羌活、独活、细辛、白芷等祛风之品，引气血上行于脑，而奏补脑益智之功；表情痴呆者可加天麻、当归；语言不清加用石菖蒲、远志；胆怯易惊，可加酸枣仁、柏子仁。

验案：张某，男，76岁。2006年3月24日初诊。既往有高血压病，1年前突发左侧肢体活动不利，行头颅CT检查示：多发性腔隙性脑梗死、脑萎缩。住院好转后遗留左侧肢体乏力，近日查心电图示：窦性心动过缓（58次/分），颈动脉超声示：两侧颈动脉硬化伴斑块形成。就诊时查血压140/60mmHg，精神萎靡，时而欲哭，头晕，胸闷心悸，左侧肢体活动不利，语言不利。家属诉近期性格出现明显改变，情绪低落，时而欲哭，思维紊乱。自诉夜间烦躁难以入睡，乱梦纷纭，胃纳一般，大便略干，舌红苔薄黄，脉小弦。辨为气虚血瘀之证。治以清暑益气汤化裁。

处方：黄芪15g，党参10g，麦冬10g，五味子6g，泽泻15g，石菖蒲30g，远志10g，茯苓30g，青皮6g，陈皮6g，葛根10g，丹参15g，半夏10g，苍术10g，白术10g，黄柏5g，知母10g，桂枝2g，甘草3g。

本方服用2周，认知能力明显好转，情绪稳定，左侧肢体乏力好转，胃纳、二便正常，睡眠好转，加减调治2个月后，患者精神振作，情绪稳定，生活已能自理，就诊时笑容满面，对答言语清晰，可从年龄推算生肖，胃纳二便亦正常，夜寐亦安。

按： 从该患者临床表现不难看出为气虚血瘀之象，虽"脑病宜清"，但该患者不适合黄连解毒汤或黄连温胆汤。本案以清暑益气汤出入益气养阴清热；加菖蒲、远志、茯苓开窍安神；丹参活血化瘀；知母抗痴呆；桂枝助阳通络。清暑益气汤的适应证为：抑郁型痴呆；疾病后期后虚实夹杂，以虚为主；或者部分患者经清热解毒凉血治疗后胃痛不适。临证谨记，辨证取方。

九、心脑血管病常用药对举隅

颜师治疗心脑血管病除了具有准确无误的辨证思路外，还有一些经多年临床验证、疗效独特的"药对"，用之临床，可谓如虎添翼。

1. 心悸怔忡

（1）附子与生地

附子辛甘、热，有毒，入心、脾、肾经，有助阳补火、温经通脉之功。《本草经读》谓："附子，味辛气温，火性迅发，无所不到，故为回阳救逆第一品药。"生地甘苦、寒，入心、肝、肺经，有清热生津、补阴养心之效。二药配伍，滋阴以养心，温阳以通脉，且附子得生地温阳而不伤阴津，生地得附子滋阴而不滋腻碍胃。临证用于阴阳不足、血脉不和所致的心悸怔忡，多能奏效。附子药性干燥，走而不守，有斩关夺将之能，其能上助心阳以通脉，中温脾阳以健运，下补肾阳以益火；生地性润而趋下，兼有通便作用。故临证常用于阴阳两虚型心功能不全或房颤兼有便秘的患者。

（2）人参与苏木

人参甘微苦、温，入脾、肺经，有补气安神、固脱生津之功。《本草正义》曰："人参，气虚血虚俱能补，阳气虚竭者，此能回之于无何有之乡；阴血崩溃者，此能障之于已决裂之后。"苏木甘咸、平，入心、肝经，有行血破瘀、消肿止痛之效。《本经逢原》曰："苏木阳中之阴，降多升少，肝经血分药也。性能破血，产后血胀闷欲死者，苦酒煮浓汁服之。本虚不可攻者，用二味参苏饮，补中寓泻之法，凛然可宗。"二药配伍，补气活血，攻补兼施，且人参得苏木补而不滞，苏木得人参活血之力更强。临证用于气虚血瘀所致的心悸怔忡，颇能奏效。用于气虚血瘀型的心衰患者，亦能起到强心的作用。

（3）茯苓与灵芝

茯苓甘淡、平，入心、脾、肾经，有利水渗湿、健脾安神之功。《药性论》言其"开胃，止呕逆，善安心神。"灵芝甘、平，《中国药植图鉴》言其"治神经衰弱、失眠、消化不良等慢性疾患。"二药配伍，茯苓健脾安神，灵芝健脑益智、安神助眠，临证常用于神经衰弱引起的心悸、失眠等。

2. 胸闷胸痛

（1）枳壳与桔梗

枳壳苦辛、微寒，入脾、胃、大肠经，有行气宽中除胀之功。有学者言"枳壳可破至高之气"，亦有研究表明枳壳有抑制血栓形成的作用。桔梗苦辛、平，入肺经，有宣肺祛痰、利咽排脓之效。桔梗微焙为诸药舟楫，载之上浮。《神农本草经》言其"主胸胁痛如刀刺，腹满，肠鸣幽幽"。二药配伍，一升一降，理气宽胸，临证常用于血府逐瘀汤中，对于冠心病等以胸闷为主的患者有效。

（2）石菖蒲与生蒲黄

石菖蒲辛、微温，入心、肝、脾经，有芳香化湿、开通心窍、宣气除痰之功。在心脑血管疾病中的运用很多。如在中风昏仆期以石菖蒲煎汤送服开窍药，宣气除痰以达醒脑清神之功；对中风后遗症之舌强、语謇、耳聋目瞀者伍以远志、天竺黄、半夏、蝉蜕等以通九窍，发声音；对心绞痛属于气闭不通者多能奏效；对脑动脉硬化、老年性痴呆患者用之，也是取其开窍醒脑之功，以冀神明复清灵。生蒲黄甘辛、凉，入肝、心经，有凉血止血、活血止痛之效。《本草正义》谓："蒲黄，专入血分，以清香之气，兼行气分，故能导瘀结而治气血凝滞之痛。"蒲黄用法，颜师体会是生用为好，用量一般为9g，包煎。二药配伍，开通心窍，活血止痛，对于心绞痛属于气闭不通者有效。

（3）升麻与荷叶

升麻甘辛微苦、凉，入肺、脾、胃经，有升阳发表、透疹解毒之功。《医学启源》谓："升麻，若补其脾胃，非此为引不能补。"李杲云："升麻，发散阳明风邪，升胃中清气，又引甘温之药上升，以补卫气之散而实其表，故元气不足者，用此于阴中升阳。"荷叶苦涩、平，有清暑利湿、升阳止血之效。高脂血症多是由脾虚导致体内代谢物排泄障碍，从而生成痰浊、血瘀等，以致血脉不通而出现胸闷胸痛等表现。升麻与荷叶二药配伍，取"清震汤"之意，可升清降浊，帮助机体清除异常代谢物，故临证可作为高脂血症兼有胸闷的一个常用药对使用。

3. 半身不遂

（1）水蛭与通天草

水蛭咸苦、平，有毒，入肝、膀胱经，有破血逐瘀之功。新鲜水蛭唾液中含有一种抗凝血物质名水蛭素。水蛭素不受热或乙醇之破坏，能阻止凝血酶对纤维蛋白原之作用，阻碍血液凝固。《本草经百种录》谓："凡人身瘀血方阻，尚有生气者易治，阻之久，则无生气而难治。盖血既离经，与正气全不相属，投之轻药，则拒而不纳，药过峻，又反能伤未败之血，故治之极难。水蛭最喜食人之血，而性又迟缓善入，迟缓则生血不伤，善入则坚积易破，借其力以攻积久之滞，自有利而无害也。"水蛭破瘀力宏，且性缓善入，其为噬血之物，专入血分，为逐瘀之良药，古代多用于妇科病以及跌打损伤，现代多用于心脑血管疾病。用法方面，颜师体会生用比熟用好，吞剂比入煎剂好，且中风患者水蛭用的越早，效果越好。通天草性味苦辛，有引药上行之效。通天草为荸荠的地上茎，且"生长在水中，由水中一直透出水面"，脑为清灵之府，非轻清之品不能引之，因其轻清上逸，引药入心脑，故常作为心脑血管的引经药。临床与其他活血化瘀药物配伍应用，可引药入心脑，使心脑复其神明之用。临证颜师常将水蛭与通天草二药配伍应用于中风手足不遂的患者，破血逐瘀，引药入脑，以助其恢复手足功能。用之临床，颇有效验。

（2）独活与豨莶草

独活辛苦、温，入肾、膀胱经，有祛风胜湿、散寒止痛之功。《本草通玄》言其"治失音不语，手足不遂，口眼㖞斜，目赤肤痒"。豨莶草味苦、性寒，入肝、肾、脾经，有祛风除湿、平肝降压、清热解毒之效。《本草纲目》言其"治肝肾风气，肢体麻痹，骨痛膝弱，风湿诸疮"。药理学研究发现豨莶草的水浸液和乙醇提取液具有扩血管、降血压和改善微循环的作用。二药配伍，祛风通络，临证用于中风手麻颇有疗效。

（3）川牛膝与怀牛膝

牛膝苦甘、酸平，入肝、肾二经。二药均有活血通经、补肝肾、强筋骨、利水通淋、引血下行、引火归源之功。川牛膝更偏于活血化瘀，怀牛膝更偏于补肝肾强筋骨。二药配伍，补肾活血，攻补兼施，临证对于中风双下肢行走无力有效。

4. 头晕头痛

葛根与片姜黄

葛根甘辛、平，入脾、胃经，有升阳解肌、透疹止泻、除烦止渴之功。《伤寒论》即有用葛根汤治疗"项背强"。片姜黄辛苦、温，入脾、肝经，有破血行气、通经止痛之效。《本草求真》谓："姜黄，入脾，既治气中之血，复兼血中之气耳。"二药配伍，活血通络，常用于椎基底动脉供血不足引起的头晕头痛、颈椎板滞不适等。

5. 耳鸣

香附与川芎

香附辛微苦微甘、平，入肝、脾、三焦经，有疏肝理气、调经止痛之功。川芎辛、温，入肝、胆、心包经，有活血化瘀、行气散风之效。《本草汇言》谓："川芎，上行头目，下调经水，中开郁结，血中气药，尝为当归所使，非第治血有功，而治气亦神验也……味辛性阳，气善走窜而无阴凝黏滞之态，虽入血分，又能去一切风，调一切气。"川芎在心脑血管疾病的临床中应用非常广泛。冠心病心绞痛、高血压病、脑动脉硬化、老年性痴呆、中风后遗症期、血管性头痛、三叉神经痛均可用之。可根据不同需要而用不同剂量，如治血管神经头痛用45g奏效，治三叉神经痛30g见效，治一般血瘀证3g即可，临证时应圆机活法，不能胶柱鼓瑟。香附与川芎配伍，可祛风行气、化瘀通窍，临证用于耳鸣，颇有效验，此法应用，亦是取"通气散"之义。

6. 肢体震颤

赤芍与白芍

赤芍酸苦、凉，入肝、脾经，有行瘀止痛、凉血消肿之功。白芍苦酸、凉，入肝、脾经，有养血柔肝、缓中止痛、敛阴收汗之效。《本草求真》谓："赤芍与白芍主治略同，但白则有敛阴益营之力，赤则只有散邪行血之意；白则能于土中泻木，赤则能于血中活滞。"二药配伍，养血活血，临证常与当归、甘草合用，即当归芍药甘草汤，用于血虚生风所致的手足震颤患者，颇多效验。

十、"三黄"治疗心脑血管病

黄连、黄芩、黄柏为临床常用苦寒药，被称之为"三黄"，均具清热燥湿、泻火解毒之功，常相须为用，但也同中有异，各有所长。临床常用于治疗时行热病、痢疾泄泻、疮毒游丹等。颜师将其应用于心脑血管病的治疗中，颇多效验。

1. 理论依据

颜师认为，当前心脑血管疾病是威胁人类健康的重大疾病，气滞血瘀是心脑血管病的早期病机，痰瘀交阻往往出现在心脑血管病中后期阶段，是气滞血瘀病理的结果。痰瘀一经形成，则缠绵难化，互为转化，贯穿疾病始终。痰瘀内生湿热，上犯心脉脑窍，结滞于络脉，使气血无法敷布灌注，运行失畅，心神失养，髓海受损而心脑发病。因此，颜师在临床上对心脑血管病本着同中有异、异中有同的原则，谨守病机，常取清法，灵活运用"三黄"以清湿热、消痰瘀，用之得当，往往立竿见影。现代研究亦表明"三黄"等清热解毒中药具有不同程度的抑制过氧化脂质的生成及消除氧自由基、降血脂、抗动脉粥样硬化、降血糖及抗变态反应等功效，对心脑血管疾病有明显预防及治疗作用。

2. 应用要点

（1）适应证

适用于心火上亢，肝郁化火，痰瘀交阻，上扰清窍所致之精神抑郁，情绪烦躁，胸闷心悸，头晕头痛，喉中痰鸣，目赤口苦，少寐多梦，舌质暗红，舌苔黄腻或白腻，脉弦滑或弦涩等；或可用于热盛伤阴所致的头晕而空，精神萎靡，失眠多梦，健忘耳鸣，潮热盗汗，手足心热，舌红苔少，脉细数等。

（2）用量用法

"三黄"常用量为黄连 $1 \sim 3g$，黄芩 $6 \sim 9g$，黄柏 $3 \sim 6g$。

（3）常用配伍

颜师临证注重辨证，处方用药灵活实用，尤擅根据心脑血管病不同病证加入应证药对，以提高疗效。

①配活血药：黄芩配赤芍以清热利湿、活血散瘀，可治肝经风热引起的头晕胸闷、目赤肿痛；黄芩配槐花以清热凉血，主治肝阳上亢、头晕目眩等症；黄连配丹参以清血热、泻心

火，主治心火亢盛之心悸、心烦。

②配祛风药：黄柏配蔓荆子以上行头目，聪明强视听之用，升清降浊，善平调肝木之司，是治眩晕常用的药对之一；黄芩配柴胡以通调表里、和解少阳，可治往来寒热、胸胁苦满。

③配燥湿药：黄芩配半夏以清热燥湿、化饮祛痰，可用于烦热而心下痞痛及气逆不降之头晕呕吐；黄柏配苍术以清热燥湿、消肿止痛，可用于脑血管病引起的下肢痿软疼痛等症。

④配温里药：黄连配肉桂以清心热、补命火，可治心肾不交引起的失眠多梦；黄连配附子以寒热并用、阴阳相济，强心回阳之功甚著，可用于冠心病证属寒热错杂者。

⑤配安神药：黄连配酸枣仁，一苦寒，一甘酸，上清心火，除烦安神，适用于心火上亢引起的失眠心悸、烦躁不安等症；黄芩配阿胶以清热滋阴、养血安神，主治阴亏火炽、虚烦不眠。

3. 验案举隅

（1）脑梗死合并痴呆案

陈某，男，89岁。2009年4月7日初诊。患者有脑梗死、帕金森症，遗留肢体活动欠利，言语謇涩。近期记忆力衰退，情绪不稳，吵闹不安，手舞足蹈，甚至打人骂人，面赤，夜寐不安，大便干，舌红苔薄黄腻，脉弦数。诊断为混合型痴呆。中医辨证为心肝火旺，上逆冲脑。治以清心化痰，醒脑开窍。

处方：水牛角（先煎）30g，黄连3g，黄芩6g，黄柏6g，山栀3g，生黄芪15g，防风10g，赤芍15g，白芍15g，厚朴10g，丹皮10g，杏仁10g，桃仁10g，青皮6g，陈皮6g，丹参

15g，炙甘草 5g。每日 1 剂，水煎，分 2 次温服。

二诊：2009 年 4 月 21 日。吵闹不安明显好转，大便略通畅，觉心烦，多梦，胃纳一般，舌红苔薄黄腻，脉弦。辨属心火上亢之证。

处方：水牛角（先煎）30g，黄连 3g，黄芩 9g，黄柏 6g，山栀 3g，赤芍 15g，生地 15g，丹皮 10g，厚朴 10g，苦参 10g，生大黄 6g，肉桂 2g，法半夏 15g，苍术 10g，白术 10g，炙甘草 5g。煎服法同前。

三诊：2009 年 5 月 9 日。药后神志渐安，大便通畅，痰明显减少，夜寐有改善，唯食后作呃，舌红苔薄白，脉弦。此系心火上炎、气虚血瘀之证。

处方：生地 15g，赤芍 15g，白芍 15g，丹皮 10g，法半夏 15g，旋覆梗 10g，代赭石 15g，党参 15g，酸枣仁 15g，石菖蒲 15g，黄连 3g，黄芩 9g，黄柏 6g，山栀 3g，生大黄 6g，丹参 30g，炙甘草 5g。药后余症次第减轻。

按：老年性痴呆是一组原因未明的慢性进行性全身各组织和器官衰退的疾病，病机复杂，治之棘手。颜师认为，脑为元神之府，主宰五脏之志，老年性痴呆以内因为主，病位在脑，其病理特点为本虚标实，痰瘀交阻。患者记忆力衰退、情感不稳、手舞足蹈、吵闹打人等精神行为障碍为痰瘀浊毒损伤脑络，脑窍壅塞，神机失统；面赤、大便干、舌红苔薄黄腻、脉弦数等症均因肝郁化火、上扰心神所致。故以清心化痰开窍法治之。方用黄连、黄芩、黄柏清三焦之火；水牛角（先煎）30g 清热开窍定惊；黄芪赤风汤补气活血、祛风通络；半夏、石菖蒲化痰醒脑。全方融清热祛痰、开窍醒脑、益气化瘀于一炉，使痰热清而心脑明，毒瘀去而脑络通，药对其症，故症情好转。

（2）冠心病合并失眠案

王某，男，50岁。2009年3月31日初诊。患者既往有冠心病史，近来又感胸闷心悸，入夜难眠或早醒，伴有阳举，乱梦，口腔溃疡，口秽口苦，小便灼热黄赤，大便成形，舌红苔薄黄，脉细弦。证属痰热内蕴，心肝火旺之证。治宜清热化痰，宁心安神。

处方：黄连3g，黄芩9g，黄柏6g，肉桂2g，法半夏10g，陈皮6g，茯苓30g，五味子6g，酸枣仁10g，远志10g，北秫米10g，芡实10g，莲子心3g，知母10g，砂仁6g，苍术10g，白术10g，炙甘草5g。

二诊：2009年4月14日。胸闷心悸减轻，口腔溃疡愈合，阳举减少，尿赤而有热感，夜寐欠安，头部两侧出现疮疖，大便成形，舌红苔薄黄，脉细弦。辨属少阳痰热之证。

处方：黄连3g，肉桂2g，法半夏10g，陈皮6g，茯苓30g，柴胡10g，黄芩6g，党参10g，枳壳6g，酸枣仁10g，远志10g，五味子6g，芡实10g，黄柏6g，砂仁6g，炙甘草5g。

再以上方加减治疗1个月余，患者胸闷心悸明显减少，阳举症状减轻，口不苦，疮疖已退，小便渐转清，睡眠转安。

按：冠心病是临床常见病之一，其临床证候日趋多样性，有的表现为热证，因此清法也是治疗冠心病的基本治法之一。患者冠心病胸闷心悸，伴口腔溃疡口秽口苦、阳举，小便灼热黄赤，一派心肝火旺、阴虚阳亢之象，故投以"三黄"治之。方中黄连入心以清热除烦，心中之热清，则上焦头面之热皆清，且合肉桂寓交泰丸交通心肾，使水火既济治夜寐不安；黄芩清气分之热，并由肺而下通三焦，以利小便；黄柏直入下焦退虚热，治阴虚阳亢之阳举；合砂仁、甘草，取封髓丹之意治口腔溃疡；再以五味子、酸枣仁、远志、北秫米、莲子心等宁心安神。方药对症，故而效佳。

（3）糖尿病合并冠心病案

程某，男，75岁。2008年12月23日初诊。患者既往有糖尿病病史多年，长期服用西药治疗。现空腹血糖12.4mmol/L，心电图示：心肌缺血。自觉头晕口干，心悸胸闷，神疲嗜睡，胃纳欠佳，夜尿频多，大便尚畅，舌红苔薄黄腻，脉缓。辨属气虚夹瘀，湿热阻滞之证。治以益气健脾，清热祛瘀。

处方：党参10g，苍术10g，白术10g，茯苓30g，黄连3g，知母10g，生蒲黄（包煎）9g，丹参15g，葛根10g，泽泻30g，枳实10g，桔梗6g，桂枝3g，厚朴10g，黄芩6g，五味子9g，地锦草30g。

二诊：2009年1月6日。药后头晕口干好转，但仍有心悸嗜睡，神疲，下肢水肿，舌红苔薄，脉缓。此系气虚湿热夹瘀之证。

处方：生黄芪15g，黄连3g，桂枝3g，赤芍15g，白芍15g，黄芩6g，黄柏6g，苍术10g，白术10g，生蒲黄（包煎）9g，猪苓15g，茯苓15g，泽泻15g，泽兰15g，陈皮6g，丹参15g，葛根10g，知母10g，怀牛膝15g，地锦草30g。

三诊：2009年1月20日。空腹血糖6.6mmol/L，心悸神疲略减，夜尿1~2次，下肢水肿减轻，胃纳一般，舌淡红苔薄白，脉小迟。再以上方出入调治3个月，血糖稳定在6~

7mmol/L，便频、困倦乏力等症减轻。

按：糖尿病系慢性疾病，可并发心脑血管病变，这也是导致糖尿病患者死亡的最主要原因。消渴日久，脾肾两伤，脾失健运，则水湿内生，湿阻中焦而从热化，中焦湿热，变证丛生，出现头晕胸闷、困倦乏力、纳呆口干、舌红苔薄黄腻等症状。颜师在临床观察到，这一证型的糖尿病患者不仅易并发以痰瘀互结为病理特点的代谢紊乱综合征及心脑血管疾病，还常合并各种慢性的或隐匿性的感染。治法当以清热健脾除湿为主，仍取"三黄"为主治疗。古代医家亦有此经验，如《肘后方》独用黄连一物治疗消渴溲多，每取良效。宋代《独行方》亦有用黄柏一物煎汤治疗消渴尿多的记载。现代药理研究也表明黄芩、黄连等有不同程度的降糖作用。方中黄连合苍术、知母、蒲黄、地锦草，取法颜德馨教授验方消渴清，在清热利湿的同时注意佐以滋阴活血之品，以防伤阴过度。全方共奏清热燥湿、益气活血之功，在调节血糖过程中可减少并发症。

第三章 诊治精要

第一节　高血压病

【概述】

高血压病是指以体循环动脉压增高为主要临床表现的综合征。患者临床主要表现为头晕头痛，时发时止，或头重脚轻，耳鸣心悸，血压升高等。长期的高血压损伤心、脑、肾等脏器，甚至使其衰竭，是重要的心血管疾病危险因素，可引起心力衰竭、冠心病及脑卒中等严重的后遗症。

【病机新解】

根据现代医学临床表现的症状，高血压病属于中医的"眩晕""头痛""耳鸣"等病范畴。《黄帝内经》对本证病因病机有相关论述，如《灵枢·大惑论》说："故邪中于项，因逢其身之虚……入于脑则脑转。脑转则引目系急，目系急则目眩以转矣"；《灵枢·卫气篇》说："上虚则眩"；《素问·至真要大论》云："诸风掉眩，皆属于肝"。颜师总结多年临床经验，认为"虚阳上亢"是高血压发病的根本原因。

本病多起于中老年人，发于人体生理功能衰退时期。《素问·阴阳应象大论》中云："年四十而阴气自半。"《素问·上古天真论》亦云女子"五七，阳明脉衰，面始焦，发始堕""六七，三阳脉衰于上，面皆焦，发始白"，男子"五八，肾气衰，发堕齿槁""六八。阳气衰竭于上，面焦，发鬓斑白"。可见进入中年以后人体阴阳气血逐渐由盈转亏，开始出现衰退现象。肝肾之阳对人体起温煦、推动和疏泄的作用，是全身阳气的根本。阳气虚衰，闭藏功能下降，真阳不能潜藏于肾宫，浮越于外，阳气郁积之处，可引起各种热象，成为典型的浮火表现。张介宾指出"阳虚者亦能发热，此以元阳败竭，火不归原也"。清代何梦瑶亦曰："肾阴盛，逼其浮游之火上升，又一火也。"（《医碥》）陆以湉则进一步阐明曰："真阳不足，无根之火为阴邪所逼，失守上炎。"（《冷庐医话》）此外，《护命方》治肝元虚冷提及的症状有："多困少力，口无滋味，耳鸣，眼暗，面色青黄，精神不快。"《王氏博济方》提及主症为："头旋、项筋急、眼有黑花、耳内虚鸣。"高血压病症状主要表现为头痛、头晕，其他症状有心悸、耳鸣、眩晕、易怒、腰酸、乏力等。这些是中医肝肾阳虚证的常见症状。而以往的中医辨证，多把该类症候群归为肝阳上亢、肝肾阴亏、气虚血瘀等型，往往临床效验欠佳。且当下患者生活压力大，劳气伤神，脾气皆不足，运化失健，容易滋生痰浊、瘀血等病理产物，其病变脏腑及病位主要在脑，但与肝、脾、肾、心、冲任密切相关，以肝、脾、肾为重点，三者中，以肝为主。高血压病以内伤为主，尤以虚阳上亢、瘀血内阻、痰浊中阻、气虚血瘀为常见。

【诊治精要】

颜乾麟教授应用气血辨证从整体出发，稳定血压，保护心、脑、肾、眼底等靶器官避免损伤；控制高血压病危险因素。根据气血辨证，以肝阳上亢、瘀血内阻、痰浊中阻以及气虚血瘀为常见。治法以潜阳平肝、活血化瘀、清化痰浊、益气活血为主。若至虚阳上亢，化火生风者，则清、镇、潜、降；痰浊上逆则荡涤；兼外感则散表；兼气郁则疏理；均系急则治标之法。本病常需标本兼顾，或在标证缓解之后，继续考虑治本，如滋养肝肾和平肝潜阳、健脾益气合化痰降逆、益气养阴和活血化瘀等，都是常用的标本兼顾之法。

1. 风阳上亢

情志不遂，肝失条达，肝气郁结，气郁化火，风阳易动，上扰头目，发为眩晕。症见头晕眼胀，面红目赤，烦躁易怒，两胁胀痛，舌红苔黄，脉弦等。治宜平肝潜阳，疏肝熄风。方以天麻钩藤饮加减。药用：天麻、钩藤、石决明、牛膝、益母草、杜仲、桑寄生、黄芩、山栀、夜交藤、茯神。若肝气郁结，可取小柴胡汤、逍遥散合用；阴虚，加滋养肝肾之药，如牡蛎、龟甲、鳖甲、首乌、生地、白芍之属；肝火偏盛，可以清肝泻热加龙胆草、丹皮或改用龙胆泻肝汤加石决明、钩藤等以清泻肝火；若虚阳亢极化风，宜加羚羊角粉、小剂量附子之属以潜阳；若兼脾虚宜加黄芪、党参、苍术、白术。

2. 痰浊中阻

若劳倦伤脾，以致脾气不振，健运失职，水湿内停，积聚成痰；或饮食不节、食肥甘厚味太过，损伤脾胃而生痰；或肝气郁结，气郁湿滞而生痰。若痰浊中阻更见内生之风、火作祟，则痰夹风、火，而眩晕更加为甚。症见眩晕，头重如蒙，或时吐痰涎，或胸闷，少食多寐，倦怠，舌胖、苔浊腻或白厚而润，脉滑或弦滑。治宜健脾化湿，祛痰和胃。方以半夏白术天麻汤加减。药用：半夏、白术、天麻、茯苓、甘草、生姜、大枣、橘红。若胸痹心痛，加丹参、降香、瓜蒌、薤白以活血通痹；若脘闷纳差，加白蔻仁、砂仁、焦三仙以健胃，化湿醒胃；若兼耳鸣重听，加石菖蒲通阳开窍；身重麻木甚者，加胆南星6g、僵蚕9g以化痰通络；若脾虚生痰者可用六君子汤加黄芪、竹茹、胆南星、白芥子之属；若为痰郁化火，宜用温胆汤加黄连、黄芩、夏枯草等以化痰泻热或合滚痰丸以降火逐痰。

3. 瘀血内阻

在高血压病的发病中，瘀血也是一个不可忽视的因素。如肝气郁结，气滞血凝，瘀血停留，阻滞经络，而气血不能上荣头面，或瘀停胸中，血难上行养脑，皆可发为眩晕。正如《医学正传·卷四·眩运》说："外有因坠损而眩晕者，胸中有死血迷闭心窍而然，是宜行血清经，以散其瘀结。"可见瘀血为眩晕发生的重要因素之一。症见眩晕，头痛，或兼见面或唇色紫暗，健忘，失眠，心悸，精神不振，舌有紫斑或瘀点，脉弦涩或细涩。治宜活血化瘀，行血清经。方以血府逐瘀汤加减。药用：当归、生地、桃仁、红花、赤芍、川芎、枳壳、柴胡、桔梗、牛膝。若兼寒凝，畏寒肢冷，可加小剂量附子、桂枝以温经潜阳。若兼骨蒸劳热，肌肤甲错，可加丹皮、黄柏、知母。重用干地黄，去柴胡、枳壳、桔梗，以清热养阴、祛瘀生新。若兼气虚，身倦乏力，少气自汗，宜加黄芪。

4. 气虚血瘀

气血生化之源为脾胃，脾胃是后天之本。先天禀赋不足，或年老阳气虚衰，而致脾胃虚弱，气虚则清阳不振，清阳不升；忧思劳倦或饮食失节，损伤脾胃；久病不愈，耗伤脾气；皆能发生眩晕。如《景岳全书·眩晕》所说："原病之由有气虚者，乃清气不能上升，或汗多亡阳而致，当升阳补气。"气虚则运血乏力，故血行不畅，滞而为瘀，气虚血瘀，清窍不利，故而眩晕，劳累即发，动则尤甚。症见，头晕、头痛，神疲倦怠乏力，少气懒言，语声低微，面色少华，或萎黄、色斑沉着，唇舌色暗，质胖，或边有齿痕，苔少或厚，脉细或虚大。治宜益气活血。方以黄芪赤风汤加减。药用：黄芪、赤芍、防风。自汗出，易于感冒，当重用黄芪，加防风、浮小麦以固表止汗；腹泻或便溏，腹胀纳呆，舌淡胖，边有齿痕，当归宜炒用，加薏苡仁、白扁豆、泽泻以健脾利湿；兼形寒肢冷，腹中隐痛，脉沉，加桂枝、干姜以温中助阳；血虚较甚，面色苍白，唇舌色淡，加阿胶以填精补血；兼有阴虚，颧红咽干，舌红苔少，可合用六味地黄丸或保阴煎；兼心悸怔忡，少寐健忘，加柏子仁、远志、夜交藤以养心安神。

【常用药对】

1. 附子与羚羊角

附子为回阳救逆之妙品，但此处非取附子回阳救逆之用，附子的作用是温经散寒，能通十二经络，使阳气外达。人病之后，会出现经络阻滞，附子的作用就是温通经络，使气机流畅而恢复正常，诸药才能起作用。羚羊角为镇肝熄风之要药。两药合用，一动一静，一温一寒，一阳一阴，药性迥异，相反相成。其作用有二：一则交济阴阳，二则扶阳生阴。对于肝旺于上、肾亏于下，母子相离之证，具有平衡阴阳之殊功。临床上尤适用于高血压病合并冠心病心功能不全的患者。

2. 黄芩与川芎

川芎辛温香窜，走而不守，上行头目，为头痛之要药，《本草汇言》称"川芎味辛性阳，气善走窜而无阴凝黏滞之态，虽入血分，又能去一切风，调一切气"；黄芩苦寒，《本草正义》谓其"清上焦之火，止头痛"。故黄芩既可增强止头痛之效，又可佐制川芎温燥之性，二者合用，辛开苦降，畅达气机，气机调畅而眩晕自止。常用于瘀热而致的高血压病、脑梗死后见头晕头痛等症状。

3. 桂枝与怀牛膝

桂枝辛甘温，可温补心肝，温通血脉，且主升，《本草经疏》谓其"通阳""行瘀"。牛膝苦降，性善下行，有活血化瘀、补肝肾、引血下行之功。药理研究表明，牛膝有扩张血管作用。颜师在临床中以桂枝 2～5g 温阳，重用牛膝 30g，往往能起到很好的降压效果，二药配伍，对于肝肾不足的高血压患者疗效显著。

【病案举隅】

胡某，男，45 岁，2013 年 4 月 24 日初诊，患者既往有高血压病病史 4 年余，血压在 150～170/90～100mmHg 之间，患者对降压药物有抵触情绪，未服用；否认冠心病、脑梗死、糖尿病病史。本次就诊主诉反复头晕头涨 4 年余，刻下头晕头涨，嗜睡，偶尔胸闷不适，上腹部空腹时隐痛，进食后有灼热感，清晨痰白黏量少，入夜鼻鼽，夜寐尚安，胃纳一般，舌红，苔薄白，舌缨线存在，脉两寸弱，为气虚肝郁之证。处方：炙黄芪 30g，桂枝 3g，白芍 10g，黄连 3g，吴茱萸 2g，广木香 10g，苍术 10g，白术 10g，怀牛膝 30g，车前子（包煎）30g，黄芩 10g，川芎 15g，党参 10g，柴胡 10g，葶苈子（包煎）18g，陈皮 6g，炙甘草 5g。14 剂。

二诊：血压 115/85mmHg，患者头晕消失，大便略干难解，痰白黏或黄，量少，易于咳出，精神萎软，眼睑沉重，胃纳一般，烧灼感、隐痛消失，食多则腹胀，脉左寸细弦，舌红苔薄白，气虚而滞。处方：生黄芪 30g，党参 10g，苍术 10g，白术 10g，桂枝 5g，柴胡 10g，升麻 6g，当归 10g，青皮 6g，陈皮 6g，怀牛膝 30g，车前子（包煎）30g，黄芩 10g，川芎 15g，赤芍 15g，白芍 15g，藿香 10g，佩兰 10g，半夏 10g，炙甘草 3g。14 剂。

三诊：血压 130/80mmHg，患者头晕减少，左侧腰部酸楚，肛门潮湿，手臂瘙痒，下肢无力，胃纳一般，大便略黏，入夜平安，舌红苔薄白，脉沉弦，为虚阳上亢之证。处方：生黄芪 30g，荆芥 6g，防风 6g，赤芍 15g，白芍 15g，肉桂 3g，黄芩 6g，川芎 15g，泽泻 15g，苍术 10g，白术 10g，怀牛膝 30g，熟附子 3g，羚羊角粉（吞服）0.6g，炒杜仲 15g，薏苡仁 15g，丹参 15g，黄柏 5g，炙甘草 5g。以上方加减调理。

随访：2014 年 6 月 18 日。血压降至 125/80mmHg，诸症明显缓解，继续以上方出入调理，以兹巩固。

按：患者有高血压病病史多年，久病气虚，患者头晕、嗜睡、胸闷、上腹部隐痛、脉两寸弱，均为气虚之象。"诸风掉眩，皆属于肝"，患者头涨、腹部隐痛、进食后胃胀、舌缨线存在，均为肝克脾土表现。本方以黄芪建中汤健脾益气；左金丸、柴胡、木香、川芎、陈皮等疏肝理脾；黄芩、川芎辛开苦降调畅气机降压；桂枝、怀牛膝补肾降压；车前子清利湿热降压。妙以苍术、白术同用，健脾兼燥湿，补而不滞。二诊，肝郁症状缓解，一派气虚湿阻之象，以补中益气汤加强补气效果，配入二陈汤、藿香、佩兰化痰除湿，延续一诊降压方法。三诊患者病程日久伤阳，久病及瘀血，虚阳夹湿内扰，以黄芪赤风汤益气活血，四妙散清利湿热，方中改用肉桂配伍怀牛膝加强补肾降压效果，加入熟附子3g、羚羊角粉（吞服）0.6g温阳潜阳而降压。该病案注重固护脾气，配伍严谨，寒温并用，辛开苦降，补而不滞，温而不亢，气调而血畅，降压疗效显著。

第二节　冠状动脉粥样硬化性心脏病

【概述】

冠状动脉粥样硬化性心脏病（简称"冠心病"），是指冠状动脉粥样硬化或动力性病变使血管狭窄、阻塞或痉挛，导致心肌缺血、缺氧而引起的心脏病，亦称缺血性心脏病。病情反复发作，严重者可导致心肌梗死，甚至死亡。

冠心病属于中医的"胸痹""心痛""真心痛""卒心痛""厥心痛"等范畴。胸痹是以痰浊、瘀血、气滞、寒凝痹阻心脉，使胸阳不振，以胸部发作性憋闷、疼痛为主要临床表现的一种病证。轻者胸闷、呼吸欠畅，重者胸痛彻背，背痛彻胸，伴有肢冷汗出、喘不能卧、唇青肢厥的病证。有关胸痹的症状及病因病机的记载最早见于《黄帝内经》。如《素问·痹论》："心痹者，脉不通，烦则心下鼓，暴上气而喘。"《难经·六十难》："其五脏气相干，名厥心痛；其痛甚，但在心，手足青者，即名真心痛。其真心痛者，旦发夕死，夕发旦死。"汉代张仲景《伤寒杂病论》认为"胸痹缓急"，其病机为阳微阴弦，《金匮要略》立方俱用辛滑温通，创制瓜蒌薤白白酒汤、瓜蒌薤白半夏汤、枳实薤白桂枝汤、人参汤、乌头赤石脂丸等九首方剂，至今仍在使用。王清任在《医林改错》中用血府逐瘀汤活血化瘀治胸痹心痛，对后世仍有影响。

【病机新解】

胸痹病机概括起来不外乎气血痰瘀虚，其中气、痰、瘀在胸痹发作中占有重要位置。

颜师遵循《金匮要略》"阳微阴弦，则胸痹而痛""今阳虚知在上焦，所以胸痹心痛者"之说，认为胸痹的基本病机为阳虚血瘀。心居阳位，居上焦，属阳脏，在五行属火，为阳中之太阳，其生理功能正常与否，均与阳气盛衰相关。心的生理特点决定了心病的基本病机为上焦阳气虚弱，心阳不振，以致阴邪上乘，水饮、痰浊、瘀血互结，胸阳痹阻，阳气不通。心主血脉，若心阳虚弱，推血无力，势必导致心血不畅，心脉瘀阻。胸痹临床所表现的胸闷、心痛、心悸、舌紫、脉涩或结代，以及后期出现的喘促、水肿等，均为瘀血征象，故心阳虚、脉不通是胸痹的基本病机。颜师认为，瘀血既是胸痹发病的病理产物，又是其致病之邪，胸痹的瘀血表现特点每与阳虚证兼见，由于瘀血为患，既易寒化，又易热化，也易与痰饮、湿浊等有形之邪兼夹，故胸痹的病机演变多呈虚实相夹、寒热错杂、痰瘀互结、瘀水互蕴等。

【诊治精要】

胸痹心痛是反映气血失衡病理基础的重要疾病之一。中医中药治疗冠心病的优势主要体现在治疗劳累性心绞痛、不稳定型心绞痛、急性冠状动脉综合征、急性心肌梗死、冠状动脉介入术后再狭窄等。根据中医心主血脉理论，颜师运用气血辨证，针对冠心病属于本虚标实、虚实夹杂之证的特点，采用益气、温阳、活血化瘀、理气、化湿祛痰等治法，对冠心病有良好的疗效。

1. 肝气郁滞

症见心胸满闷不适，隐痛阵发，痛无定处，时欲太息，情志不遂时容易诱发或加重。治宜疏调气机，和血舒脉。方以柴胡疏肝散加减。药用：枳壳、香附、川芎、陈皮、柴胡、白芍、甘草。胸部闷痛甚者，酌加三七粉、血竭粉（吞服）或沉香、檀香，或加木香、降香、延胡索、厚朴、枳实等。如气滞兼阴虚者可选用佛手、香橼、玫瑰花等。

2. 气滞血瘀

症见心胸阵痛，如刺如绞，固定不移，入夜尤甚，伴有胸闷心悸、面色晦暗，舌质紫暗或有瘀斑，舌下络脉青紫，脉沉涩或结代。治以活血化瘀，通络止痛。方用血府逐瘀汤。药用：当归、生地、桃仁、红花、枳壳、赤芍、柴胡、甘草、桔梗、川芎、牛膝。血瘀气滞并重，胸部闷痛甚者，酌加三七粉、血竭粉，或沉香、檀香；血瘀较重，胸部刺痛甚者，加郁金、延胡索、丹参；阳虚阴寒，胸痛剧烈，伴畏寒肢冷者，酌加桂枝、高良姜、细辛；气郁化火，烦躁眩晕，口苦咽干者，加丹皮、桑叶、山栀。

3. 痰瘀闭阻

症见胸闷重而心痛轻，形体肥胖，痰多气短，遇阴雨天而易发作或加重，伴有倦怠乏力，纳呆便溏，口黏，恶心，咯吐痰涎，苔白腻或白滑，脉滑。治以祛痰通络，活血化瘀。方以温胆汤加味。药用：竹茹、枳壳、法半夏、陈皮、茯苓、全瓜蒌、丹参、郁金、赤芍、甘草、薤白。痰瘀痹阻心阳，胸痛彻背者，加桔梗、桂枝；痰瘀痹阻肺气，胸闷气促甚者，加旋覆花（包煎）、红花、檀香；痰瘀痹阻胃脘，胸脘胁腹胀满，加白蔻仁、广木香、山楂。

4. 气虚血瘀

症见心胸阵阵隐痛，胸闷气短，动则益甚，心中动悸，倦怠乏力，神疲懒言，面色㿠白。治以益气养心，活血化瘀。方用颜氏益心汤。药用：黄芪、党参、葛根、川芎、丹参、赤芍、山楂、石菖蒲、决明子、降香。气虚阴盛，胸痛甚者，加肉桂、三七粉（另吞服）；气虚甚者，党参改人参粉（冲服）；气虚及阳，脉迟肢冷者，加附片、桂枝；阳虚欲脱，面色苍白，四肢厥冷者，加别直参（另煎服）、附子、干姜、桂枝。

5. 阳虚血瘀

症见胸闷或心痛较著，气短，心悸怔忡，自汗，动则更甚，神倦怯寒，面色㿠白，四肢欠温或肿胀。治以益气温阳，活血化瘀。方用参附汤合桂枝甘草汤。药用：炮附子、人参、桂枝、炙甘草。阳虚寒凝心脉，心痛较剧者，可酌加鹿角片、川椒、吴茱萸、荜茇、高良姜、细辛、川乌、赤石脂；若阳虚寒凝而兼气滞血瘀者，可选用薤白、沉香、降香、檀香、焦延胡索、乳香、没药等偏于温性的理气活血药物；若心肾阳虚，可合肾气丸治疗；若心肾阳虚，虚阳欲脱厥逆者，用四逆加人参汤，温阳益气，回阳救逆；若见大汗淋漓、脉微欲绝等亡阳证，应用参附龙牡汤，并加用大剂量山萸肉，以温阳益气，回阳固脱。

【常用药对】

1. 附子与人参

附子善温阳散寒，具有回阳救逆作用。人参善补五脏元气，具有益气救脱作用。二药配伍，互补协调，上助心阳，下补肾阳，中益脾阳，补益元气，回阳固脱，附子得人参则回阳而无燥热伤阴之弊，人参得附子则补气而兼温里之功。吴谦认为：参附"二药相须，用之得当，则能瞬息化气于乌有之乡，顷刻生阳于命门之内，方之最神捷者也"。临床可用于心力衰竭、心肌梗死、心源性休克等。

2. 葛根与丹参

葛根发表解肌，生津止渴，通行血脉，据现代研究，其能扩张心、脑血管，改善血液循环，降低血糖，减慢心率。丹参活血，因葛根而化瘀力增，葛根通脉，因丹参而行血力强，二药伍用，内通外达，相互促进，使血得以行，痹得以开，糖得以降。近年来临床上多用于冠心病、脑血栓、糖尿病、脉管炎等证属血瘀者。

3. 桔梗与枳壳

桔梗味苦、辛，性平。归肺经。《药性论》谓其："味苦，平，无毒。能破血，去积气，消积聚痰涎"。枳壳味微苦，《药性论》谓其治"心腹结气，两胁胀虚，关膈拥塞"。两药配伍，辛开苦泄，一升一降，降已而还升，调畅气机。颜师用于治疗冠心病胸闷不适，效果明显。

4. 三七粉与血竭粉

三七气温味甘微苦，善化瘀血，不伤心血。血竭味甘咸走血，是散瘀血、生新血之要药。两药均具化瘀生新之长，相须为用，其功倍增。血瘀气滞并重，胸部闷痛甚者，颜师每取之研粉，各 3g 吞服。

【病案举隅】

张某，女，82 岁。2009 年 6 月 2 日就诊。有冠心病房颤史多年，时感神疲体倦，平时间断服用中西药物。近 1 周来因情志不遂，出现胸闷胸痛，气促，唇青，乏力，胃纳一般，大便日行二次，入夜平安。舌红苔薄，脉弦结代。为心气不足，气滞血瘀之证。治以益气养心，疏肝理气。处方：炙黄芪 15g，党参 10g，苍术 10g，白术 10g，蔓荆子 10g，葶苈子（包煎）15g，柴胡 10g，当归 10g，赤芍 15g，白芍 15g，茯苓 30g，薄荷 3g，丹参 15g，川芎 10g，黄连 3g，桂枝 3g，桔梗 6g，炙甘草 5g。

二诊：剑突下作痛，时间 2～3 分钟，或有汗出，手抖，痰白，胃纳一般，大便或畅或不畅，不成形，便前腹痛，不泛酸，舌红苔薄黄腻，脉涩，为气虚肝郁克土之证。处方：生黄芪 15g，党参 10g，苍术 10g，白术 10g，升麻 6g，柴胡 10g，当归 10g，青皮 6g，陈皮 6g，枳壳 10g，白芍 10g，香附 10g，川芎 10g，法半夏 10g，桂枝 5g，茯苓 30g，防风 10g，炙甘草 5g。

三诊：房颤仍有，服上方胸痛消失，心悸症减，大便已成形，入夜平安，胃纳一般，舌红，苔薄黄，脉弦细，气虚血瘀之证。处方：生黄芪 15g，党参 10g，苍术 10g，白术 10g，蔓荆子 10g，葶苈子 10g，升麻 6g，柴胡 6g，当归 10g，陈皮 6g，防风 10g，白芍 10g，桂枝 5g，茯苓 30g，酸枣仁 15g，五味子 6g，炙甘草 5g。药后病情稳定，目前在继续调治。

按： 患者胸痹史多年，时感神疲乏力，间有便溏，为心脾两虚之体。近因情志不畅，肝郁气滞，心神不宁而心悸胸闷发作。首诊以自拟益心汤（黄芪、党参、苍术、白术、蔓荆子、葶苈子）合逍遥散疏肝理气合而治之。方中黄芪党参益气健脾，助气血之生化；苍术、白术健脾化痰；蔓荆子升清通窍；葶苈子行气散瘀逐邪，合桂枝又含保元汤之意，益气温阳通心脉。二诊出现大便不成形，便前腹痛等肝郁克土之证，故参以痛泻药方。三诊时肝气已舒，胸痛消失，转以补益心气为主，柴胡减量，辅以枣仁宁心安神。桂枝配甘草是颜师治疗脉结代的常用药对，二者相配，有益心气、振心阳、定心悸之效。

第三节　心力衰竭

【概述】

心力衰竭是因各种心脏疾病导致心功能不全的一组综合征，是因各种原因引起的心脏舒缩功能障碍，使心排血量在循环血量与血管舒缩功能正常时不足以维持组织代谢需要，从而导致机体血流动力学异常和神经激素系统被激活，临床上以心排出量不足、组织血流量减少、肺循环和（或）体循环静脉瘀血为特征的临床病理生理综合征。临床主要表现为心悸、喘促、水肿、瘀血反复发生，病情较重，预后较差，甚至死亡，为心血管疾病的终末阶段。治疗以强心、利尿、血管扩张剂为主。

中医将本病归属"心水"范畴。心水为因心阳虚，水气凌心所致的病证，为五脏水肿病之一，以喘息心悸、不能平卧，咳吐痰涎、水肿少尿为主要表现。有关心水的症状及病因病机的记载最早见于《金匮要略·水气病脉证并治》："心水者，其身重而少气，不得卧，烦而躁，其人阴肿。"《金匮要略·痰饮咳嗽病脉证并治》："水在心，心下坚筑，短气，恶水不欲饮。"元代朱丹溪《丹溪心法·水肿》中有"若遍身肿，烦渴，小便赤涩，大便闭，此属阳水""若遍身肿，不烦渴，大便溏，小便少，不涩赤，此属阴水。"治疗遵"水肿因脾虚不能制水，水渍妄行，当以参术补脾，使脾气得实，则自健运，自能升降，运动其枢机，则水自行"。

【病机新解】

颜师认为心水证病程缠绵，病初每以心气虚弱为主，导致血行迟缓，水液输化不利，血瘀、痰浊、水湿随之而生，久而久之，心阳虚衰，不能蒸腾水液，凌心射肺则喘息、胸满、心悸，水饮泛滥于肌肤而为水肿、尿少，并进一步损伤心阳，形成由虚致实，由实致更虚的恶性循环。故心水证的基本病机为心阳式微，阳虚水泛，凌心射肺。其病位虽然主要在心，但与肺、脾、肾诸脏关系密切。肺为水之上源，脾主运化，肾为水之下源，肺脾肾功能失常，势必导致血瘀、痰浊、水邪的潴留而为害，加重心阳的亏虚。故心水证当属本虚标实之证，心阳虚弱为本，血瘀、痰浊、水邪为标。

【诊治精要】

颜师认为气血失衡是众多心血管病的基本病机，善用气血辨证进行治疗。而心水证总缘阳虚水泛，瘀浊内阻，根据其基本病机，或从气治，或从血治，或气血同治，随证而施，多能取效。

1. 气虚水泛

症见水肿，以下肢为甚，按之凹陷，倦怠乏力，动则气短，或小便余沥不尽，舌淡，边有齿痕，苔薄白，脉细。治以健脾补肺，益气利水。方以防己黄芪汤合生脉饮加减。药用：防己、黄芪、桂枝、茯苓、甘草、太子参、麦冬、五味子。加减：气虚一般用太子参，重症用人参；瘀血明显者可加丹参、川芎；胸闷加降香、三七粉、瓜蒌皮、郁金；心悸、失眠者加酸枣仁、夜交藤；期前收缩频发加甘松；头晕、血压高加益母草、天麻。

2. 血瘀水阻

症见水肿延久不退，肿势轻重不一，以下肢为主。胸闷胸痛，舌紫暗，苔白，脉沉细涩。治以活血祛瘀，化气行水。方以桂枝茯苓丸合桃红四物汤加减。药用：桂枝、茯苓、赤芍、丹皮、桃仁、党参、生黄芪、刘寄奴、丹参、泽兰、陈皮、红花、当归、川芎。水肿明显者，加泽泻、猪苓；畏寒肢冷者，加附子、仙灵脾、仙茅；气急明显者，加葶苈子。

3. 痰瘀交阻

症见身肿，腰以下为甚，按之凹陷不易恢复，脘腹胀闷，纳减便溏，胸闷胸痛，咳喘心悸，小便短少，舌质淡紫，苔白腻或黄腻，脉弦滑。治以健脾化痰，活血消肿。方以五苓散合血府逐瘀汤加减。药用：桂枝、猪苓、茯苓、泽兰、泽泻、陈皮、当归、川芎、白芍、红花、柴胡、车前子（包煎）、益母草。水湿过盛，腹胀大，小便短少者，可加苍术、枳实、大腹皮以增化气利水之力；身倦气短，气虚甚者，可加生黄芪、人参以健脾益气。

4. 水凌心肺

症见喘咳气逆，倚息难以平卧，咯痰稀白，心悸，面目肢体水肿，小便量少，怯寒肢冷，面唇青紫，舌胖暗，苔白滑，脉沉细。治以温肾助阳，化气行水。方以真武汤合葶苈大枣泻肺汤加减。药用：茯苓、芍药、白术、生姜、附子、葶苈子、大枣。喘促甚者，可加桑白皮、五加皮行水去壅平喘；心悸者加枣仁养心安神；怯寒肢冷者，加桂枝温阳散寒；面唇青紫甚者，加泽兰、益母草活血祛瘀。

【常用药对】

1. 附子与半夏

附子药性刚燥，走而不守，能上助中阳以通脉，中温脾阳以健运，下补肾阳以益火，是温里扶阳之要药。半夏辛温燥热，祛痰降逆，以升中焦气分之湿结。两药合用，同气相求，具温阳化饮、降逆散结之殊功。《金匮要略》曰："病痰饮者，当以温药和之"。阳气不利之处，即为痰饮水湿停滞之处，半夏燥湿之功有余而温化之力不足，配附子以补半夏温化之不逮，用治阳虚水停之证，常有桴鼓之应。"十八反"虽谓乌头反半夏，但颜师认为半夏反乌头而非附子，且临床二药配伍应用屡用屡验，且无不良反应。

2. 黄芪与葶苈子

黄芪味甘，性微温，功擅补气升阳，善治气虚体弱、倦怠乏力、食少懒言等宗气不足之证，并可大补元气，使营卫畅达，水去湿蠲。诚如张锡纯所谓"三焦之气化不升则下降，小便不利者，往往因气化下陷，郁于下焦，滞其升降流行之机也，故用一切利小便之药不效，而投以升提之药，恒多奇效。"葶苈子质轻味淡，上行入肺，既可泻肺气之闭塞，又能宣肺布津以消肿，与黄芪相配，攻补相兼，一升一降，升则补宗气以扶正，降则泻肺气以消水，用治心水证，有固本清源之效。气虚者合用神效黄芪汤，阳虚者配以真武汤，气阴不足者参以生脉饮，随证而投，多能见功。

3. 泽兰与益母草

泽兰气轻味香，芳香悦脾可以快气，疏肝可以行血，兼能利水消肿，可除身面四肢水肿。《本草求真》盛赞其通利之功，谓泽兰"九窍能通，关节能利，宿食能破，月经能调，能瘦能消，水肿能散"。益母草性寒而味辛苦，行血而不伤新血，养血而不滞瘀血，为血家圣药。《神农本草经》谓其性滑而利，擅退水肿，下水气，通二便。二药相配，相须而施，活血利水，瘀水同治，用治"血不利则为水"之证，有"菀陈则除之"的功效，参入益气温阳方药中，治疗心水证，有事半功倍之功。临床若加五苓、五皮、车前子、蒲黄、防己之类，则效果更佳。

【病案举隅】

王某，女，58 岁。2004 年 11 月 5 日初诊。患者有胸痹病史多年，刻下胸痛时发，胸闷心悸，动则气促，神疲乏力，少气懒言，清晨面水肿，下肢不肿，上腹部胀闷不舒，胃纳不振，素体怕冷，夜寐欠佳，小便短少，大便正常，舌淡红苔薄白，脉沉细。心电图示：一度房室传导阻滞，I、aVL 呈 QS 型，T 波变化。心脏超声示：扩张型心肌病（右心室为主）；心功能不全；心包积液（中等量）；左心室射血分数 25%。中医诊断为胸痹、心水，证属心阳不振，宗气不足，致使寒饮内停，血脉瘀阻。治拟温阳活血，升补宗气，泻肺利水。处方：熟附子5g，生地15g，党参10g，生黄芪15g，苍术10g，白术10g，蔓荆子10g，葶苈子（包煎）15g，生蒲黄（包煎）18g，石菖蒲10g，三七粉（吞服）2g，赤芍15g，白芍15g，枳壳6g，桔梗6g，茯苓30g，防风10g，防己10g，炙甘草5g。

上方出入服用半年余，患者胸痛基本不发，精神好转，可以爬三层楼而无气促，胃纳睡眠均有好转。

按： 本例为扩张型心肌病、心功能不全。患者患病日久，久病伤气，气虚及阳，阳虚而阴凝，治"宜温"。故取参附汤加减。时值冬令，大胆使用大辛大热之附子，既可温补阳气，又可散寒化饮，配合党参、生地强心而无伤阴之弊；同时用黄芪、苍术、白术、蔓荆子升补宗气，从而补心气；葶苈子肃泻肺水；三七气味苦温，善入血分，擅长化瘀止痛；生蒲黄、赤芍、白芍活血化瘀；枳壳、桔梗开通胸阳，行气活血；苍术、白术又可健脾，以防诸药败胃；甘草调和诸药。诸药合用，心阳得复，宗气得升，水饮得化，瘀血得消，通补皆施，既心脉得通，又顾护脾胃。

第四节　心律失常

【概述】

心律失常指心律起源部位、心搏频率与节律以及冲动传导等任一项异常，按发病原因可分为激动起源异常、激动传导异常。临床表现为心悸、胸闷、头晕等，持续数小时、数日或数年，甚至永久存在，自行或通过治疗可缓解，常反复发作。治疗为去除病因、抗心律失常和对症处理。

心律失常属于中医的"心悸"范畴。指患者因外感或内伤，导致气血阴阳失调，或痰瘀交阻，使心失所养，以出现自觉心中悸动，甚至不能自主为主要表象的一类症状。在脉象上表现为结代、迟、数、促脉等。心悸作为病名见于东汉《伤寒论》。其实早在《黄帝内经》一书就有对其的记载，如《素问·平人气象论篇》："人一呼脉一动，一吸脉一动，曰少气……人一呼脉四动以上曰死。"又《脉经》所载脉来"乍大乍小，乍疏乍数""如麻豆击手"等，都形象地描绘了心律失常的脉象。中医认为本病患者多以本虚标实为特点，病位在心，但与其他脏腑关系密切，尤其肝肾二脏。

【病机新解】

中医认为心悸的病因病机为感受外邪、饮食失调、劳欲过度、情志所伤等引起脏腑功能失调，气血阴阳亏虚，心失所养、痰瘀阻滞心脉，邪扰心神。概括起来不外气、虚、痰、瘀、火（热）。其中以气机郁滞导致的虚、痰、瘀在心悸中占有重要地位。

颜乾麟教授根据"心"的生理和功能特点，认为虽然导致心悸的原因很多，且病理性质有虚实之分，但瘀血阻脉是其主要病机。心为君主之官，主血脉，主藏神。《素问·痿论》云："心主身之血脉。"《灵枢·本脏》云："经脉者，所以行气血而营阴阳。"心主血脉、藏神、主神志的生理功能均是以血液的滋养为基础，而血液的运行通畅是以心气的鼓舞和推动为前提，正所谓"气为血帅，血为气母"。故颜师提出心的生理特点为"心脉以通畅为本",病理特点以"心气易滞,血脉易瘀"为常见。外感六淫、内伤七情、痰瘀内蕴等内外因,扰及心者,必定最先扰及心气,致心气郁滞。气滞则血瘀,脉道瘀阻,脉络失养,故而心神不宁,而见心悸,脉气不能顺接,而见结、代、促等脉象。久病则心气不足,继而发展为气阴两虚、心阳不足之证。

【诊治精要】

颜师根据心主血脉、藏神明,心病则气血逆行,神明不安的观点,应用气血辨证,采用活血化瘀、行气活血、宁心安神、益气补肾等治法,对心律失常相关证型有较好疗效。

1. 肝气郁结,气滞心胸

情志不遂,肝失条达,肝气郁结,导致全身气机失调,而心气郁滞。表现为心悸、抑郁、喜太息,舌红、舌苔薄,脉弦。心主神明,肝藏魂,若忧思偏怒,情志内伤,致肝气郁结,则气血运行失于正常而心中悸动不安。再者,肝为木脏,心为火脏,根据五行学说,木能生火,肝为心之母。子病治母。因肝主疏泄,故肝之治在疏不在补。颜师治以疏肝理气,方以逍遥散加减。药用:柴胡、当归、白芍、白术、茯苓、生姜、薄荷、炙甘草。颜师运用逍遥散,既遵古训,又有发挥:①方中芍药与白术改为赤芍、白芍与苍术、白术,融养血活血、健脾祛湿于一方。苍术、白术同用乃颜氏独创之经验,取"补脾不如健脾,健脾不如醒脾"之意;②薄荷不后下,取其祛风通头目、疏肝利气血之功,而非解表之力;③恐柴胡劫伤肝阴,常仿叶天士之法用桑叶、丹皮代之。

2. 气阴亏虚,心神不宁

久病气虚,久病伤阴,肾阴不足,不能上济于心致心火虚妄，出现心悸气短，神疲乏力，心烦失眠，五心烦热，自汗盗汗，胸闷，面色无华，舌淡红少津，苔少或无，脉细数。治以益气养阴，宁心安神。方以炙甘草汤加减。药用：炙甘草、生姜、人参、生地、桂枝、阿胶（烊化服）、麦冬、火麻仁、大枣。心神不宁，夜寐不安甚者，加酸枣仁、柏子仁以增强养心安神定悸之力，或加龙齿、磁石重镇安神；偏于心气不足者，重用炙甘草、人参；偏于阴血虚者重用生地、麦冬；心阳偏虚者，易桂枝为肉桂，加附子以增强温心阳之力；阴虚而内热较盛者，易人参为南沙参，并减去桂、姜、枣、酒，酌加知母、黄柏，则滋阴液降虚火之力更强。

3. 阳气不足，水饮凌心

心气不足，进一步发展成阳虚水泛，故见心悸，胸闷痞满，渴不欲饮，下肢水肿，形寒肢冷，伴有眩晕，恶心呕吐，流涎，小便短少，舌淡苔滑或沉细而滑。治以振奋心阳，化气利水。方以苓桂术甘汤加减。药用：茯苓、猪苓、桂枝、苍术、白术、瓜蒌、泽兰、泽泻、枳壳、桔梗、炙甘草。若肾阳虚衰，不能制水，水气凌心，症见心悸、咳喘、不能平卧、水肿、小便不利可用真武汤，温阳化气利水。真武汤中附子温肾暖土，茯苓健脾渗湿，白术健脾燥湿，白芍利小便，通血脉，生姜温胃散水。

4. 心脾气虚，血不养心

久病体虚或失血过多，耗伤阴血；或思虑过度，劳倦伤脾，化源不足，气血虚弱，心失所养，而见心悸气短，头晕目眩，少寐多梦，健忘，面色无华，神疲乏力，纳呆食少，腹胀便溏，舌淡红，脉细弱。治以补血养心，益气安神。方以归脾汤加减。药用：党参、炒白术、黄芪、当归、炙远志、酸枣仁、木香、丹参、茯苓、炙甘草。如有入睡不眠，茯苓改为茯神，方中可加五味子、柏子仁养心安神，也可以根据病情加入龙齿、龙骨、牡蛎、珍珠母以镇静安神。也可以在大队的补气养血中配伍少量肉桂以温宣阳气，鼓舞气血之生长。

5. 心血瘀阻，血不养心

由于风寒湿邪搏于血脉，内犯于心，心气被抑，瘀血阻脉，心神失养。症见心悸，胸闷不适，心痛时作，痛如针刺，唇甲青紫，舌质紫暗或有瘀斑，脉涩或结或代。治以活血化瘀，理气通络。方以血府逐瘀汤加减。药用：当归、生地、桃仁、红花、枳壳、赤芍、柴胡、甘草、桔梗、川芎、牛膝。胸部窒闷不适者，去生地之滋腻，加沉香、檀香、降香利气宽胸；胸痛甚者，加乳香、没药、五灵脂、蒲黄、三七粉等活血化瘀、通络定痛；兼气虚者，去理气之青皮，加黄芪、党参、黄精补中益气；兼血虚者，加何首乌、枸杞子、熟地滋养阴血；兼阴虚者，加麦冬、玉竹、女贞子滋阴；兼阳虚者，加附子、肉桂、淫羊藿温补阳气；兼挟痰浊，而见胸满闷痛，苔浊腻者，加瓜蒌、薤白、半夏理气宽胸化痰。

6. 气虚血瘀，心失所养

心气亏虚，气虚则行血不畅，久而血瘀。症见心悸时发时止，劳则尤甚，伴有胸痛，部位固定，神倦乏力，口淡，舌淡胖有瘀斑或瘀点，有齿痕，脉细涩。治以益气活血，宁心安神。方以保元汤合桃红四物汤加减。药用：炙黄芪、党参、白术、肉桂、当归、川芎、白芍、红花、桃仁、炙甘草。血虚者，加何首乌、枸杞子、熟地；阴虚者，加麦冬、女贞子、旱莲草；阳虚者，加附子、肉桂、仙茅、仙灵脾、巴戟天等；胸闷较重者，加枳实、桔梗、郁金等。

7. 痰火内生，扰乱心神

现代人多饮食肥甘，脾气虚弱，日久则痰热内生，蕴而化热，痰热内扰心神，故见悸时发时止，受惊易作，胸闷烦躁，失眠多梦，口干苦，大便秘结，小便短赤，舌红苔黄腻，脉弦滑。治以清热化痰，宁心安神。方以温胆汤加减。药用：川黄连、竹茹、枳实、半夏、橘红、生姜、茯苓、桂枝、炙甘草。头晕者，加天麻、菖蒲；心悸、失眠者，加远志、炒枣仁；大便干者，加生大黄、全瓜蒌；肢麻疼痛者，加鸡血藤、地龙、丹参。

8. 痰瘀交阻，心神失养

气血运行失调，到疾病后期，痰饮、瘀血病理产物堆积，影响心脏功能，症见心悸时发时止，胸闷胸痛、心慌气憋，脘痞纳呆，舌青苔腻。治以化痰祛瘀，理气通络。方以桃仁红花煎合温胆汤加减。药用：红花、当归、桃仁、香附、延胡索、赤芍、川芎、乳香、丹参、青皮、熟地、陈皮、茯苓、半夏、炙甘草、竹茹、枳壳、生姜。舌苔黄腻化热者，加胆南星、黄芩、黄连；心神不宁，心悸甚者，加磁石、龙齿；乏力心慌，动则气短者，加黄芪、太子参、麦冬；口唇紫暗，舌有瘀斑者，重用丹参30g；大便干结或解而不爽者，加大黄；失眠或寐而不安，惊惕者，加酸枣仁、柏子仁。

【常用药对】

1. 枳壳与桔梗

心主血脉生理功能的正常与肺朝百脉及主治节的生理功能

密切相关。全身的血液均通过百脉而汇聚于肺，可见肺与周身百脉和血液运行有密切关系。因此，血液运行的基本动力在于心气的推动，同时还赖于肺气的敷布和调节。肺失宣肃，或肺气虚弱，日久不愈，治节失司可影响心主血脉的功能，妨碍血液的正常循行，严重时可引起血行瘀阻，以致出现心律失常而见脉来促或结代。枳壳，《本草求真》云："桔梗专入肺，兼入心胃，辛苦而平。按书既载能引诸药上行，又载能以下气，其义何居？盖缘人之脏腑胸膈，本贵通利，一有寒邪阻塞，则气血不通。"《本经疏证》又云："气海肠胃之气皆不行，于是惊恐与悸作焉。惊者气乱也，恐则气下也，悸者气不行，则水内侵心也。桔梗……是开内之滞，通其出之道也……气通则阳旺阴消。"恰针对胸痹心悸阳微阴弦之病机。颜师临证常用质地轻扬、气味轻薄之桔梗以宣透通达。桔梗归经入肺，有助于恢复肺的宣降本性，配伍枳壳苦泄辛散、行气导滞以升降气机，一升一降，调畅气机，开通胸阳，行气活血，正所谓"大气一转，其气乃散"。此药用于治疗冠心病胸闷、胸痛、心悸等，常能收到满意疗效。

2. 柴胡与枳壳

《素问·五脏生成篇》曰："气行乃血流。"《血证论》谓"运血者则是气。"气机的调畅对保证血液运行有着重要意义。若情志怫郁，气机不畅，则血液运行必将凝滞，瘀血乃生。肝主疏泄，斡旋周身阴阳气血，使人的精神活动、水谷运化、气机流布皆宣通调达。一旦肝失常度，影响气之流通，可形成局部或全身的气机不畅或阻滞，造成气滞血瘀，诸疾从生。故治瘀必先理气，气行则血流自畅，治疗时可通过疏畅气机，达到活血化瘀的目的。理气诸药中，颜师推崇柴胡。柴胡辛行苦泄，善条达肝气，疏肝解郁，擅长治疗气滞不畅诸症，肝之疏泄生理得复，则气通血活。桔梗味辛、苦，性微温，《神农本草经》谓其"主治胸胁痛如刀刺，腹满，肠鸣幽幽，惊恐悸气"。世人只重其入肺经，却不晓惊恐悸气亦其所主。柴胡疏肝郁理肝气，肝为心之母脏，母旺则子健；桔梗宣肺，肺为心之克我之脏，肺金得桔梗则少阴之火化，不致克乘已虚之心火，故惊恐悸气得治。

3. 附子与酸枣仁

附子温通心阳，兴奋强壮，强心。酸枣仁滋养阴血，益心肝安心神。二药辛通酸收，温阳养阴并施，温而不燥，养而能通，兴奋寓静养，共奏温心阳养心阴安神之功。二药合用能调节心血管系统自主神经功能之紊乱，治心动过速、脉来期前收缩有效。以心阴阳两虚，阳虚无以温阳心神，心阴血不足无以柔养而虚烦不寐、心悸、心动过速、脉细数或脉律不齐者为宜。颜师多用于治疗冠心病房颤，效果显著。

【病案举隅】

杨某，男性，76 岁。2009 年 4 月 9 日初诊。以"反复心悸 2 年余，加重 1 周伴胸闷"入院。患者有冠心病病史多年，近年来反复心悸，上午发作明显。1 周来心悸频繁发作，伴有胸闷，无胸痛，心烦易怒，喜叹息。入夜不安，易惊醒，胃纳一般，二便调畅，舌淡红，苔薄黄，脉弦而结代。2009 年 3 月 18 日查 Holter 示多源房早（3206 次），房早成对。短阵阵发性和非阵发性房速（6 阵，散发，由 3206 次心搏组成）：心电图示 ST－T 改变。西医诊断为冠心病，心律失常；中医诊断为心悸；辨证属肝郁气滞，心神失养。治宜疏肝解郁，养血安神。予逍遥散合甘麦大枣汤加减。处方：茯苓30g，淮小麦30g，赤芍15g，白芍15g，灵芝15g，柏子仁15g，丹参15g，柴胡10g，当归10g，石菖蒲10g，苍术10g，白术10g，红枣10g，生蒲黄（包煎）9g，枳壳6g，桔梗6g，炙甘草5g，薄荷3g。每日1剂。

二诊：服药2周复诊，诉心悸明显好转，胸闷减轻，唯夜间入睡困难。原方去石菖蒲、生蒲黄，加黄连5g、肉桂2g。

三诊，患者症状改善，复查Holter示房早945次。继上方1个月。后心悸胸闷消失，夜间入眠安睡。

按：患者思有所虑，精神抑郁，以致肝气郁滞，气血失畅，肝失疏泄，不能藏魂；气滞血瘀，心脉受阻，心失所养，故见心悸；心不藏神，瘀阻血脉，心神失养而失眠。"治病必求于本"，气血失和为其本，首应治气治血，气机调畅，气和则血和。再者肝为木脏，心为火脏，根据五行学说，木能生火，肝为心之母，子病治母，故予逍遥散疏肝理气、甘麦大枣汤养血安神。方中枳壳与桔梗宣胸中大气，柴胡配桔梗，兼顾母脏与克我之脏，使气血调达，以致和平。全方突显理气以和血脉，此乃颜师治疗心律失常注重理气之临床经验，也是颜师气血辨证思想的充分体现。

第五节 冠状动脉介入术后再狭窄

【概述】

继 1977 年由瑞士科学家 Gruentzing 首次运用经皮冠状动脉腔内成形术（percutaneous transluminal coronary angioplasty, PTCA）取得成功后，随着导管技术、术者经验、支持系统、影像设备、辅助用药的进步，冠状动脉介入术已经成为治疗冠状动脉粥样硬化性心脏病的主要手段之一，手术成功率超过90%，并发症低于5%。然而尽管冠状动脉介入术对治疗冠状动脉狭窄、心肌缺血的即刻临床疗效满意，但术后 1 年内，特别是术后 6 个月再狭窄（restenosis, RS）率高达 30%～50%，影响冠状动脉介入术的长期疗效。

【病机新解】

冠状动脉粥样硬化性心脏病（CHD）属中医"胸痹""心痛""真心痛""厥心痛"等范畴，其基本病机为本虚标实，本虚以气虚、阳虚居多，标实以血瘀居多，痰浊亦不少。颜师根据"术后必伤气、术后必有瘀"的观点，认为冠状动脉介入术后瘀血仍是其基本病理因素，然而其本虚标实的病理状态将会出现新的变化。

一般而言，冠状动脉介入术后患者多有精神紧张或抑郁，肝郁气滞，气滞则血瘀，所以术后早期每易出现肝郁血滞之实证；情志变化日久，进而导致忧思伤脾，脾虚气结，气不化津，聚而为痰，或郁怒伤肝，肝郁化火，灼津成痰，痰浊与术后必留之瘀互结，以致脉络不利，痹阻心脉，形成痰瘀交阻之实证；而冠状动脉介入手术的实施，乃采取外力、机械手段祛除了本身的瘀血、痰浊等病理产物，其气虚之象依然存在，复加外源性创伤会进一步耗伤气机，久而久之，气虚及阳，且手术不可避免会损伤脉管，致使瘀血内潜心脉，从而出现气虚血瘀、阳虚血瘀之虚证。

【诊治精要】

颜师认为，冠状动脉介入术后再狭窄的基本病理为瘀血作祟，但在临床辨证论治中，却不宜盲目应用活血化瘀一味攻伐，以免造成"虚虚实实"之弊，在活血化瘀的同时，应注重调节气机、津液的正常运行，或辅以补气、温阳等法，以达固本清源之目的。一般而言，术后早中期或青壮年患者，多属实证，以肝郁血瘀或痰瘀交阻居多；术后中后期或老年患者，多属虚证，常表现为气虚血瘀或阳虚血瘀。此外，颜师在学术上主张"心病宜温"的观点，每在辨证基础上加入适当的附子、桂枝等辛温之品，以求气通血活的效果。

1. 肝郁血滞，心脉痹阻

冠状动脉介入术后患者精神、心理负担加重，情绪不稳，以性情忧郁或性情急躁易怒居多。情志久郁，肝失疏泄，肝乃心之母，故而病及心肝两脏。情志抑郁，气滞上焦，气滞则血脉运行不畅，形成瘀血，心脉为瘀血滞涩而痹阻不通。临床症见：心胸满闷，隐痛阵阵，痛无定处，时有叹息，急躁易怒，心悸时作，兼有胸胁、两乳胀痛，舌红苔薄腻，舌缨线存在，脉弦细。治以疏肝理气，活血化瘀。方以逍遥散加减。药用：柴胡、当归、赤芍、白芍、茯苓、苍术、白术、薄荷、葛根、丹参、生蒲黄（包煎）、石菖蒲、法半夏、炙甘草等。若气郁化火者，加丹皮、山栀以清泻肝火；胸闷甚者，加枳壳、桔梗以宽胸理气。

2. 痰瘀互结，痹阻心脉

瘀血与痰浊是冠心病的两个病理因素，冠状动脉介入术清除了血脉中陈旧的瘀血与痰浊，然而"术后必有瘀"，又产生了新的瘀血；瘀血阻遏津液流行，停滞成痰，痰浊与瘀血互结，痹阻心脉而致病。临床症见：心胸以刺痛为主，痛处固定，脘腹痞满，不欲饮食，肢体困重，神疲乏力，头重如蒙，口黏口苦，舌质暗，苔白黏腻，脉弦涩。治宜化痰祛瘀。方以黄连温胆汤加减。药用：黄连、半夏、陈皮、枳实、茯苓、生蒲黄（包煎）、石菖蒲、川芎、葛根、丹参、升麻、荷叶、片姜黄、苍术、白术、炙甘草等。心阳痹阻者，加全瓜蒌、薤白，取瓜蒌薤白半夏汤之义，以通阳散结。

3. 心气不足，运血无力

冠心病的形成与发展是一个长期耗气的过程，"术后必伤气"，故而冠状动脉介入手术致使心气愈加不足，气虚则运血无力，心脉失之濡养，血脉为之瘀滞不通。临床症见：胸中隐隐作痛，胸闷气短，动则心悸、喘息，时作时止，倦怠懒言，自汗盗汗，遇劳则甚，舌胖大或边有齿痕，舌质红而少津，脉细弱而无力。治拟益气养心，活血化瘀。方以李东垣清暑益气汤加减。药用：生黄芪、党参、麦冬、五味子、苍术、白术、葛根、川芎、降香、当归、黄柏、炙甘草等。自汗者，加桂枝、白芍以调和营卫；喜叹息者，加薄荷以顺气开郁；心烦失眠者，加桂枝、黄连，取交泰丸之义，交通心肾。

4. 心阳虚衰，心脉失养

冠状动脉介入术后，气虚日久，伤及心阳，心阳不振，胸阳不展，气血运行不畅，寒邪易乘虚而入，"两寒相得"，寒凝心脉，痹阻不通。临床症见：胸膺痞闷而痛，心痛彻背，背痛彻胸，气短喘促，形寒肢冷，面色苍白，遇寒则心痛加剧，舌淡胖或紫暗，苔薄白，脉细而微。治用温阳活血，通络止痛，参附汤加减，药用：熟附子、党参、桂枝、生蒲黄（包煎）、石菖蒲、甘松、葛根、丹参、当归、赤芍、白芍、炙甘草等。胸痛甚者，加降香、三七粉以活血止痛；下肢水肿者，加猪苓、茯苓、泽兰、泽泻以活血利水；心悸频发者，加茯苓、灵芝、酸枣仁、柏子仁以养心安神。

【常用药对】

1. 枳壳与桔梗

胸闷甚者，颜师喜用枳壳、桔梗配伍。张介宾有"气之在人，和则为正气，不和则为邪气"之说，枳壳与桔梗配伍，一升一降，调畅气机，开通胸阳，有行气活血之妙，且升降相宜，顺应脏腑气机之正常功能，使"不和"之邪气"和"而为正气。

2. 石菖蒲与生蒲黄

胸痛甚者，颜师习用石菖蒲、生蒲黄配伍。《本草纲目》曰："菖蒲气温，心气不足者用之。"又曰："蒲黄凉血，活血，止心腹诸痛。"石菖蒲舒肝气，化脾浊；蒲黄主入血分，兼行气分。二药气味芳香，功能行气血、化痰瘀、开心窍，使通则不痛。

3. 茯苓与灵芝

心悸甚者，颜师常用养心安神药，其中尤善用茯苓、灵芝配伍治疗心律失常。《本草纲目》曰："后人治心悸必用茯神，……然茯苓未尝不治心病也。"《神农本草经》曰："灵芝保神。"冠状动脉介入术后心律失常多由心气虚弱，心神失养所致。应用茯苓、灵芝配伍，养心宁心，安神保神，有事半功倍之效。

【病案举隅】

金某，女，54岁。2003年1月18日初诊。患者有高血压病病史10余年，冠状动脉粥样硬化性心脏病史3年。2003年1月因胸痛剧烈发作而入院，行冠状动脉造影示：LM正常，LAD中段近D1对角支处狭窄95%；遂行冠状动脉介入术，术后规律服用阿司匹林、氯吡格雷等。2003年6月胸痛复发，再行冠状动脉造影示：LAD近中段原支架前及支架内完全闭塞，复行冠状动脉介入术。术后仍感胸闷胸痛，动则喘甚，心中悸动，畏寒肢冷，面色苍白，精神疲惫，舌紫、苔中剥，脉沉细。诊断为冠状动脉介入术后再狭窄。中医辨证为阳虚阴凝。治以温阳益气，活血祛瘀。处方：熟附子5g，桂枝3g，生地15g，党参10g，苍术10g，白术10g，生蒲黄（包煎）9g，石菖蒲15g，葛根10g，丹参15g，当归10g，赤芍15g，白芍15g，水蛭5g，三七粉（吞服）4g，茯苓30g，黄柏5g，炙甘草5g。水煎服，每日1剂，早晚温服。

二诊：服上方出入3个月余，于10月30日再行冠状动脉造影示：LAD中段、支架前40%狭窄，远段40%狭窄，支架内无明显狭窄，RCA远段PD分叉前30%狭窄。患者胸痛偶发，程度减轻，仍时有胸闷心悸，动则气促，精神萎弱，舌淡苔薄白，脉细。中医辨证为气虚血瘀。治以益气活血。处方：

生黄芪 15g，党参 10g，麦冬 10g，五味子 6g，枳壳 6g，桔梗 6g，石菖蒲 15g，生蒲黄（包煎）9g，黄连 3g，桂枝 2g，赤芍 15g，白芍 15g，煅龙骨 30g，煅牡蛎 30g，灵芝 15g，黄柏 6g，炙甘草 5g。水煎服，每日 1 剂，早晚温服。

三诊：上方服用 3 个月余，诸症悉平，2004 年 1 月 5 日行冠状动脉造影检查示 LAD 近中段及支架内无狭窄。

按：本例初诊时苔中剥，本不具备补的条件，但其畏寒肢冷、面色苍白，一派阳虚表现，故须温阳通脉，取附子之助阳补火散寒；复因手术后必有瘀血内潜心脉，以致胸痛频发，故须活血祛瘀，取参附汤加减最为合拍。颜师认为，附子为百药之长，功兼通补，温补阳气有利于气血复原，散寒通阳则可使气血通畅，对反复不愈的难治病，在辨证的基础上酌加附子，可收到意想不到的效果，恐其太热，可用生地监制。桂枝、赤芍、白芍辛温通阳，调和营卫；水蛭逐瘀破血，初用水蛭，剂量宜小，渐次加重，使瘀结之凝血缓缓消散，达到气血调和；三七擅长化瘀止痛；苍术、白术健脾醒脾以防诸药败胃；黄柏顾护阴液；炙甘草调和诸药。诸药合用，俾阳气得复，瘀血得消，故胸痛自除。复诊时，以胸闷心悸为主，辨证已转为气虚之象，故取李氏清暑益气汤以固本清源，俾心气得复，瘀血得消，心脉畅通，则诸症悉平。

第六节　脑梗死

【概述】

脑梗死又称缺血性脑卒中，是由诸多原因引起的脑血流中断，使局部脑组织因缺血缺氧产生坏死，从而出现相应区域神经功能缺损。脑梗死主要由脑动脉粥样硬化引起管腔狭窄，血流减少或完全闭塞所致，具有发病率高、病死率高与致残率高等特点，严重威胁患者的生存。

脑梗死属于中医"中风"范畴。中医认为中风证是以猝然昏倒，不省人事，并有口眼㖞斜，半身不遂，语言不利，或者不经昏仆而仅以㖞僻不遂为主证的一种疾病。《黄帝内经》记载："虚邪偏客于身半，其入深，内居营卫，营卫稍衰，则真气去，邪气独留，发为偏枯。"唐宋以前多以"内虚邪中"立论，如《金匮要略》有"络脉空虚，风邪入中"的记载。金元时期各医家多以"内风"立论。中风的病因病机不外乎本虚标实，上盛下虚，标实不外乎于风（肝风），火（肝火、心火、痰火），痰（风痰、湿痰、痰热、痰浊），气（气逆），血（血瘀）。急性期多为标实证候为主，恢复期及后遗症期多为虚实夹杂。

【病机新解】

脑梗死是由于怒气上攻、饮食不节、瘀血阻滞等原因引起脑脉痹阻而成。其病机为阴阳偏胜，气血逆乱是其本，在标为风火交错，痰浊壅塞，瘀血内阻，脑络受损，清灵之气不能与脏气相接，形成本虚标实、上盛下虚的证候。

颜师认为，脑要发挥其主元神的功能，必须以气血的濡养和气机的升降有序为先决条件。若气机逆乱，瘀血上停于脑，阻于脑络，则见突然昏仆、言语不清、半身不遂或身体麻木等症。一般而言，中经络者，正气虚而不甚，邪虽盛而病位浅，病情为轻，病机与治疗思路的重点为气血亏虚，肝阳上亢，气火上逆，痰浊、瘀血痹阻脑络；中脏腑者，邪气炽盛，正气虚衰，病位较深，病情危重，其病机多为阳气虚脱，气火上扰心神；后遗症期乃气血呆滞，以气虚血瘀为多。

【诊治精要】

颜师多年来致力于脑病研究，他认为脑为清净之腑，宜用清法，中风亦然。中风初期临床表现为痰瘀交阻，颜师认为此时忌用温补法，故多选清热豁痰开窍之品。"高巅之上，唯风可到"，故颜师治疗中风脑病多加入祛风药。此外颜师还善用虫类药物，尤其是水蛭、广地龙，以搜风活络，在脑梗死急性期应用，有顿挫病势的惊人功效。同时还善用脑病引经药如石菖蒲、通天草、川芎、水蛭、生蒲黄，均有开通心窍之功。

1. 肝阳化风

五志过极，暴怒伤肝，则肝阳暴涨，引起气血逆乱，上扰脑窍而发中风。症见半身不遂，偏身麻木，舌强语謇，或口舌歪斜，眩晕头痛，面红目赤，口苦，咽干，尿赤便干，舌红或红绛，苔白，脉弦大。治以平肝熄风，清热止痉。方药常选用羚羊钩藤汤加天麻、首乌、当归。"医风先医血，血行风自灭"，行血之药当以养血祛风、平肝熄风为后盾，外则可以疗筋脉失养，上则可治头目不利。药用：羚羊角、钩藤、桑叶、菊花、白芍、生地、当归、甘草、肉桂、贝母、竹茹、茯神、甘草。若痰多加竹沥、半夏、胆南星；窍蒙加石菖蒲、远志、益智仁；肢体瞤动加僵蚕、刺蒺藜、地龙；口眼㖞斜加白附子、全蝎、防风；下肢痿弱加牛膝、菟丝子、枸杞。用于小中风或中风后遗症期血压上下波动者颇有效验。

2. 痰蒙清窍

痰浊泛滥上凌，壅塞清窍，症见中风昏仆，目瞪口呆，牙关紧闭，吼中曳锯，鼻鼾气粗、两手握固、苔腻脉洪滑，此属中风闭证，亟以开其闭塞为急务。方选导痰汤合三生汤加减。药用半夏、胆南星、白附子、石菖蒲、茯苓、陈皮、羌活等。痰浊化热者可用黄连温胆汤。药用黄连、竹茹、枳实、半夏、陈皮、甘草、生姜、茯苓。牙关不开者，可用乌梅肉擦其牙，取其酸能抑木、摄纳肝阳、化刚为柔之功。神昏者可用石菖蒲开，鲜者 120～250g 捣汁调猴枣散灌服，干品 60～90g 水煎服，或配以半夏同煎以豁痰浊，或配以羚羊角粉鼻饲，以开窍平肝。

3. 气火上逆

中风发生虽在顷刻之间，然气血逆乱必起源于最初的气血失调，继而气血乖违，诱因骤加，逆乱之局猝莫能制。《素问·生气通天论》谓："阳气者，大怒则形气绝，而血菀于上，使人薄厥。"中风多由七情过度，气血郁结化火，气火上逆冲脑，清窍受阻所致，症见突然昏仆，牙关紧闭，口噤不开，两手握固，大小便闭，肢体拘紧，或面赤身热，气粗口臭，躁扰不宁。治宜清火降气，熄风开窍。神昏而烦躁者宜投安宫牛黄丸，药用牛黄、犀角、麝香、黄连、黄芩、栀子、郁金、冰片、雄黄、朱砂、珍珠、金箔。神昏而抽搐者用紫雪丹，药用石膏、滑石、寒水石、羚羊角、犀角、升麻、玄参、炙甘草、朴硝、硝石、麝香、木香、丁香、沉香、朱砂、磁石、金箔。神昏而惊惕者用至宝丹，药用犀角、牛黄、玳瑁、龙脑、麝香、安息香、朱砂、琥珀、金箔、银箔、雄黄，用人参汤送服，益气扶正，防止辛香开窍耗散正气。三宝为治疗中风的抢救药品，最能体现清火泻热、熄风降气、开闭宣窍的综合治疗方案。身体极度虚弱的患者可用人参汤化服，强化醒神开窍的作用，提高急救功效；痰多的患者可用生姜汁化服，增强化痰功效。

4. 阳气虚脱

若阳气虚竭于下，无根之火，仓促飞腾，气涌痰奔，上蒙清窍，可见忽然痉厥，而出现目合，手撒，冷汗淋漓，二便自遗、气息俱微之证。多见于中风的病情危笃时，以阳气虚脱为多，或为阴阳俱脱，治宜扶正固脱。阳气虚脱以独参汤或参附汤。固阳气暴脱，非人参不能救危于顷刻。若阴脱于里，阳亏于外，独参汤犹恐不及，必须配以气雄性烈的附子，方可有济。如属阴阳俱脱则用地黄饮子合生脉散，药用黄芪、党参、熟地、山萸肉、肉苁蓉、巴戟、熟附子、肉桂、麦冬、石斛、五味子、石菖蒲、远志、云苓、大枣、生姜、薄荷。临床所见，脱证往往表现为虚实相夹，内闭外脱，因此，治疗既要救脱，又须开闭，在运用上述方药时，常配以羚羊角、竹沥、姜汁及导痰汤，至宝丹等平肝潜阳、豁痰开窍。

5. 气虚血瘀

脑梗死多发于老年人，老年人多有气血亏虚，再加以诸多病理因素的侵袭，则气更虚、血更瘀。中风所致偏枯，古称尚有痿厥、风痱、肉苛等，总指肢体痿废而言，它与中风急性期风动痉厥、肢体强直拘急不同。清代王清任说中风为"元气亏五成，下剩五成""若元气一亏，经络自然空虚……无气则不能动，不能动，名曰半身不遂"。创制补阳还五汤，药用黄芪、当归尾、赤芍、地龙、川芎、红花、桃仁，重用补气药，与少量活血药相伍，使气旺血行以治本，祛瘀通络以治标，标本兼顾；且补气而不壅滞，活血又不伤正。合而用之，顿使血借气威，直达病所，临床确能屡建奇功。当然也不废痰浊内阻之论，痰瘀同源，均属脉道淤塞之由，若能参合二陈、涤痰、温胆之类，其效益彰。

【常用药对】

1. 石菖蒲与生蒲黄

详解见 160 页。

2. 水蛭与通天草

详解见 161 页。

3. 独活与豨莶草

详解见 161 页。

【病案举隅】

章某，男，76 岁。2005 年 4 月 15 日初诊。患者于 1 个月前出现脑梗死。遗留右侧肢体无力（查右侧肢体肌力Ⅲ度），不能行走，头晕，胸闷且痛，大便不畅，舌红、苔薄黄，脉小迟。证属痰瘀交阻，郁而化火。予黄连温胆汤化裁。处方：黄连 3g，枳实 10g，法半夏 10g，陈皮 6g，茯苓 30g，黄芩 5g，厚朴 10g，蔓荆子 6g，独活 10g，广地龙 10g，水蛭 3g，葛根

15g，丹参 15g，川芎 15g，决明子 30g，木瓜 15g，川牛膝 15g，怀牛膝 15g，炙甘草 5g。水煎，每日 1 剂分 2 次服。

二诊：2005 年 6 月 10 日。下肢乏力好转，能在他人搀扶下行走，头晕、胸闷平，胃纳一般，夜寐安，舌红苔薄，脉弦。原方加入威灵仙、豨莶草、秦艽等祛风湿药以活血通络。

三诊：下肢乏力改善，头晕胸闷不显，舌脉同前，如是调治 3 个月，病情基本改善。

按：颜师认为缺血性脑血管病虽属血瘀脑部，但"风邪入脑"是主因，又风药具轻扬升散之性，既能疏散风邪，调畅血脉，又能引导活血化瘀药上行而发挥作用，故临床喜用祛风药以提高疗效。全方以黄连温胆汤为基础进行化裁。方中黄连、枳实、半夏、陈皮、茯苓、黄芩、厚朴清热豁痰；地龙、水蛭破血逐瘀、通经活络；配以蔓荆子祛风清利头目；独活祛风、强筋骨；木瓜、川牛膝、怀牛膝引血下行，且利骨节；葛根祛风解痉以醒脑；治风先治血，故以川芎、丹参通利脉道，并引气血上行头目，下行血海；决明子润肠通腑醒脑；后期加入祛风湿药意在疏通经络、活血祛瘀。

第七节　血管性痴呆

【概述】

血管性痴呆是一组由脑血管疾病导致的智能及认知功能障碍综合征，是老年性痴呆的常见病因之一。血管性痴呆多有卒中史，是老年人中风之后脑功能失调与智能衰退为主症的病证，常表现为波动性病程或阶梯式恶化。根据病因及病理不同，血管性痴呆主要包括多梗死性痴呆、多发性腔隙性梗死痴呆、大面积脑梗死痴呆、皮质下动脉硬化性脑病、脑淀粉样血管病痴呆、缺血和缺氧性低灌注综合征引起的痴呆、出血性病变引起的痴呆等。

本病属于"痴呆""呆证"范畴。古代有关痴呆的记载最早可能始于先秦时期《左传》"白痴"之说。明代张景岳开始了对痴呆的系统论述，在《景岳全书》中，首先将"癫狂"和"痴呆"合为一篇，提出七情所伤是导致痴呆发生的主要病因，而心气虚、痰瘀阻闭心窍为其主要病机，并认为其病位主要在心。《临证指南医案》谓"中风初起，神呆遗尿，老年厥中显然"，指出中风也是导致痴呆的一种病因。王清任在《医林改错》提出"灵机记性在脑不在心"，明确指出认知功能与脑的功能相关，并认为其病机是"气血凝滞，脑气与脏腑气不接"，开启后世从气血辨治痴呆之门。

【病机新解】

中医认为痴呆病位在脑，病因与肾、心、肝、脾四脏关系最为密切。脑为"髓海""元神之府"，脑髓充足，才能神清气灵；而中风之后髓海不足，必然神呆气钝，失其清灵。老年人肾气虚衰，阴精不足为本，中风之痰瘀犯脑为标。标本兼有之，故元神失养，神明失聪，脑失其养进而产生气血乖违瘀滞，蒙蔽清窍，意识异常而发为痴呆。可见血管性痴呆与气血失常有直接关系。而从寒热辨证角度看，颜师认为，虽然血管性痴呆临床症状多样，但热证较为常见，病机不外乎肝郁之体，最易化火生热，每遇不遂，常诱发内火中生，灼损心脑；

气机易郁，痰浊瘀血易成，久则郁而化火，灼损脑髓。久病则伤气，出现气虚、阴伤，继而出现阳虚之证。

【诊治精要】

根据"脑喜静谧"的生理特点以及脑血管疾病"脑髓纯者灵，杂者钝"的基本病机，基于多年的临床实践，颜师提出"脑病宜清"的治疗思路，而在运用清法治疗血管性痴呆时，颜师特别注意不过用寒凉之品，以图一时之快。其用药以轻灵见长，并随热邪的消退，逐渐以性味平和之药调之。

1. 火热扰神

肝郁日久化火，引动心火，心肝之火扰乱神志所致，诚如清代名医王学权在《重庆堂随笔》中指出："水清明而火昏浊，此智愚之别。盖脑为髓海，又名元神之府，水足髓充，则元神清湛而强记不忘矣。若火炎髓竭，元神渐昏，未老健忘，将成劳损也希疑？"临床表现以妄思离奇、幻视幻听、动而多怒、躁狂打骂、喧扰不宁为主，诚如《医学衷中参西录》所谓"大抵此病初起，先微露癫意，继则发狂，狂久不愈，又渐成癫。"故临证借鉴传统中医"癫狂"理论进行辨治。治宜清泄肝火、清心开窍。方选黄连解毒汤、犀角地黄汤加减。药用：黄连、黄芩、黄柏、山栀、水牛角、生地、丹皮、白芍等。颜师临证以黄连、苦参、连翘心、麦冬等组成清心开窍法，治疗本病行为和精神症状取得较满意疗效，同时发现清心开窍法对提高患者的认知功能障碍也有一定的效果。

2. 痰热扰神

七情所伤，肝郁气滞，气滞而痰结，蒙蔽清窍，脑脉不通，脑气不得与脏气相接，日久生热化火。神明被扰，症见表情呆钝，智力衰退，或性情烦乱，哭笑无常，喃喃自语，伴不思饮食，脘腹胀满，痞满不适，口多涎沫，舌红，苔黄腻，脉弦滑。治以清热除烦，豁痰开窍。方用黄连温胆汤。药用：川连、竹茹、枳实、半夏、陈皮、甘草、生姜、茯苓。若痰火伤阴，出现狂势渐减，形瘦面红，舌质红，脉弦细等肾精亏虚之象者，转以《景岳全书》服蛮煎，清心滋水，安神开窍。药用：生地、麦冬、芍药、石菖蒲、石斛、丹皮、茯神、陈皮、木通、知母。痰火胜者，加贝母、胆星；阳明火盛，内热狂叫者，加石膏；便结胀满多热者，加大黄；气虚神困者，加人参。

3. 气滞血瘀

《辨证录·呆病门》谓"大约其始也，起于肝气之郁"。神志活动虽总归于心，但与肝的疏泄功能密切相关，肝气郁结，升发不足，气机疏通和畅达受阻，气滞而血瘀，瘀血闭阻心窍，从而出现焦虑、抑郁、烦躁等症状。且肝郁易于化火，患者除表现为神呆失记外，多有肝郁血瘀的证候，或哭笑不休，詈骂歌唱，不避亲疏、胸胁闷痛、夜寐多梦。临证应理气活血。辨证选用癫狂梦醒汤。药用：桃仁、柴胡、香附、木通、赤芍、半夏、腹皮、青皮、陈皮、桑白皮、苏子、甘草，并常配伍应用祛风方药，因其味辛性散，善于开发郁结，宣畅气机，引经透络，从而有利于血脉调畅。如取薄荷、桑叶、菊花清肝熄风以解郁；白芷、细辛辛散开窍以醒神。非药物疗法也颇为可取，如收听悦耳的音乐、参加社区组织的活动、到户外参加体育锻炼等。患者的其他家庭成员应给予患者格外的关照，经常与患者谈论他/她感兴趣的话题，使之能感受到家庭的温馨。

4. 气虚血瘀

头为诸阳之会，至高至上之地，容不得半点污秽之物，故古人有"脑髓纯者灵，杂则钝"之说。人至老年，长期受到六淫七情等干扰，导致脏腑之气虚弱，不能推动血液，而产生瘀血。若瘀血随经脉流行入脑，与脑内精髓错杂，致使清窍受蒙，脑络痹阻，灵机呆钝，则出现遇事善忘，表情呆滞，易烦易怒，妄思离奇，日夜颠倒等症状。同时，由于瘀血内阻，使脑气与脏气不接，气血无法上注于头，脑失所养，日久则脑髓枯萎，导致病情进行性加剧，出现表情呆板，懈怠思卧，二目失神，记忆思维丧失等症状。治宜益气升阳，活血醒脑。方选李东垣清暑益气汤加活血药加减。药用：黄芪、党参、五味子、葛根、苍术、白术、泽泻、黄柏等，并参以丹参、川芎、赤芍、生蒲黄等加强活血化瘀之功。颜师习用通天草一味，清轻上逸，引诸药直达于脑，剿抚兼施。

5. 阳气虚衰

痴呆终末期，患者表现出阳气虚衰，正气大亏的诸多征象。如终日卧床不动，表情淡漠，与周围环境无正常接触，无法进行交流，动作明显减少，或有肢体痉挛，两便失禁，脉多沉细，舌质多偏淡紫。最终可因感染或全身多器官功能衰竭而死亡。《脉因证治》曰："血气者，身之神也，神既衰乏，邪因而入。"故此刻当以扶阳为主，以冀延长寿命，提高生存质量。治宜温补阳气，益肺固表。方用玉屏风散加制附子、仙灵脾、巴戟天、桂枝等，若患者发热咳嗽，可投以小青龙汤、苓桂术甘汤等温化痰饮之方。若卧床不起、两便失禁则宜投以温补、收涩方药，以张景岳巩堤丸加减，药用制附子、韭菜子、补骨脂、益智仁、熟地、菟丝子、山萸肉、五味子，并重用桑螵蛸 30g、金樱子 30g，也可取得较好疗效。

【常用药对】

1. 龟甲与龙骨

心藏神，肾藏志，肝藏魂。神魂不守，则意志衰退。肾主骨生髓，脑为髓之海，髓海不足，则脑转耳鸣，记忆力减退，读书善忘，神魂不守则失眠。龟甲滋养肾阴、填精补髓，为主药；龙骨平肝潜阳，收魂入肝。二药相互为用，使神魂得安而达安神之效。

2. 远志与石菖蒲

石菖蒲辛温，芳香利窍，善宣气除痰、开窍醒神。远志辛苦微寒，祛痰、安神益志。石菖蒲偏辛以宣其痰湿，远志偏苦降以泄上逆之痰。二药合用，相辅相助，使气自顺而壅开，气血不复上菀，痰浊消散不蒙清窍，神志自可清明。一般远志用 10g，石菖蒲用 10g。远志、石菖蒲伍用，名曰远志汤，出自《圣济总录》，可治久心痛。药理研究表明其有抗自由基、抑制自由基对脑组织的损伤的作用。颜师临床多用于痰浊蒙蔽心窍之神志不清、惊痫癫狂、失眠、健忘等证。

3. 犀角与生地

犀角苦寒，清血热，解温毒，解心热，《本草经疏》云："犀角，今人用治吐血、衄血、下血，伤寒蓄血发狂，谵语，发黄，发斑，疮痘稠密热极黑陷等证，皆取其入胃入心散邪清热、凉血解毒之功耳。"目前我国多用水牛角代替。明代医家李时珍在《本草纲目》中写道："（水牛角）煎汁，治热毒风及壮热。"水牛角性寒味咸，有清热、凉血、解毒之效。对于有神昏谵语、幻视、幻听表现的血管性痴呆患者，用之尤其适宜，颜师常用水牛角至30g。与生地相须配伍可加强凉血清脑之功。

4. 黄连与黄芩、黄柏

黄连、黄芩、黄柏为临床常用苦寒药，称之为"三黄"，均具清热燥湿、泻火解毒之功，常相须为用，但也同中有异，各有所长。临床常用于治疗时行热病、痢疾泄泻、疮毒游丹等。颜师认为，气滞血瘀是脑血管病的早期病机，痰瘀交阻是气滞血瘀的病理结果，往往出现在脑血管病中后期阶段。痰瘀一经形成，则缠绵难化，互为转化，贯穿疾病始终。痰瘀内生湿热，上犯心脉脑窍，结滞于络脉，使气血无法敷布灌注，运行失畅，心神失养，髓海受损而心脑发病。因此，颜师临床上对心脑血管病本着同中有异、异中有同的原则，谨守病机，常取清法，灵活运用"三黄"以清湿热，消痰瘀，用之得当，往往可立竿见影。现代研究亦表明"三黄"等清热解毒中药具有不同程度的抑制过氧化脂质的生成及消除氧自由基、降血脂、抗动脉粥样硬化、降血糖及抗变态反应等功效，对脑血管疾病有明显预防及治疗作用。

【病案举隅】

嵇某，男，82岁。2005年12月25日初诊。患者认知功能下降有2年之久，头颅CT提示：右侧基底节脑梗死，近1个月来，患者认知功能下降明显，定向错误，伴有幻听、幻视、幻想，性情急躁易怒，甚则打人毁物，哭笑无常，日夜颠倒，夜寐不安，胃纳一般。大便秘结，约1周一行，舌红苔薄黄，脉细数。西医诊断为血管性痴呆，中医辨证为心火上亢，扰动清窍。治以清心开窍。处方：黄连3g，黄芩5g，黄柏5g，山栀 3g，苦参 15g，石菖蒲 30g，茯苓 30g，远志 10g，郁金 15g，生大黄（后下）10g，川芎 15g，蔓荆子 15g，防风 10g，潼蒺藜 15g，白蒺藜 15g，苍术 10g，白术 10g，通天草 9g。

二诊：2006 年 1 月 15 日。患者认知功能略有改善，急躁易怒好转，夜寐转安，大便传畅，舌苔同前，继于上方。

三诊：2006 年 2 月 20 患者精神行为症状平稳，吵闹已平，少有幻觉出现，认知功能略有好转，时好时坏，生活基本可以自理，大便 2 日一行，夜间能安然入睡。

按： 本例为血管性痴呆中晚期，患者性情暴躁，打人毁物等，此属于火旺阳亢之症，为心火上扰清窍，治"宜清"，故取黄连解毒汤加减。黄连、黄芩、黄柏、山栀清三焦之火，且山栀导热下行，热清则神亦清；茯苓、石菖蒲、远志、郁金为定志丸出入，与清心之品合用，共同发挥清心开窍之功，可改善记忆力下降；"久病必有瘀"，生大黄清血分之热，并助血行；川芎、蔓荆子、防风、潼蒺藜、白蒺藜祛风醒脑；通天草引药上行。诸药合用，热邪得祛，脑脉得清，瘀血得除。邪祛则诸症好转。

第八节　糖尿病

【概述】

糖尿病是由胰岛素分泌缺陷和（或）作用障碍所引起的一组以慢性血葡萄糖水平增高为特征的代谢性疾病，典型表现为"三多一少"症候，即多尿、多饮、多食和体重减轻。持续的高血糖以及脂肪、蛋白质代谢紊乱可引起全身多系统损害，导致眼、肾、神经系统、心脏、血管等组织器官的慢性进行性病变、功能障碍及衰竭；若得不到及时恰当的治疗，则可发生心脏病变、脑血管病变、肾功能衰竭、双目失明、下肢坏疽等，成为临床致死致残的主要原因。病情严重或应激时可发生急性严重代谢紊乱，如糖尿病酮症酸中毒、高渗性昏迷等。另外，糖尿病患者常伴有皮肤瘙痒，尤其是外阴瘙痒等皮肤感觉异常，且易合并多种感染。

【病机新解】

糖尿病属于中医"消渴"范畴，或作"痟渴"。《素问·奇病论》谓："肥者令人内热，甘者令人中满，故其气上溢，转为消渴。"中医学无"胰"之脏，颜师认为从其生理功能来看，当隶属于中医学"脾"的范畴，颜师传承其父国医大师颜德馨教授"脾胰同源"之说，认为"脾不散精"与西医的"胰岛素抵抗、胰岛素缺乏"相似。糖尿病基本病机乃本虚标实，以气虚阴虚为本，湿热瘀结为标，标实证轻，本伤病重。若病延日久，往往由阴虚、气虚发展为阳虚、阴阳两虚，其中，气虚阴虚乃为常，阳虚火衰乃为变。

根据"气为百病之长，血为百病之胎"的理论观点，颜师指出糖尿病病机与气血密切相关。糖尿病是病机复杂、变化多端的难治病，在其缓慢的发展过程中，气血病机也时时处在动态演变中。一般而言，在糖尿病初期或仅体检发现血糖升高者，以中土壅塞、湿热阻滞中焦为其主要病机，患者病程短，并发症少而轻；中期患者以脾气虚弱，不能散布精微为其主要病机，脾虚生湿，水湿蕴结而化热，病程较长，并发症较多；

后期湿久化热，既伤阴血，也易伤阳气，故以脾肾不足为主要病机。此外，值得注意的是糖尿病引起的湿热、气虚、阴亏等均可导致血行不畅，瘀血内生。故而，瘀血这一病理因素贯穿于糖尿病的病程发展中。

【诊治精要】

颜师认为糖尿病基本病机为气阴两虚，湿热瘀结，临床辨证用药应视气血病机变化而施治。一般而言，初期以清热燥湿为主；中期健脾益气，辅以清热化湿；后期以益气养阴为主，辅以清热化湿，若合并阳虚，则辅以温阳之品。"脾胰同源"，颜师在治疗糖尿病时，主张顾护中焦，健运脾胃，运用运脾之法治疗"胰"的病变。值得注意的是，在糖尿病漫长的病程中，瘀血阻络贯穿其中，瘀血由轻到重循序渐进，因此，不应只有变证出现时才使用活血化瘀药物，而应根据糖尿病多瘀、必瘀之特点将活血化瘀的治疗贯穿疾病的始终。在糖尿病实际诊治过程中，湿热、血瘀、气虚、阴虚、阳虚等常错综复杂，故临床处方遣药过程中亦应同时兼顾。

1. 湿热内阻

《素问·至真要大论》曰："诸湿肿满，皆属于脾。"现代人长期过食肥甘醇酒厚味，久之则导致脾胃功能受损，脾虚日久，内生痰湿，中焦气机失于斡旋则郁而化热；且肥甘、辛辣、醇酒之物性味燥热，湿郁日久，易从热化，从而形成湿浊内阻，郁而化热，壅滞中焦。临床症见：空腹血糖偏高，脘腹胀满，大便秘结，口中浊气，多食易饥，舌红苔薄白腻或薄黄腻，脉弦滑或滑数等。治当清热燥湿为主。方以颜德馨教授经验方"消渴清"或葛根芩连汤加减。药用：苍术、知母、生蒲黄、地锦草、黄连、黄芩、黄柏、白术等。若见口气臭秽、口渴喜冷饮，饥饿感明显，则加白虎汤以清热泻火；若见烘热汗出，心烦寐差，则参当归六黄汤以滋阴清热。

2. 脾气亏虚

"脾为生化之源"，脾气亏虚，运化失司，不能转输饮食化生的精微物质，精微不循常道，谷精溢于血中，可使血糖升高；清气不升反降，流于膀胱而使尿糖升高。临床症见：空腹和（或）餐后血糖偏高，形体消瘦，神疲乏力，头晕阵阵，胃纳欠佳，口淡口黏，舌淡红苔薄白或薄白腻，脉细弦或细弦滑等。治以益气健脾为主。方以妙香散合四君子汤加减，药用：生黄芪、党参、山药、桑叶、薏苡仁、茯苓、苍术、白术、地锦草等。其中山药为健脾敛阴之品，熬粥长期食用，乃消渴病食疗之良方；颜师习用苍术运脾，使脾气健运，精微输布而不逗留于血液之中，使血糖恢复至正常，不致病情进一步发展，不治渴而渴自止。若见大便溏而不爽，舌苔黄腻，脉滑数，则加葛根芩连汤以清利湿热；若见小便频数，则加补中益气汤以加强补益脾气，正所谓"中气不足，溲便为之变"。

3. 气阴两虚

元气遭受湿热之戕害，必然出现气虚；湿热化燥，或燥热久羁，煎熬津液，导致阴液亏虚。中气既馁，阴血亦伤，从而出现气阴两虚的病理状态。临床症见：形神困倦，少气乏力，自汗盗汗，口干便难，或大便溏薄，舌胖嫩，边有齿痕，或舌剥裂而干，脉细弱等。治宜补气养阴。方以东垣清暑益气汤合玉液汤合玉泉丸加减。药用：生黄芪、党参、天冬、麦冬、生地、熟地、怀山药、天花粉、葛根、五味子、白芍、石斛、北沙参、苍术、白术、黄柏、知母等。如元气不足，神疲乏力明显，则配保元汤以加强补益元气；如阴虚阳亢，头晕目眩明显，可辅以三甲复脉汤以滋阴敛阳；如湿热胶结不化，则加用黄连解毒汤，取其苦寒坚阴之功。

4. 阳气虚弱

糖尿病病久必然造成脏腑功能的减退，而功能减退的重要标志之一，便是脏腑阳气的衰退；另一方面，长期使用苦寒药物亦易耗伤阳气，故病程较长的糖尿病患者，在气阴两亏的病机基础上，多兼见阳虚之证，其中尤以脾肾阳虚者多见。正如赵献可所谓："命门火衰，不能蒸腐水谷之气。不能熏蒸上润乎肺，如釜底无薪，锅盖干燥，故渴。至乎肺，亦无所禀，不能四布水精，并行五经，其所饮之水，未经火化直入膀胱，正谓饮一升尿一升，饮一斗溺一斗，试尝其味，甘而不咸可知矣。"临床症见：腰膝酸冷，夜尿频频，大便溏薄，舌淡胖大或舌质紫暗，脉沉细迟等，同时出现血管病变等并发症。治当温补脾肾阳气。补脾阳。理中丸温肾阳以附桂八味丸加减，药用：制附子、桂枝、肉桂、干姜、炮姜、吴茱萸、党参、苍术、白术、茯苓等。颜师认为小剂量温热药有激发胰岛功能作用，因此，常于清热药中酌加辛温之品，一者温脾肾之阳，使釜底有火，二者清热苦寒药与辛温之品相伍，可防止苦寒伤阳，同时辛开苦降，开畅中焦。

5. 瘀血阻络

消渴日久，元气亏虚，而气为血帅，气虚推动无力则血行不畅，脉道瘀阻；或阴虚内热，耗灼营血，阴血亏损则脉道不充，血行不畅；或阴损及阳，导致阳气虚弱，鼓动无力，阳虚则寒，寒凝血脉；加之消渴病程日久，"久病入络""久病必有瘀"，故瘀血乃消渴常见之证。临床症见：舌质淡暗或暗红，舌下静脉青紫怒张，指甲色泽紫暗，肌肤甲错，肢体或麻木或疼痛，月经色暗或伴有血块等。治宜活血化瘀。方以血府逐瘀汤加减。药用：当归、川芎、桃仁、红花、鸡血藤、牛膝、水蛭、赤芍、地龙、生蒲黄、丹参等。若合并神疲乏力等气虚症状，则加生黄芪、党参等益气以活血；若合并口干口渴，舌光红少苔等症状，则加麦冬、生地等以滋阴增液。

【常用药对】

1. 苍术与地锦草

朱丹溪谓："苍术治湿，上、中、下皆有可用。"本品气味芳香，善行而不守，故有行气燥湿、运脾醒脾之功。颜师秉承"脾胰同源"之说，在治疗糖尿病时喜用苍术一味以恢复脾的运化散精功能。地锦草清热解毒，活血止血，《嘉祐本草》谓其"主通流血脉，亦可用治气"，故其既可助其他清热燥湿之品清泻热邪，又可与其他调气活血之品配伍，祛除瘀结，活血通脉。二药相伍，既可治本，醒脾运脾以恢复胰岛功能，又可治标，清热化湿，活血散结，叮防治糖尿病患者久病入络生瘀，标本同治，固本清源，为治疗不同证型糖尿病兼可且必用之药对。

2. 黄芪与生地

《汤液本草》谓黄芪："是上中下内外三焦之药。"其味甘性微温，归脾肺经，乃治疗内伤虚劳、脾肺气虚之要药。《本草汇言》谓："生地，为补肾要药，益阴上品。"其味甘苦性微温，既可滋阴，又能清热，补阴之力佳而无滋腻之弊。二药伍用，一补气一滋阴，具有健脾补肾、益气生津之功，针对糖尿病湿热蕴结日久而致气阴两虚之证，可谓相得益彰。

3. 知母与黄柏

《重庆堂随笔》谓："知母，清肺胃气分之热，则津液不耗而阴自潜滋暗长矣。"本品苦甘寒，性润而不燥，有清热泻火、生津润燥之力，直入肺胃肾三脏，既能清泻肺胃之火，又能滋养肺肾之阴，故宜用于阴虚消渴。黄柏性苦寒，入肾、膀胱经，功擅清热燥湿、泻火解毒，其特点为清泻湿热而坚阴。宋代《独行方》有用黄柏一味煎汤治疗消渴多尿的记载。二药相合，清热燥湿、滋阴生津而止渴。诚如《本草纲目》所谓："古书言知母佐黄檗滋阴降火，有金水相生之义，黄檗无知母，犹水母之无虾也。盖黄檗能治膀胱命门中之火，知母能清肺金，滋肾水之化源，故洁古、东垣、丹溪皆以为滋阴降火要药。"

【病案举隅】

王某，男，75岁。2008年12月23日初诊。患者既往有糖尿病病史多年，长期服用西药治疗。空腹血糖12.4mmol/L，心电图提示心肌缺血，自觉头晕口干，心悸胸闷，神疲思睡，胃纳欠佳，夜尿频多，大便尚畅，舌红苔薄黄腻，脉缓。中医辨证为湿热阻滞，气虚夹瘀。治以益气运脾，清热祛瘀。处方：生黄芪30g，党参10g，苍术10g，白术10g，茯苓30g，黄连3g，黄柏6g，知母10g，生蒲黄（包煎）9g，丹参15g，葛根10g，泽泻15g，枳实10g，桔梗6g，桂枝3g，厚朴10g，黄芩6g，五味子9g，地锦草30g。水煎服，每日1剂，早晚温分服。

二诊：上方出入 2 个月余，患者头晕口干好转，但仍有心悸思睡，神疲，下肢水肿，舌红苔薄白，脉缓。中医辨证为气虚湿热夹瘀。处方：生黄芪 15g，黄连 3g，桂枝 3g，赤芍 15g，白芍 15g，黄芩 6g，黄柏 6g，苍术 10g，白术 10g，生蒲黄（包煎）9g，猪苓 15g，茯苓 15g，泽泻 15g，泽兰 15g，陈皮 6g，丹参 15g，葛根 10g，知母 10g，怀牛膝 15g，地锦草 30g。水煎服，每日 1 剂，早晚温分服。

三诊：上方出入服用 1 个月余，患者空腹血糖 6.6mmol/L。心悸神疲略减，夜尿 1~2 次，下肢水肿减轻，胃纳一般，舌淡红苔薄白，脉小迟。再以上方出入调治。

随访：上方出入调治 3 个月余，血糖稳定在 6~7mmol/L，尿频、困倦乏力、口干、头晕、心悸等症状均有减轻。

按： 糖尿病系慢性病，消渴日久，脾肾两伤，脾失健运，则水湿内生，湿阻中焦而从热化，故中焦湿热，变证丛生，出现头晕胸闷、困倦乏力、纳呆口干、舌红少苔或苔薄黄腻等症状。颜师在临床观察到，这一证型的糖尿病患者不仅易并发以气阴两虚、痰瘀互结为病理特点的代谢紊乱综合征及心脑血管疾病，还常合并各种慢性或隐匿性的感染。治法当以清热化湿为主，辅以益气养阴、化痰通络。临证取"三黄"为主，清热燥湿，苦寒救阴，即所谓"清一分热即救一分阴"。古代医家亦有此经验，《肘后方》独用黄连一味、《独行方》独用黄柏一味治疗消渴溲多，每取良效。现代药理研究也表明黄芩、黄连、黄柏等有不同程度的降糖作用。方中黄连、苍术、知母、蒲黄、地锦草乃取法颜德馨教授验方"消渴清"，在清热利湿的同时，重视健脾运脾，使脾运则湿自化，伍以滋阴活血之品以滋阴生津，防止伤阴过度，并有效防治糖尿病并发症。全方共奏清热燥湿、益气养阴、活血通络之功。

第九节　慢性支气管炎

【概述】

慢性支气管炎是由感染因素或非感染因素引起的气管、支气管黏膜及其周围组织的慢性非特异性炎症。其病理特点是支气管腺体增生、黏液分泌增多等。临床以咳嗽、咳痰伴或不伴喘息及反复发作的慢性过程为特征。病情进展较慢，常并发阻塞性肺气肿，进而至肺动脉高压、慢性肺源性心脏病。治疗手段及目的主要是根治病因、消除症状、防止并发症发生，促进患者康复。

【病机新解】

慢性支气管炎属于中医"咳嗽""喘证"范畴。有关咳嗽、喘证症状及病因病机的记载最早见于《黄帝内经》，如《素问·咳论》曰："五脏六腑皆令人咳，非独肺也。"明确指出咳嗽与五脏六腑均有关。《灵枢·五阅五使篇》曰："肺病者，喘息鼻张。"《灵枢·本脏》曰："肺高则上气肩息。"《素问·大奇论》曰："肺之壅，喘而两胁满。"指出喘息、鼻张、肩息均是喘证发作时轻重不同的临床表现，其中以喘息为轻，鼻张、肩息则重，并提示了病变主脏在肺。清代沈金鳌《杂病源流犀烛》谓："盖肺不伤不咳，脾不伤不久咳，肾不伤火不炽，咳不甚，其大较也。"不仅指出肺脾肾三脏是咳嗽的主要病变所在，又指出了咳嗽累及的脏腑是随着病情的加重而由肺及脾，由脾及肾的。明代张景岳《景岳全书·喘促》把喘证归纳为虚实两大类，"实喘者有邪，邪气实也；虚喘者无邪，元气虚也"，指出了喘证的辨证纲领。

肺主气，司呼吸，调节全身气机，《医学三字经·咳嗽》云："肺为脏腑之华盖，呼之则虚，吸之则满，亦只受得本然之正气，受不得外来之客气，客气干之则呛而咳矣，只受得脏腑之清气，受不得脏腑之病气，病气干之亦呛而咳矣。"故颜师认为，气机失常为咳喘发生的基本病机，咳嗽、喘证不止于肺，而不离于肺，总归于邪客于肺，肺气失于宣降，或肺气不畅，或痰气交阻，或气虚不足以致肺失宣肃，或气阴亏耗而致肺肾出纳失常。

然而，肺为贮痰之器，"有痰必有瘀"，故而颜师指出痰、瘀为咳嗽、喘证发生发展过程中最为常见的病理因素，痰瘀交阻是咳喘病不可忽视的病理变化之一。痰饮之邪久留胸中，则经年咳喘、气短，病势缠绵不绝，成为体内宿邪。脾为肺母，肾为肺子，子母相生相依。肺主气，肺失宣发肃降，津液不布，水津聚而成饮，痰邪久伏于肺，阻碍气机，痰气闭阻，以致为咳为喘；脾胃居中，司运化水湿，脾土不运，水聚成饮，湿滞成痰，久伏于脏，内生为患，发为咳喘，缠绵难愈；肾为元阳所在，温煦水液，肾阳不足则水寒成饮，饮停于内，复遇外邪侵袭使痰饮上犯发为咳喘。

肺主气，朝百脉，气为血之帅，血的运行依赖于气的推动、敷布和调节。若咳喘反复发作，肺脏功能受损，日久肺气不足，治节失职，则血行涩滞，循环不利，气壅血瘀，或肺失宣肃，脾失健运，痰浊内生，痰之黏滞，壅塞于气道，气行则血畅，气滞则血瘀，或久病入络，久病必有瘀。瘀血又致血脉不畅，气道受阻，影响肺之宣发、肃降，更加重咳喘，临证可见气急、胸闷、胸痛的症状及唇舌甲发紫等血脉瘀阻现象。

【诊治精要】

《素问·咳论篇》曰："五脏六腑皆令人咳，非独肺也。"明确咳喘与五脏六腑均有关。颜师指出，咳喘病的治疗不可见咳止咳，其治法远非宣肺、清肺、温肺、敛肺、润肺、补肺以及止咳化痰平喘等可以囊括，尚关乎疏肝理气、清肝泻火、运脾燥湿、补肾纳气等治疗。

唐容川在《血证论·咳嗽》中谓："盖人身气道，不可有壅滞。内有瘀血，则阻碍气道，不得升降，是以壅而为咳……须知痰水之壅，由瘀血使然，但去瘀血则痰水自清。"故颜师认为，痰、瘀为咳喘病主要病理因素，临证不可仅仅局限于化痰，而忽视"瘀血作祟"这一病理变化，应酌加活血化瘀之品，使瘀血祛而痰浊消。

1. 风邪犯肺

外感风邪，内侵肺脏，肺气失宣，故见咽痒咳嗽，阵咳不止，伴喘息，呼吸急促，胸部胀闷，痰多白沫，鼻塞流涕，恶风无汗，逢风则咳，头痛头涨，关节疼痛，舌红苔薄白，脉浮或浮紧。治宜宣发肺气，祛风止咳平喘。方用止嗽散合三拗汤加减。药用：荆芥、前胡、桔梗、陈皮、半夏、百部、杏仁、川贝母、枇杷叶、麻黄、生甘草等。若咽痒甚者，加蝉蜕、僵蚕、荆芥；痰白量多者，加苏子、茯苓；恶风恶寒者，加桂枝、白芍；若素有寒饮内伏，复感客寒而引发者，可用小青龙汤发表温里；若寒邪束表，肺有郁热，或表寒未解，内已化热，热郁于肺，而见喘逆上气、咳嗽、息粗鼻煽、咯痰黏稠，并伴形寒身热、烦闷口渴、有汗或无汗、舌质红苔薄白或黄、脉浮数或滑者，可用麻杏石甘汤解表清里，宣肺止咳平喘。

2. 痰热壅肺

外感风寒，郁而化热，或外感风热，痰热壅滞于肺，肺失宣肃，肺气上逆，可见咳嗽，喘咳气涌，胸部胀痛，痰多黏稠色黄，或夹血色，伴胸中烦热，面红身热，汗出口渴喜冷饮，咽干，尿赤，或大便秘结，舌红苔黄或黄腻，脉滑数。治宜清泻痰热，降气平喘。方以桑白皮汤加减。药用：桑白皮、象贝母、杏仁、苏子、半夏、茯苓、黄连、黄芩、陈皮、生甘草等。痰多黏稠者，加瓜蒌、海蛤粉清化痰热；喘不得卧，痰涌便秘者，加葶苈子、大黄涤痰通腑；痰有腥味者，配鱼腥草、金荞麦根、蒲公英、冬瓜子等清热解毒，化痰泄浊；身热甚者，加生石膏、知母、金银花等以清热。

3. 肝火犯肺

因情志刺激，肝失条达，气郁化火，气火寻经上逆犯肺，可见咳嗽气逆，咳则连声，痰出不爽，咳时引胁作痛，面红耳赤，甚则咳吐鲜血，咽喉干燥，常伴心情郁闷，急躁易怒，焦虑紧张，夜寐不宁，舌苔薄黄少津，脉弦数。治宜清肝泻火，顺气止咳。方以泻白散加减。药用：桑白皮、地骨皮、丹皮、生栀子、瓜蒌仁、黄芩、桔梗、甘草等。咽喉肿痛者，加牛蒡子、山豆根、射干；外感明显者，加荆芥、防风、苏叶；咯血者，加白茅根、鱼腥草、藕节以凉血；嗳气、善太息者，加陈皮、橘络、枳实、厚朴、玫瑰花等；久咳不止，干咳无痰，口干咽燥，舌红少苔者，加沙参、麦冬、天花粉、川贝母。

4. 肺虚气逆，痰浊内生

肺系多种疾病迁延不愈，肺脏亏虚，宣肃失司，痰浊内生，可见咳嗽气短，咳声低微，痰多清稀呈泡沫状，神疲乏力，面色苍白，自汗形寒，舌苔淡白，脉细弱。治以补益肺气，固本止咳平喘。方以补肺汤合玉屏风散加减。药用：党参、黄芪、白术、茯苓、五味子、陈皮、补骨脂、甘草、法半夏、款冬花等。咳嗽日久，邪势渐清而肺气渐伤，又当酌加敛肺收涩之类药，如乌梅、罂粟壳、诃子肉等。痰多质稀者，可加半夏、陈皮、南星、白芥子等；咳痰不爽者，可加紫菀、款冬花、百部；偏阳虚者，加仙灵脾、肉苁蓉之属；偏阴虚者，则加沙参、麦冬、黄精之品。

5. 脾虚湿盛，痰阻于肺

脾失健运，痰浊内生，上干于肺，可见咳嗽短气，咳嗽无力，痰多质稀，胸脘痞闷，肠鸣腹泻，四肢乏力，形体消瘦，舌淡苔白腻，脉虚缓。治宜健脾益气为主，敛肺止咳。方以参苓白术散加减。药用：莲子肉、薏苡仁、砂仁、桔梗、白扁豆、白茯苓、党参、甘草、白术、山药等。纳差者，可加莱菔子、鸡内金、炒麦芽等；内热口渴者，可加佩兰、石斛等；伴有嗳气、泛酸等胃气上逆症状者，可加用海螵蛸、浙贝母之品以抑酸和，降逆止咳；伴有大便干结者，可加用全瓜蒌、枳实、郁李仁、火麻仁等通腑之品。

6. 痰浊内生，瘀血阻滞

肺气宣肃失司，痰浊、瘀血等病理产物内生，临床常见咳嗽痰少，难咯，时有痰中带血，胸痛，痛如针刺而有定处，面色晦暗，唇暗或两目暗黑，舌暗红或有瘀斑，脉涩或弦紧。治以活血化瘀，祛痰止咳。方用千金苇茎汤合瘀热汤加减。药用：生芦根、冬瓜子、杏仁、桃仁、薏苡仁、旋覆花、降香、枇杷叶等。瘀热汤为清代名医曹仁伯之方，由旋覆花、降香、葱、芦根、枇杷叶组成，治疗瘀热出血有效。如痰出不爽，加瓜蒌皮、白前、紫菀、款冬花；咳喘剧烈，大便不通者，可加用枳实、大黄；咳嗽阵作，时发时止，反复难愈者，可加僵蚕、地龙、蝉蜕等。

7. 饮凌心肺

水饮上犯，凌心射肺，临床症见喘咳气逆，倚息难以平卧，咯痰稀白，心悸，面目肢体水肿，小便量少，怯寒肢冷，面唇青紫，舌胖暗苔白滑，脉沉细。治以温阳利水，泻肺平喘。方以真武汤合葶苈大枣泻肺汤加减。药用：附子、茯苓、白芍、白术、葶苈子、生甘草等。喘促甚者，加桑白皮、五加皮行水去壅平喘；心悸甚者，加枣仁养心安神；怯寒肢冷者，加桂枝温阳散寒；面唇青紫甚者，加泽兰、益母草活血祛瘀。

8. 肾气亏虚

肺主吸气，肾主纳气，肺为气之主，肾为气之根，咳喘日久，病累于肾，肾气亏虚，纳气失常，以致肺气上逆，症见气息短促，呼多吸少，动则喘甚，气不得续，小便常因咳甚而失禁，或尿后余沥，形瘦神疲，面青肢冷，或有跗肿，舌淡苔薄，脉微细或沉弱。治当温补肾气，纳气平喘。方以金匮肾气丸合参蛤散加减。药用：人参、蛤蚧、附子、桂枝、熟地、山茱萸、山药、白芍、五味子、炙甘草等。若见喘咳，口咽干燥，颧红唇赤，舌红少津，脉细或细数，此为肾阴虚，可用七味都气丸合生脉散以滋阴纳气；如兼标实，痰浊壅肺，喘咳痰多，气急满闷，苔腻，此为"上实下虚"之候，治宜化痰降逆，温肾纳气，可用苏子降气汤加紫石英、沉香、补骨脂、核桃肉等；肾虚喘促，多兼血瘀，如面、唇、爪甲、舌质暗黑，舌下青筋显露等，可酌加桃仁、红花、川芎等活血化瘀。

【常用药对】

1. 冬桑叶与枇杷叶

雷丰指出："夫人身之气，肝从左升，肺从右降，今肺被暑热所烁，而无降气之能，反上逆而为咳矣。故佐桑叶以平其肝，弗令左升太过；杷叶以降其肺，俾其右降自然。升降如常，则咳逆自安谧矣。"肺气上逆则为咳，而人体一身的气机升降均由肺肝所主，故两药伍用，平肝降肺，升降和谐，则咳嗽自平。此药对主要用于燥咳及暑咳，常用于清宣金脏法、清金宁络法。

2. 紫菀与款冬花

紫菀与款冬花的功效很相似，紫菀化痰，款冬花止咳，二药合用，无论新久咳嗽、内伤或外感、有痰或无痰、寒热虚实咳嗽均可以治疗。外感引起的咳嗽，宜生用，而久咳或者内伤导致的咳嗽则蜜炙用。

3. 桔梗与杏仁

桔梗归属肺经，苦辛而平，辛散苦泄，功擅宣肺利咽，祛痰止咳，治咳嗽痰多，无论肺寒、肺热均可应用；杏仁辛散苦降，长于宣降肺气，平喘止咳。桔梗以升为主，杏仁以降为要，两药伍用，一升一降，升清降浊，止咳化痰平喘。

【病案举隅】

王某，男，63岁。2010年1月11日初诊。既往有慢性支气管炎病史20余载，近半月病情加重，反复发作，诊见咳嗽，气喘，动则喘甚，咽痒，稀白痰量多，偶有黄痰，胸闷，畏寒，纳差，体倦乏力，大便溏，舌红苔白腻厚，脉滑。证属脾肾两虚，痰浊壅肺。治以射干麻黄汤、小青龙汤、三子养亲汤加减化裁。药用：麻黄6g，射干9g，半夏9g，青皮6g，陈皮6g，白芍15g，炒紫苏子12g，白芥子15g，炒莱菔子10g，生黄芪30g，黄芩9g，僵蚕9g，蝉蜕10g，地龙9g，蛤蚧10g，五味子6g，干姜3g，细辛10g，桔梗6g，甘草3g，肉桂2g，补骨脂15g，砂仁（后下）5g。14剂。

二诊：服用上方后，咳嗽气喘明显减轻，咳痰量减少，效不更方，加苍术9g、白术9g、党参15g、川贝母15g以补气运脾，化痰止咳，继服10剂，另嘱患者每日服用紫河车1g，核桃肉5枚以补肾纳气。

随访：1个月后患者咳嗽、气喘均明显改善。

按语： 患者久病，脾肾阳虚，复因外邪侵袭，痰浊壅肺而病情加重，故治以化痰止咳，纳气平喘，方用射干麻黄汤、小青龙汤合三子养亲汤加减以宣肺平喘，下气止咳，燥湿化痰；蛤蚧、肉桂、补骨脂、白芍、五味子以补肾纳气平喘；地龙、僵蚕、蝉蜕以活血通络，祛风止咳。诸药合用，以建其功。

第十节　支气管哮喘

【概述】

支气管哮喘（简称哮喘）是一种常见的慢性呼吸道疾病，临床分为急性发作期、慢性持续期和临床缓解期。哮喘急性发作是指喘息、气促、咳嗽、胸闷等症状突然发生，或原有症状急剧加重，常有呼吸困难，以呼气流量降低为其特征，常因接触变应原、刺激物或呼吸道感染诱发。支气管反应性增高，引起支气管平滑肌痉挛性收缩，血管扩张，黏膜水肿及分泌增加等，可导致可逆性气道阻塞，引发哮喘。其程度轻重不一，可持续数分钟、数小时或数日，可自行缓解或通过治疗而缓解，可在数小时或数天内出现病情加重，偶尔可在数分钟内即危及生命。本病常反复发作，后期可能引起肺动脉高压、肺心病。主要治疗方式有避免接触过敏原及其他哮喘触发因素、规范化的药物治疗、特异性免疫治疗等。

【病机新解】

支气管哮喘属于中医"哮病"范畴。有关哮病症状及病因病机的记载最早见于《黄帝内经》，如《素问·阴阳别论》云："阴争于内，阳扰于外，魄汗未藏，四逆而起，起则熏肺，使人喘鸣。"汉代张仲景对本病的治疗有丰富的经验，《伤寒杂病论》中的许多经典方剂如小青龙汤、射干麻黄汤、葶苈大枣泻肺汤等至今仍为临床治疗哮证的常用方。清代李用粹《证治汇补·哮病》谓："哮即痰喘之久而常发者，内因有壅塞之气，外有非时之感，膈有胶固之痰，三者相和，闭塞气道，搏击有声，发为哮病。"

中医认为哮病发生主要是先天不足，内有宿痰，复感外邪，肺气失于宣肃，脾肾阳气亏虚，即始发于肺，波及于脾，影响于肾。其基本病机为痰伏于内，遇新邪引动而触发，壅于气道，肺气宣发、肃降功能失常，而致肺管不利，气道挛急。"肺为气之主""肺为贮痰之器""久病必有瘀"，颜师认为，气、痰、瘀在哮病发病中占重要地位。

颜师认为，支气管哮喘与《黄帝内经》中"上气"十分相似，指出气机失调是本病的基本病机，急性期多以肺失宣肃为主要病机，持续期、缓解期则以肺气亏虚、脾气不足、肾不纳气为主要病机。一般认为，哮喘的病理因素以痰为主。肺气失宣不能布散津液，脾气亏虚不能运输精微，肾气不足不能蒸化水液，以致津液凝聚成痰，内伏于肺，成为发病的"夙根"。而颜师认为，痰伏于肺，胶结不去，气机不畅，气滞血瘀，久之可出现痰瘀交阻的病理变化。痰瘀遇新邪触发，闭阻气道，肺气壅塞，脉络瘀阻，肺气既不能宣发于外，又不能肃降于下，上逆而为哮鸣急迫。此外，颜师还指出，心肺同居上焦，肺主气，心主血，本病久发不已，必由肺及心，肺气不畅，则心血瘀阻，气凝血泣，而致气血同病、心肺同病。哮病的气血病机演变规律为病初或因寒邪，或因热邪，导致肺失宣肃，而致冷哮或热哮；如失治或误治，肺气壅滞，造成津停生痰，血滞成瘀，出现痰瘀交阻证；日久不愈，邪盛伤正，则可出现肺气不足、脾气虚弱、肾气失纳等表现。

【诊治精要】

颜师认为，哮喘发病之因素多由正气不足兼外有非时之感诱发而成，肺气上逆，痰瘀胶结为本病的病机特点。本病治疗临床当遵循急则治标、缓则治本或标本兼治原则。急性期病变脏腑在肺，治宜疏风肃肺、宣肺止咳平喘。疏风药物性多辛温，这类药物中以麻黄、荆芥、苏叶等最合本病，常贯穿治疗的始终；"风性轻扬""风性上行"，本病呛咳不止，为肺气上逆之候，故降气止咳平喘药物在所必用，如葶苈子、杏仁、枇杷叶、紫菀、白前、苏子、旋覆花等；针对咽部不适，咽干、咽痒而呛咳不止，常用桔梗、生甘草、蝉蜕、僵蚕、薄荷、射干、诃子、板蓝根、玄参、木蝴蝶、凤凰衣等清咽利喉药物。诸药合用，共奏疏风宣肺、脱敏止痉之功，对于呼吸道慢性炎症、气道高反应性、支气管痉挛等病理变化具有一定程度的抑制作用。慢性持续期、缓解期病变脏腑在肺、脾、肾，故而治疗的根本法则可概括为：补肺气（补益肺气），保元气（健脾化湿），纳肾气（温补肾阳）。

清唐容川在《血证论》中谓："瘀血乘肺，咳逆喘促。"颜师认为，哮喘为沉疴之疾，痰邪内伏，阻塞气道，气壅失疏而生血瘀，指出"有痰必有瘀"。因此，颜师强调瘀血亦为本病的病理因素之一，痰瘀互结是支气管哮喘的重要病机，指出临证气血同治的重要性。

1. 寒痰壅肺

感受风寒，或久卧寒湿，或进食生冷，或气候突变，新邪引动在里之伏痰，壅于气道，痰气相搏，可见哮鸣有声，胸闷如塞，咳不甚，咯痰少，痰稀白如泡沫，口不渴，唇紫面白，背寒肢冷，舌质紫暗，舌苔白滑，脉弦紧。治宜宣肃肺气，温化寒痰，小青龙汤加减，药用：麻黄、芍药、细辛、干姜、桂枝、五味子、半夏、款冬花、紫菀、炙甘草等。本法适用于冷哮证。痰壅喘逆不得卧者，可加葶苈子、杏仁、苏子、白前以化痰降气；自汗涔涔者，加桂枝、白芍以调和营卫；喘促不已，肌肤甲错者，加水蛭、地龙搜剔逐瘀；发作频繁，发时喉中痰鸣如鼾，声低，气短不足以息，咯痰清稀，面色苍白者，当标本同治，温阳补虚，纳气化痰，酌配黄芪、山萸肉、紫石英、沉香、诃子之类；形寒肢冷偏阳虚者，伍以附子、补骨脂、钟乳石等温补肾阳之品。

2. 痰热内盛

滋食肥甘厚味，酿痰积热，熏灼肺胃，引动伏痰，窒塞关隘，使肺失清肃下行之常，可见喉中哮鸣，张口抬肩，咳声阵阵，痰色黄黏，排吐不利，面色晦暗，口渴欲饮，大便秘结，舌质红，苔黄腻，脉滑数。治以宣肃肺气、清化痰热，方用定喘汤、麻杏石甘汤加减，药用：白果、麻黄、款冬花、桑皮（蜜炙）、葶苈子、生石膏、苏子、法半夏、杏仁、黄芩、枇杷叶、紫菀、桔梗、甘草等。本法适用于热哮证。痰黄稠而胶黏者，加海蛤壳、竹沥、桑白皮以清热化痰；上气喘息不得卧者，加肉桂以降气平喘，引火归元；数日不更衣者，加大黄、杏仁、桃仁通腑气以平喘。

3. 痰瘀交阻

夙有伏痰，加之失治或误治，肺气壅滞，造成津停生痰，血滞成瘀，痰瘀交阻，可见喉中哮鸣，胸闷胸痛，咳喘气促，痰黏量多，咯之不畅，面青唇紫，颈动脉怒张，大便秘结，舌紫苔薄，脉弦滑。治以活血化痰、调畅气血，方用小承气汤合桃红四物汤加减，药用：桃仁、红花、当归、生地、川芎、赤芍、大黄、厚朴、枳实、白前、款冬花、百部、前胡、枇杷叶、陈皮、川贝母等。胸闷胸痛甚者，加旋覆花、茜草；呼吸急促甚，肺气上逆者，加葶苈子、苏子；大便稀薄者，去大黄；痰黏量多者，加法半夏、白芥子、苏子等。

4. 肺脾气虚

哮病日久不愈，邪盛伤正，可出现肺气不足、脾气虚弱之证，症见咳嗽短气，痰液清稀，面色㿠白，自汗畏风，食少纳呆，便溏，舌淡，有齿痕，苔白，脉细弱。治以健脾益气、补土生金，方用六君子汤合玉屏风散加减，药用：党参、黄芪、茯苓、苍术、白术、半夏、五味子、枳壳、陈皮、桔梗、甘草等。表虚自汗者，加浮小麦、大枣、白芍、桂枝以调和营卫，固表止汗，不效加龙骨、牡蛎以收敛止汗；形寒，心悸者，合保元汤以温阳益气；形寒肢冷，便溏者，可加干姜、附子以温脾化饮。

5. 肺肾不足

《类证治裁》指出："肺为气之主，肾为气之根，肺主出气、肾主纳气，阴阳相交，呼吸乃和。若出纳升降失常，斯喘作焉。"久病肺肾两虚，可见咳嗽短气，自汗畏风，动则气促，腰膝酸软，脑转耳鸣，盗汗遗精，舌淡脉弱。治宜益肺补肾、纳气平喘，方用四君子汤合金水六君煎加减，药用：党参、茯苓、白术、当归、熟地、陈皮、半夏、炙甘草、白芍、五味子、核桃肉、补骨脂等。治疗以肺气虚为主者，加黄芪、山药之类；以肾虚为主者，加杜仲、怀牛膝、菟丝子、淫羊藿之类，或用大补元煎；咳嗽气喘者，兼以川贝、杏仁、车前子、前胡、苏子、旋覆花之类出入。

【常用药对】

1. 麻黄与杏仁

《本草经疏》谓："麻黄，轻可去实，故疗伤寒，为解肌第一。"《神农本草经》谓杏仁："主咳逆上气雷鸣"。麻黄与杏仁同入肺经，麻黄味辛，擅长宣降肺气，杏仁味苦，长于降气化痰，为治疗喘咳常用药对。麻黄性刚烈，杏仁性柔润，二药配伍，辛开苦降，一宣一降，一刚一柔，相辅相成，止咳平喘作用显著，故前人有"麻黄以杏仁为臂助"之说。

2. 麻黄与附子、细辛

附子温肾散寒，麻黄宣肺平喘。麻黄得附子，平喘而不伤正，附子又能制麻黄之辛散，治哮喘之偏于寒盛者，此二味颇为应手。细辛通阳平喘，喘息甚时非此不克，量必重，一般用4.5g，喘剧者可用9g。

3. 葶苈子与五味子

《本草正义》谓："葶苈子苦降辛散，而性寒凉，故能破滞开结，定逆止喘。"《本草经疏》谓："五味子主益气者，肺主诸气，酸能收，正入肺补肺，故益气也。其主咳逆上气者，气虚则上壅而不归元，酸以收之，摄气归元，则咳逆上气自除矣。"葶苈子辛散苦降，五味子酸收敛肺，二者一开一合，一辛一酸，相互制约，相互为用，使辛开而无耗散肺气之弊，酸收而无敛遏邪气之虞。

【病案举隅】

李某，女性，55岁。于2012年5月14日入院。患者于5

年前受凉引发哮喘，之后每逢天阴下雨即喘，平素依靠服用地塞米松片及氨茶碱片控制，因近 1 个月病情加重而来就诊。症见咳嗽，气短，气喘，阵发性加重，伴喉间痰鸣，不能平卧，痰色白，质稀量多，易咯吐，恶寒怕冷，胸闷身重，纳呆，乏力，寐差，二便通利，舌体胖大，舌质淡苔白腻，脉沉细无力。听诊双肺布满哮鸣音。诊断为支气管哮喘急性发作期，证属外寒内饮。治以散寒蠲饮、化痰平喘，予小青龙汤加减，药用：麻黄 9g，桂枝 9g，炒白芍 10g，干姜 4g，细辛 2.4g，姜半夏 10g，炒白术 15g，茯苓 15g，陈皮 10g，五味子 6g，炙甘草 6g。服用 1 周。

二诊：患者咳嗽、气短、气喘明显减轻，夜间已能平卧，恶寒身重亦见好转，吐痰基本消失，恶寒身重症除，纳食增加，夜寐转佳，大便正常，小便量多，舌淡苔白稍厚，脉细缓无力，右寸偏弱。证属脾肺气虚，痰气壅滞。治以健脾益肺、化痰平喘，予参苓白术散加减，药用：党参 10g，炒白术 15g，茯苓 15g，炙甘草 5g，生山药 15g，炒扁豆 10g，生薏苡仁 30g，桔梗 6g，砂仁 10g，炙紫菀 15g，炙款冬花 15g，炙麻黄 6g，全蝎 6g，僵蚕 15g。

三诊：服药 14 剂后，患者饮食倍增，精神转佳，余症消失，唯活动后仍有气短，舌淡苔白，脉细。为巩固疗效，继续服用参苓白术散 1 个月。

6 个月后回访，患者诉咳喘均未发作，能够从事日常活动。

按语： 患者因感受风寒，内有痰饮而发病，故予小青龙汤加减。二诊时根据脉证分析，表寒已散，痰浊得化，肺脾气虚显现，应治以健脾益肺、化痰平喘，以参苓白术散最为适宜。疾病接近痊愈之时，以健脾益气之药善后。

第十一节　慢性肺源性心脏病

【概述】

慢性肺源性心脏病，主要是指慢性支气管肺部疾病、胸廓疾病等导致的肺血管循环阻力增加、肺动脉高压，从而导致右心室代偿性肥大，甚至发生以右心衰竭为主的心脏功能衰竭的一种疾病。肺心病是一种多发的、常见的呼吸内科肺部疾病，由于全球环境污染加剧、社会步入老龄化以及不良生活嗜好等因素的影响，其发病率随着年龄的增长而增高，其并发症多，病死率较高，中医药在防治慢性肺源性心脏病方面有一定的优势。

【病机新解】

慢性肺源性心脏病属于中医"喘病""水肿""心悸""肺胀"等范畴，其基本病机为本虚标实，病位在心肺，常累及脾肾。《黄帝内经》言："肺为气之主，肾为气之根。"外邪从口鼻、皮毛入侵，首先犯肺，致肺宣降、通调水道功能失司，津液不能正常输布，气逆于上则为咳，升降失常则为喘。久病肺虚，则宣发肃降和通调水道功能进一步下降，肺气壅塞，郁于肺间，导致肺气胀满，气机不畅。"脾为生痰之源，肺为贮痰之器"，肺病及脾，子盗母气，脾失健运，水谷精微不能上承滋养于肺，反而聚湿生痰，致中焦气机不调，肺宣发肃降失司，痰停聚于肺中，致肺脾两虚。肺为气之主，肾为气之根，久病肺虚及肾，金水不生，肾气衰惫，蒸腾气化功能下降，使水液停而不化生为痰饮，停于肺中加重病情。心脉通于肺，肺助心行血，心阳又根于肾中真火，肺气虚或命门火衰均可累及于心，若心气心阳衰微，则可见喘脱危候。

慢性肺源性心脏病的病理因素主要为痰浊、水饮和瘀血，三者互为影响，兼夹互见。肺主一身之气，司呼吸而朝会百脉，感受六淫邪毒，肺气被郁，脾失健运，宣降失司，清浊之气出入失调，肾虚不能蒸化，则痰浊潴留。久病肾阳受损，气化无权，化生水饮，可成水饮困阻迫肺之势。痰浊、水饮困阻，肺脾气虚不能统摄，或助心行血功能减弱，心阳受损，均可导致血行不畅而成瘀。故颜师认为，慢性肺源性心脏病痰浊、水饮和瘀血三者之间互为因果，互相转化，但一般早期以感受风寒，痰浊为主，渐而痰瘀并见，久则正虚，痰浊、水饮、瘀血错杂为患。

【诊治精要】

肺脾肾心等脏器正气亏虚，痰瘀水饮交结贯穿慢性肺源性心脏病发病的始终，其症状纷繁复杂，病势凶险。颜师善于从气血论治，化繁为简。在临证过程中常以益气活血、祛痰化瘀为治疗关键。临证过程中初期补益肺金本气，中期调补脾胃母气，后期补益肾命根气。标实者，根据病邪的性质，分别采取祛邪宣肺、降气化痰、温阳利水、活血化瘀，甚或开窍、熄风、止血等法。本虚者，当以补养心肺、益肾健脾为主，分别兼以益气、养阴，或气阴双补，或阴阳兼顾。正气欲脱时则应扶正固脱、救阴回阳。虚实夹杂者，应扶正与祛邪共施。若痰、瘀、水湿等阻滞气机，会产生气滞，气滞又可导致痰瘀浊邪内停，气虚、气滞及病理产物相互为因，形成恶性循环，病情缠绵。在补气法之中佐以行气药，既能使气血津液得以正常运行，病理产物得以运化清肃，又能配合补气药使补而不滞，增强补气药的疗效，还可助肺气的宣降，以利宣清降浊。扶正之中兼有祛邪，祛邪之中不忘扶正，攻补兼施。

1. 风寒束肺，肺气上逆

肺虚卫外不固，风寒之邪每易侵犯，可诱发本病。症见咳逆喘满不得卧，气短息促，咯痰稀白量多，呈泡沫状，胸部膨满，面色青暗，周身酸楚，头痛，恶寒，无汗，舌体胖大，舌质暗淡，苔白滑，脉浮紧。治以解表散寒、宣肺化饮，方以小青龙汤加减。药用：麻黄、芍药、细辛、干姜、桂枝、五味子、半夏、炙甘草。痰浊多者，加白芥子、陈皮、茯苓、胆南星、白前；咳喘甚者，加葶苈子、厚朴；咽痒咳嗽者，加荆芥、防风。

2. 气滞血瘀，痰瘀互结

喘咳日久不愈，久病入络，气机不畅，痰浊瘀血等病理产物堆积，可见咳喘声粗、痰少难咯、胸闷胸痛、如钉刺样、痛处固定不移、舌暗唇紫、脉沉弦等症状。治以行气活血、化痰祛瘀，方以金水六君煎加减，药用：熟地、当归、白芍、半夏、陈皮、茯苓、葶苈子、桔梗、生甘草。瘀血明显者，加丹参、三七、三棱、水蛭等；气滞痰阻明显者，加桃仁、枳壳、瓜蒌、竹茹等。

3. 肺脾亏虚，气滞痰阻

内伤久咳，支饮，喘哮、肺痨等肺系慢性疾病，迁延失治，痰浊潴留，气机郁滞，可导致本病。症见咳嗽，喘息，咯痰，痰质较稠，色白量多不易咯出，胸闷，懒言乏力，口不干，纳差，夜寐差，舌淡苔白腻，脉弦细。治疗益气扶正、通滞化痰。方用三子养亲汤加减。药用：紫苏子、莱菔子、白芥子、半夏、厚朴、茯苓、陈皮、紫菀、款冬花、干姜、细辛、甘草。肺脾肾虚明显者，加冬虫夏草、熟地、人参、五味子等；阳虚水泛者，加附子、桂枝、白术、大腹皮、车前子等。

4. 肺肾亏虚，气逆咳喘

久病肺肾两虚，不能主气、纳气，可见呼吸浅短持续，声低气怯、甚则张口抬肩、倚息不能平卧、咳嗽痰白、咯吐不利、胸闷心慌、形寒汗出、舌淡或暗紫、脉沉细数无力或有结代等症状。治以补肺益肾、降气平喘，方以补肺汤加减。药用：黄芪、甘草、党参、桂枝、地黄、茯苓、白石英、厚朴、桑白皮、干姜、紫菀、橘皮、当归、五味子、远志、麦冬、大枣。痰热郁肺者，加瓜蒌壳、葶苈子、天竺黄、竹茹等清热化痰药；痰蒙神窍者，全服安宫牛黄丸或至宝丹，并加郁金；抽搐者，加钩藤、天麻、全蝎等；皮肤黏膜出血者，加清热凉血止血药如生地、丹皮、紫珠草、白茅根、仙鹤草等。

5. 心阳衰惫，水饮迫肺

久病痰浊、水饮困阻，肺脾气虚不能统摄，或助心行血功能减弱，心阳受损，水饮迫肺，可见喘咳不得卧、水结气少、乏力、水肿。当以温振心阳、化气利水治之，以加味保元汤合五苓散加减。药用：人参、黄芪、甘草、肉桂、茯苓、猪苓、白术、泽泻。伴畏寒肢冷者，加瓜蒌、薤白、附子、干姜等；

气短显著者加葶苈子、丹参、生蒲黄、泽兰、益母草等。

【常用药对】

1. 代赭石与人参

代赭石可纳气归肾以平喘，张锡纯治疗虚实喘逆急促、痰涎壅盛之证，常以代赭石配伍人参，如参赭镇逆汤。认为代赭石能镇逆气，且其饶有重坠之力，于气分实分无损，况气虚者又佐以人参，尤为万全之策也。代赭石可使人参补益之力下行至涌泉，上焦之逆气浮火，皆随之顺流而下，又可使下焦真元之气得人参之峻补而顿旺，吸引上焦之逆气浮火下行，从而挽回将脱之元气。方中参赭并用，能导引肺气归肾，诚为最佳配伍。

2. 黄芪与知母

黄芪可升补大气以平喘。夫大气者，内气也；呼吸之气，外气也。如大气虚而下陷，不能紧紧包举肺外以鼓动肺脏而行呼吸，则人觉呼吸之外气与内气不能相接，而不得不努力呼吸以自救而喘促生焉。治当升补下陷之气，使之仍还于胸中。治大气虚而作喘者，可以黄芪为主药，伍以知母，黄芪温升补气，乃将雨时上升之阳气也；知母寒润滋阴，乃将雨时四合之阴云也，二药并用，大具阳升阴应、云行雨施之妙。

3. 桑白皮与葶苈子

桑白皮味甘性寒，清肺消痰而降气平喘，肺热咳喘多用之；葶苈子苦辛大寒，善泻肺中水饮，且泻肺气之闭塞以利尿消肿之药力颇强，善治咳逆痰多、喘息不得卧。二药配伍能泻肺平喘，利水消肿，同治咳嗽喘满、水肿、小便不利等证。

【病案举隅】

李某，男，60 岁。2012 年 11 月 10 日初诊。慢性咳喘病史 10 年余，每于冬春季节加重，否认其他慢性病史。刻诊：咳嗽，咯白痰，胸闷憋气，口干，自汗，倦怠乏力，伴腰酸腿软，纳呆腹胀，大便不畅，小便清长，口唇发绀，舌质胖淡边有齿痕，苔白腻，脉沉细。辅助检查血常规、尿常规未见异常；心电图：肺性 P 波，T 波低平双向；胸片：慢性支气管炎，肺气肿，肺源性心脏病。西医诊断：肺源性心脏病；慢性支气管炎、肺气肿。中医诊断：肺胀。证属气虚夹瘀。治宜益气扶正，活血化瘀。处方：党参 20g，苍术 10g，白术 10g，桂枝 10g，茯苓 30g，山药 20g，陈皮 15g，半夏 10g，五味子 6g，丹参 30g，川芎 15g，当归 20g，莱菔子 10g，枳壳 20g，大黄 6g，炙甘草 5g。7 剂。

二诊：服药 7 剂后胸闷减轻，大便通畅，仍有倦怠、乏力，初方去大黄、莱菔子，加黄芪 30g。7 剂。

三诊：诸症减轻，遂以上方制成蜜丸，每服 20 丸，每日 3 次。

随访：经冬春咳喘未发。

按：本例属肺胀。患者反复发生咳喘，由肺及心，累及脾肾诸脏。肾为先天之本，肾阳衰微而致腰酸腿软，小便清长；脾为后天之本，气血生化之源，脾失健运而见倦怠乏力；自汗为肺卫不固所致，咯白痰为肺气失宣之象，心脉痹阻而见胸闷憋气之症。方中党参、白术、茯苓、甘草补气健脾；陈皮、半夏理气化痰；五味子、山药滋阴补肾；丹参、川芎、当归活血通络，使经络通畅，兼有活血化瘀之功，使心血不致瘀阻；桂枝温通胸阳；莱菔子、枳壳、大黄理气通便，兼通腑气，使脏腑协调。复诊时腑气已通，故减大黄、莱菔子，以防长期服用伤及脾胃，再加黄芪以增强益气之功，气行则血行，以助活血通络。终使五脏协调，正气得复而顽疾得愈。

第十二节　失眠

【概述】

失眠指各种原因引起的入睡困难、睡眠深度或频度过短、早醒及睡眠时间不足或质量差等，是一种常见的生理心理疾患，长期失眠会给人的正常工作和生活带来严重的不利影响。现代社会失眠的发病率日益增加，给人类健康带来很大威胁。西药治疗失眠主要用苯二氮䓬类药物、褪黑色素类药物及抗抑郁药物等，见效快，催眠效果明显，但长期服用有一定不良反应。中医药治疗失眠有个性化治疗与辨证用药的独特优势，包含辨证论治、专方治疗等。通过灵活多样、有效可靠的治疗手段从调整人体气血阴阳、脏腑经络平衡的角度来治疗失眠，可以达到改善睡眠质量和调理整体状态的效果。

【病机新解】

中医学认为失眠是由于心神失养或不安而导致的以经常不能获得正常睡眠为特征的一类病证，又称"不寐""不得眠""不得卧""目不瞑"等。内伤、饮食情志等失调可引动气血失和，阴阳失调，而致心神失养，从而导致经常不能获得正常睡眠。早在《黄帝内经》中就有关于失眠病机的论述，如

《灵枢·口问》云："阳气尽，阴气盛，则目瞑；阴气尽，而阳气盛，则寤矣。"后世医家亦多有阐发，如《景岳全书·不寐》篇曰："盖寐本乎阴，神其主也。神安则寐，神不安则不寐。其所以不安者，一由邪气之扰，一由营气之不足耳，有邪者多实，无邪者皆虚。"故失眠的病机为阴阳失调，阳不入阴，具体临床有虚实之分，虚证多因气血失和、阴血不足、血不养心所致；实证则多由食滞痰阻、心肝火旺、痰火扰心而发。

中医对不寐的认识，概括起来不外气、火、痰、瘀、虚数端内扰。失眠患者多因情志不遂，肝失条达，疏泄不能，气机郁结，肝用太过，魂不入肝不得眠；或气结不舒，郁久化热，所谓"气有余便是火"，火扰心神不得眠；又有因肾水不足，真阴不升而心阳独亢，亦不得眠；痰亦为失眠一病理因素，思虑伤脾，脾虚痰湿内生，易于阻塞气机，蕴而化热，阻于中焦，扰动心神而不眠；或因痰湿困脾，进一步损耗脾气，生化乏源，营血亏虚，不能奉养心神而不寐；失眠久病可表现为久病有瘀，瘀血阻络，痹阻心脉，则心失荣养夜不能睡。

【诊治精要】

颜师认为，失眠的治疗应"谨察阴阳所在而调之，以平为期"，补虚泻实，因势利导，扶助正气，驱邪外出。实证日久，气血耗伤，亦可转为虚证，虚实夹杂者，应补泻兼顾为治，最终调和五脏阴阳，使机体恢复"阴平阳秘"的健康状态。

1. 肝郁气滞，心神受扰

情志不遂，肝失条达，疏泄不能，气机郁结，肝用太过，魂不入肝可致失眠。症见不寐心烦，躁扰不宁，怔忡，口干舌燥，小便短赤，舌尖红，苔薄黄，脉细数。治以疏肝理气、安神定志。方以丹栀逍遥散加减。药用：丹皮、焦栀子、柴胡、白术、白茯苓、薄荷、生姜、大枣、柏子仁、远志、夜交藤、合欢花。临证可酌加灯心草、竹叶以清心除烦；龟甲、女贞子等以养肝阴，助阴入阳。

2. 气郁化火，心神受扰

肝气郁结，日久化火，热扰心神可致失眠。症见急躁易怒，不寐多梦，甚至彻夜不眠，伴有头晕头涨、目赤耳鸣、口干而苦，便秘溲赤，舌红苔黄，脉弦而数。治疗清肝泻火、重镇安神，柴胡桂枝龙骨牡蛎汤加减。药用：柴胡、黄芩、法半夏、桂枝、赤芍、白芍、煅龙骨、煅牡蛎、黄连、北秫米、茯苓、灵芝、生甘草。胸中烦热较甚者，加莲子心、灯心草、竹叶增强清心除烦之力；兼惊恐者，宜加茯神、生龙骨、生牡蛎镇静安神；若胸闷胁胀，善太息者，加香附、郁金以疏肝解郁；心悸者加黄连、肉桂以交通心肾。

3. 气滞血瘀，心失所养

失眠久病可表现为久病生瘀，症见夜寐不安，乱梦纷纭，易于惊醒，伴有头涨痛，目眩健忘，或胸闷心悸，舌紫或有瘀斑，舌下脉络迂曲青紫。治以活血化瘀、养血安神。方以血府逐瘀汤加减。药用：当归、生地、桃仁、红花、枳壳、赤芍、柴胡、甘草、桔梗、川芎、牛膝。如有心烦易惊，加磁珠丸、生铁落更佳。

4. 气血两虚，心失所养

思虑劳倦太过，伤及心脾，心伤则阴血暗耗，神不守舍；

脾伤则食少纳呆，生化之源不足营血亏虚，不能伤奉于心，以致心神不安而失眠。症见多梦易醒，心悸健忘，神疲食少，头晕目眩，伴有四肢倦怠，面色少华，舌淡苔薄，脉细无力。治以益气养血、宁心安神，归脾汤主之。药用：白术、茯神、黄芪、龙眼肉、酸枣仁、党参、木香、甘草、当归、远志、生姜、红枣。颜师常在方中加入川黄连粉 0.3g 吞服，其效倍佳。若偏于心血虚者，如妇女更年期综合征或者神经官能症，加甘麦大枣汤或加百合以养心安神，兼补肝气；如易惊心慌，加龙齿、琥珀安神定志更好，颜师常用琥珀粉、珍珠粉各 0.6g，睡前吞服，亦验。

5. 痰湿化热，扰动心神

饮食不节，肠胃受伤，宿食停滞，酿为痰热，痰热上扰则发心烦失眠。症见不寐，胸闷心烦，泛恶，嗳气，伴有头重目眩，口苦，舌红苔黄腻，脉滑数。治以清热化痰、清心安神。方以黄连温胆汤加减。药用：半夏、竹茹、枳实、陈皮、炙甘草、茯苓、黄连、肉桂、夏枯草。痰热扰心、气血不足之失眠可加远志、人参、熟地、枣仁共成十味温胆汤；如五志郁火，灼津为痰，痰入心脉而出现顽固性失眠，则加入石菖蒲、远志、郁金、杏仁、丹参，痰瘀并治，清心安神。

【常用药对】

1. 黄连与肉桂

即交泰丸，方中黄连清心泻火，以制偏亢之心火，肉桂温补肾阳，而助肾之气化，如是则气化行而水津升，心火挫则阳不亢，以恢复水火互济之常态，共奏交通心肾之功。

2. 夏枯草与半夏

夏枯草性寒，味甘、辛、微苦，具有清泻肝火、散结消肿、清热解毒、祛痰止咳、凉血止血的功效。半夏辛散温燥有毒，主入脾胃兼入肺，能行水湿，降逆气，而善祛脾胃湿痰。半夏得阴而生，夏枯草得至阳而长，二者合用常能达到协调阴阳以助眠。

3. 石菖蒲与远志

石菖蒲辛苦而温，通窍补心；远志味苦泻热，能通肾气上达于心。二者配伍通补兼用，交通心肾。

【病案举隅】

陈某，男，42岁。教师，患顽固性失眠2年有余，彻夜不眠，或少能入睡，乱梦纷纭，伴有头晕且痛，思想不能集中，稍加思虑则头痛更剧，下肢经常麻木，不利久行。曾在南京精神病医院服用氯丙嗪、异丙嗪、巴氏合剂等多种镇静剂治疗，初有效，久服则无效，中药曾服用归脾汤、交泰丸、温胆汤和灯芯、枣仁、五味子等单方，均无效果。后至我处就诊，检查患者面色黧黑无华，神萎，皮肤甲错，胸背部有汗斑，舌质略紫，苔黄腻，脉细弦有力。处方用血府逐瘀汤，药用生地12g，当归9g，赤芍6g，川芎4.5g，桃仁9g，红花9g，柴胡4.5g，枳壳6g，桔梗4.5g，牛膝4.5g，甘草3g，磁石18g。服用2剂。

二诊：服用1剂后，患者精神反而兴奋，难以入睡。继续服药再服用1剂后，始见效果，患者自觉全身舒畅，入夜已经少睡。继续予7剂。

三诊：患者头晕头痛明显好转，上方去磁石，又服用14剂，每日较能安睡，肌肤甲错、汗斑也见消退，其他症状次第消失，嘱停服汤剂，改用补心丹善后。

按语: 顽固性失眠患者兼有瘀血较为常见,其临床特征为:夜寐梦多,易于惊醒,伴有头涨痛,目眩健忘,或胸闷心悸,舌紫或有瘀斑,舌下脉络迂曲青紫。采用养血安神、交通心肾、清热化痰等治疗罔效。对此,颜师常以血府逐瘀汤治之,《医林改错》谓:"夜不能睡,用安神养血药治之不效者,此方若神。"血府逐瘀汤既能活血化瘀,又能调整气血平衡而治失眠,符合《黄帝内经》"疏其血气,令其条达而致和平"之意。后期瘀血得去,则以养心安神收功。

第十三节　慢性胃炎

【概述】

慢性胃炎是一种常见病,发病率居各种胃病之首。慢性胃炎是不同病因引起的胃黏膜的慢性炎症或萎缩性病变,其实质是胃黏膜上皮遭受反复损害后,黏膜发生改变,最终导致不可逆的固有胃腺体萎缩甚至消失。慢性胃炎最常见的症状是上腹疼痛和饱胀,与溃疡病相反,慢性胃炎是空腹时比较舒适,饭后不适;进食虽不多但觉过饱,常因冷食、硬食、辛辣或其他刺激性食物引起症状或使症状加重,这些症状用抗酸药及解痉药不易缓解,多数患者诉食欲不振。本病进展缓慢,常反复发作,部分患者可致恶性贫血和上消化道出血。西医治疗主要是去除病因、根除幽门螺杆菌、对症处理。

【病机新解】

慢性胃炎属于中医"胃痛""痞满""呃逆"等范畴。胃痛是以上腹胃脘部近心窝处疼痛为主证的脾胃病证；痞满是以胸脘痞塞满闷不舒，按之柔软，压之不痛，视之无胀大之形为主要临床特征的一种脾胃病证；呃逆是以气逆上冲，喉间呃呃连声，声短而频，令人不能自制为主要临床特征的脾胃病证。

慢性胃炎大多属于本虚标实、虚实夹杂之证。虚证主要为脾气虚弱，胃阴不足。慢性胃炎患者先天禀赋不足或久治不愈，胃气受损，久病及脾，可致脾胃虚弱；胃火素盛，嗜食辛辣，湿热内盛，耗伤阴液，可致胃阴不足。实证主要为气滞、痰浊、湿热、瘀血。饮食不节，损伤脾胃，脾虚则生湿浊；湿浊、热毒内阻，有碍气机升降，导致气滞；久病入络，或气病及血，血液运行不畅，则瘀血停留。慢性胃炎病理因素相互影响，最终形成虚实夹杂之证。颜师认为肝郁脾虚是慢性胃炎的基本病机。随着现代社会环境的改变，生活节奏的加快，工作、学习压力较大、饥饱无度、嗜食肥甘辛辣、情绪过度紧张或压抑等因素皆可造成脾胃受损，肝郁犯脾，多见寒热错杂。

【诊治精要】

脾胃同居中州，脾气升，主运化；胃气降，主受纳；阴阳相配，升降既济。颜帅认为，脾胃一旦为病，胃为阳土，法宜润降，脾属阴脏，法当温运，是乃正法。然病变无穷，阳脏有阳伤之疾，阴脏有阴亏之虞，故有温胃阳、救脾阴之治，乃为变法。

1. 肝郁脾虚

患者素体脾虚，或久病伤脾，或劳倦过度，或饮食所伤，损伤脾胃，致中气不足，发生脾胃虚弱；忧郁恼怒，情志不遂，肝失疏泄，克脾犯胃，也是慢性胃炎另一常见原因。主要临床表现有胃脘胀痛或隐痛，嗳气，泛酸，食欲不振，饱胀等。治以健脾益气、疏肝理气。方以四君子汤合柴胡疏肝散加减。药用：党参、白术、茯苓、甘草、陈皮、柴胡、川芎、枳壳、芍药、香附。胃胀明显者，加用木香、郁金、延胡索、木蝴蝶等；泛酸者，加用左金丸以辛开苦降，泄肝和胃，或用海螵蛸、煅瓦楞。

2. 湿热内蕴

慢性胃炎常见的症状是胃脘胀痛、痞塞、嗳气等，如出现口气秽浊，舌苔黄腻等表现，则提示胃有湿热，辨证时除脾虚肝乘之外，尚有湿热内阻。其由脾虚不运，湿浊内停而化热，或患者嗜食膏粱厚味所致。治疗以清热化湿为主。方以三仁汤加减。药用：杏仁、飞滑石、白蔻仁、厚朴、生薏苡仁、半夏。加减用药：常用连翘、蒲公英、象贝母、虎杖、黄连、黄芩等清胃；并常与川厚朴、苍术、石菖蒲、佩兰等化湿之品同用。应用清热化湿药物应注意苦勿过寒，燥勿太过，以免重伤脾胃气阴。

3. 胃阴亏虚

脾胃阴虚证是指脾胃阴津亏损，失于滋润，导致脾胃运化失职和虚热内生所表现的证候。在慢性胃炎患者中，其发生多由饮食不节、过食辛辣之品，或劳倦思虑过度，或外感邪气侵犯，或汗、吐、下后，或慢性疾病日久，或误治、失治等原因，耗伤阴血津液而成。临床表现常为食少纳呆，口唇干燥，脘腹胀闷、食后尤甚、揉按胀满可减，心烦少寐，手足心热，小便短少，大便干结，舌红少苔，脉细或细数。治以益胃生津。处方用药常选择补脾药与养阴药合用，选方如四君子汤合增液汤加减，药用：党参、白术、茯苓、生甘草、山药、扁豆衣、南沙参、北沙参、麦冬、生地。阴虚便秘者，加用川石斛；胃胀者，加用枳实、陈皮。

4. 瘀血内阻

胃炎久病，颜师根据叶天士"久病入络"学说，常采用辛润通络之意，加用活血化瘀药，获得了较理想的疗效。此类患者临床多表现为胃脘痛局限固定，或痞闷不适，舌质紫暗或有瘀斑，脉弦涩或细涩。治疗以活血化瘀为主。血瘀轻者给予延胡索、香附、路路通、鸡血藤、郁金、五灵脂、川芎、当归；重者用莪术、穿山甲、桃仁、鬼箭羽、三棱等；在病种上尤其适用于慢性萎缩性胃炎伴有肠化和不典型增生的病例，活血药加上理气药取其推动作用，使血随气行。活血化瘀药用于慢性萎缩性胃炎伴有肠化和不典型增生的治疗，能改善胃部血液的微循环，使胃的血管通畅，血液供应充足，促进胃的蠕动，这对于缓解胃脘部的胀闷、疼痛均有明显效果。

5. 热毒蕴结

慢性萎缩性胃炎常见肠化、异型增生等改变，胃镜下可见散在不规则颗粒或结节，呈扁平隆起，大小不一。颜师认为，此由脾虚夹气滞痰凝瘀血为患，变生郁热，酿为热毒，耗伤营阴，胃膜失养所致，放任发展有演变积聚之虞。由于本病多病程久，病情缠绵，故治疗上应虚实兼顾，驱邪扶正，除了针对脾虚、气滞、痰凝、血瘀等病理因素，采用健脾行气、化痰活血的方法外，尚须注意清除热毒，热毒不去，则邪恋胶结，损伤营阴脉络，正气难复。常用清热解毒药物有白花蛇舌草、藤梨根、黄连、石见穿等。

【常用药对】

1. 竹茹与黄连

竹茹甘淡微寒，善于涤痰、止呕、清热除烦，以清化痰热、止呕开郁见长。黄连寒清苦降，以清热燥湿、消痞除烦为用，少量应用，尚有健胃之功。二药合用，清热燥湿化痰、降逆止呕除烦之力增强，适用于胃热所致的胃脘不适、恶心、干呕等症。用量竹茹 6~12g，黄连 3~6g。

2. 半夏与厚朴

半夏与厚朴均有燥湿化痰、降逆消痞之功。半夏长于化痰降逆消痞，厚朴长于下气除胀散满。二药同用，相使配对，一偏治痰湿，一偏治气滞，具有燥湿化痰、行气降逆开结之功，用于痰气郁结之胃痞。用量半夏 3~10g，厚朴 5~10g。

3. 黄连与半夏

黄连和半夏是调肠胃、理气机、和阴阳的基本配伍。黄连苦寒，善清热燥湿、和胃止呕。半夏辛温，善化痰散结、降逆宽中。取黄连以苦降，并清痰湿所生之热；用半夏以辛开，兼理痰湿之壅结，除热中之湿。二药合用，辛开苦降，疏理气机，调和胃肠，寒温并施，化阴霾、和阳气，且清热无碍祛湿，燥湿无碍清热，共奏泻热和胃、开胸除痰之功。适用于痰热互结，或湿热蕴结、气机阻滞所致的各种病证，有较理想的清热和胃止呕作用，在治疗小儿胃热呕吐之证时，常取清半夏、黄连各 6g，共研细末，分 20 等份，每次 1 份，日二三服，温水调下，屡试有效。

【病案举隅】

王某，女，53 岁。2007 年 9 月 20 日初诊。胃脘部嘈杂 1

年。有萎缩性胃炎、胃溃疡病史10余年。近1个月胃脘部时感嘈杂，上腹部、胸部闷，无腹胀腹痛，近几日食欲减退。口干，腰腿部畏寒，眠尚可，大便2~3次/日，基本成形，小便调，舌淡红，舌质干，苔腻，稍黄，脉滑。辨证为脾虚肝郁。处方：黄芪30g，白芍18g，桂枝12g，细辛3g，生薏苡仁20g，川黄连6g，蒲公英30g，煅牡蛎30g，制半夏15g，茯苓15g，降香（后下）3g，炒神曲15g，炒鸡内金15g，炙甘草6g。7剂。

二诊：嘈杂感已除，继以上方加减1个月。

随访：食欲改善，不适感均除。

按： 患者胃炎史10年有余，病程较长，导致脾胃虚弱，中焦失运，胃纳功能欠佳，胃脘部嘈杂。处方以黄芪建中汤等健运中焦，提高胃纳能力，恢复正气，又以半夏、降香等调理气机，煅牡蛎制酸，生薏苡仁健脾除湿，炒神曲、炒鸡内金消食助运，故获良效。

第十四节　消化道溃疡

【概述】

消化性溃疡主要指发生于胃和十二指肠的慢性溃疡，是一多发病、常见病。溃疡的形成有多种因素，其中酸性胃液对黏膜的消化作用是溃疡形成的基本因素，因此得名。酸性胃液接触的任何部位，如食管下段、胃肠吻合术后吻合口、空肠以及具有异位胃黏膜的Meckel憩室，都可能发生溃疡。绝大多数的溃疡发生于十二指肠和胃，故又称胃、十二指肠溃疡。药物治疗是消化性溃疡的主要治疗方法，目前常用的西药有质子泵抑制剂、H_2受体抑制剂、胃黏膜保护剂及抗幽门螺杆菌的联合用药。西药治疗消化性溃疡仍然存在药物不良反应和治疗不完善问题，中医药辨证施治则为溃疡的防治提供了更好的药物，使黏膜的保护、溃疡的愈合更趋完善和简单，使消化性溃疡的治疗更加安全有效。

【病机新解】

该病属于中医"胃脘痛"。最早见于《黄帝内经》，如《灵枢·邪气脏腑病形》指出："胃病者，腹膜胀，胃脘当心而痛。"并认为胃痛的发生与肝、脾、外邪及饮食有关。颜师认为消化性溃疡的病因病机主要以外感寒邪、饮食不节、情志不遂、脾胃虚弱等因素导致胃络郁滞，不通则痛，或胃失濡养，不荣则痛为主。气血失畅在其发病中占了重要地位。

颜师认为消化道溃疡的病因，初则多由外邪、饮食、情志不遂所致，病因多单一，病机常见寒邪客胃、饮食停滞、肝气犯胃、肝胃郁热、脾胃湿热等证候，表现为实证；久则常见由实转虚，如寒邪日久损伤脾阳，热邪日久耗伤胃阴，多见脾胃虚寒、胃阴不足等证候，属虚证。因实致虚，或因虚致实，皆可形成虚实并见证，如胃热兼有阴虚，脾胃阳虚兼见内寒，以及兼夹瘀、食、气滞、痰饮等。本病的病位在胃，与肝脾关系密切，基本病机为胃气阻滞，胃络瘀阻，胃失所养，不通则痛。

【诊治精要】

颜师认为消化道溃疡是由胃气不和，腑气少运所引发。在临证过程中，颜师强调：脾为阴，胃属阳，阳脏津伤，法宗叶桂酸甘滋润，清胃而不伤津，理气而不伤阴；阴脏阳虚，温脾更须注重升清；阴脏阴亏，滋阴和营须助生化，唯有加入苍术、白术，资其化源，才是正治之法。

1. 寒邪客胃，胃气停滞

寒邪克胃，可见胃痛暴作，甚则拘急作痛，得热痛减，遇寒痛增，口淡不渴，或喜热饮，苔薄白，脉弦紧。治以温胃散寒，行气和胃。方以良附丸加减。药用：高良姜、香附、青皮、陈皮、白蔻仁（后下）、木香、炙甘草。若寒重，或胃脘突然拘急掣痛拒按，甚则隆起如拳状者，可加吴茱萸、干姜、丁香、桂枝；若郁久化热，寒热错杂者，可用半夏泻心汤，辛开苦降，寒热并调；若见寒热身痛等表寒证者，可加紫苏、生姜，或加香苏散疏风散寒，行气止痛；若兼见胸脘痞闷不食，嗳气呕吐等寒夹食滞症状者，可加枳壳、神曲、鸡内金、半夏以消食导滞，温胃降逆；若胃寒较轻者，可局部温熨，或服生姜红糖汤即可散寒止痛。

2. 食滞中焦，脾胃气滞

暴饮暴食后，胃脘疼痛，胀满不消，疼痛拒按，得食更甚，嗳腐吞酸，或呕吐不消化食物，其味腐臭，吐后痛减，不思饮食或厌食，大便不爽，得矢气及便后稍舒，舌苔厚腻，脉滑有力。治以消食导滞，行气和胃。方以保和丸加减。药用：山楂、神曲、半夏、茯苓、陈皮、连翘、莱菔子、炒麦芽、炒谷芽、木香、生甘草。若脘腹胀甚者，可加枳实、厚朴、槟榔行气消滞；若食积化热者，可加黄芩、黄连清热泻火；若大便秘结，可合用小承气汤；若胃痛急剧而拒按，大便秘结，苔黄燥者，为食积化热成燥，可合用大承气汤通腑泻热，荡积导滞。

3. 肝气犯胃，肝胃不和

肝气郁滞，横逆犯胃，胃气不和，可见胃脘胀满，攻撑作痛，脘痛连胁，胸闷嗳气，喜长叹息，大便不畅，得嗳气、矢气则舒，遇烦恼郁怒则痛作或痛甚，苔薄白，脉弦。治以疏肝理气、和胃止痛。方以柴胡疏肝散加减。药用：柴胡、陈皮、川芎、枳壳、芍药、香附、甘草。胀重者，可加青皮、郁金、木香助理气解郁之功；痛甚者，可加川楝子、延胡索理气止痛；嗳气频作者，可加半夏、旋覆花，亦可用沉香降气解郁。

4. 肝胃郁热，胃气失和

肝郁日久化热，可见胃脘灼痛，痛势急迫，喜冷恶热，得凉则舒，心烦易怒，泛酸嘈杂，口干口苦，舌红少苔，脉弦数。治以疏肝理气、泻热和中。方以丹栀逍遥散合左金丸加减。药用：丹皮、栀子、当归、芍药、柴胡、茯苓、黄连、吴茱萸、木香。若为火邪已伤胃阴，可加麦冬、石斛；郁久化热，易伤肝阴，可加北沙参、天花粉、香附等以柔肝理气；若火热内盛，灼伤胃络，而见吐血，并出现脘腹灼痛痞满，心烦便秘，面赤舌红，脉弦数有力等症者，可用泻心汤以苦寒泻热，直折其火。

5. 瘀血阻络，不通则痛

久病生瘀，可见胃脘疼痛，痛如针刺刀割，痛有定处，按之痛甚，食后加剧，入夜尤甚，或见吐血、黑便，舌质紫暗或有瘀斑，脉涩。治以活血化瘀、理气止痛。方以失笑散合丹参饮加减。药用：五灵脂、蒲黄（包煎）、丹参、檀香、砂仁

（后下）。如痛甚，可加延胡索、三七粉、三棱、莪术，并可加理气之品，如枳壳、木香、郁金。

6. 湿热滞胃，胃气失和

饮食不节，伤脾碍胃，蕴湿生热，阻滞气机，可见胃脘灼热、嘈杂泛酸，口干口苦，渴不欲饮，口甜黏浊，食甜食则冒酸水，纳呆恶心，身重肢倦，小便色黄，大便不畅，舌苔黄腻，脉象滑数。治以清热化湿、理气和中。方以清中汤加减。药用：陈皮、半夏、茯苓、甘草、黄连、草豆蔻仁。热盛便秘者，加金银花、蒲公英、大黄、枳实；气滞腹胀者，加厚朴、大腹皮。若寒热互结，干噫食臭，心下痞硬，可合用半夏泻心汤加减。

7. 胃阴不足

热病，久病伤阴，可见胃脘隐隐灼痛，似饥而不欲食，口燥咽干，口渴思饮，消瘦乏力，大便干结，舌红少津或光剥无苔，脉细数。治以养阴益胃、和中止痛。方以益胃汤合芍药甘草汤加减。药用：沙参、麦冬、冰糖、细生地、玉竹、芍药、甘草。若胃阴亏损较甚者，可酌加干石斛；兼饮食停滞者，可加神曲、山楂等消食和胃；痛甚者，可加香橼、佛手；脘腹灼痛，嘈杂反酸者，可加左金丸；胃热偏盛者，可加生石膏、知母、芦根清胃泻热，或用清胃散；日久肝肾阴虚者，可加山茱萸、玄参滋补肝肾；日久胃阴虚难复者，可加乌梅、山楂肉、木瓜等酸甘化阴。

8. 胃阳不足，气虚而滞

久病阳虚，可见胃痛隐隐，绵绵不休，冷痛不适，喜温喜按，空腹痛甚，得食则缓，劳累或食冷或受凉后疼痛发作或加重，泛吐清水，食少，神疲乏力，手足不温，大便溏薄，舌淡苔白，脉虚弱。治以温中健脾、和胃止痛方以黄芪建中汤加减。药用：芍药、桂枝、甘草、生姜、大枣、饴糖、黄芪。泛吐清水较重者，可加干姜、吴茱萸、半夏、茯苓等温胃化饮；寒盛者，可用附子理中汤或大建中汤温中散寒；脾虚湿盛者，可合二陈汤；兼见腰膝酸软、头晕目眩、形寒肢冷等肾阳虚证者，可加补骨脂、肉豆蔻，或合用肾气丸、右归丸之类助肾阳以温脾和胃。

【常用药对】

1. 高良姜与香附

高良姜配香附，名为良附丸，是临床最常用的理气散寒止痛之剂。高良姜辛香味浓而性温，既可温胃散寒，又可理气和中；香附疏肝解郁而理气止痛。《本草求真》云高良姜"同香附则能除寒祛郁"。二者相使合用，可使寒散气通，气行痛止，通则不痛。临床多用治肝郁气滞、胃中寒凝之胃脘疼痛、口吐清涎、喜温喜按、胸闷胁痛之证。

2. 川楝子与延胡索

川楝子与延胡索合用，可见于《圣惠方》金铃子散方中。川楝子苦寒性降，善入肝经，可疏肝经之郁，清肝经之热。延胡索苦辛而温，其苦以入血，辛以入气，温助气行而和血，行血中之气滞而止痛。二者相使配对，一入气分，一入血分，气血并行，共奏疏肝、行气、泻热之效，尤善于止痛。可用治胃脘痛，以痛久入络者为宜。

【病案举隅】

李某，男，50 岁。2012 年 6 月 20 日就诊。素体阴虚内热，近期劳累，遂发脘闷不适，嘈杂吞酸，易饥，口干口苦，大便干结，舌红苔薄黄，脉弦细数。曾查胃镜检查报告为十二指肠球部溃疡。辨证为肝胃郁热。治拟泻热和胃、清养胃阴。方用芍药甘草汤合化肝煎、沙参麦冬汤加减。

药用：北沙参 15g，麦冬 10g，石斛 10g，丹皮 10g，浙贝母 10g，白芍 15g，山药 9g，蒲公英 12g，煅牡蛎 30g，炙甘草 6g。水煎服，日 1 剂。加减服药 5 个月。

5 个月后，临床症状消失，胃镜复查溃疡面愈合。

按语： 此证型在溃疡病中占的比例不高。患者易饥、大便干结、苔薄黄、脉弦细数为郁热之象，口干口苦为热邪伤阴之象，故治疗以清热养阴为主。

第十五节　便秘

【概述】

便秘一证，是指大肠传导功能失司，以大便秘结，排便周期延长，或大便干燥硬结，排出困难，或排便后仍有残留感，或虽有便意，但排便艰涩不畅为主的一种病证。便秘既是一种独立的病证，也是一个在多种急慢性疾病过程中经常出现的症状。其病变部位主要在大肠。西医学中的功能性便秘，以及肠易激综合征、肠炎恢复期、直肠及肛门疾病所致的便秘、药物性便秘、内分泌及代谢性疾病的便秘、肌力减退所致排便困难等，均可按便秘辨证论治。

【病机新解】

便秘最早见于《黄帝内经》，被认为与肠中有热有关，如《素问·举痛论》曰："热气留于小肠，肠中痛，瘅热焦渴，则坚干不得出，故痛而闭不通矣。"中医学认为大肠为六腑之一，乃传化之腑，其生理特点是"泄而不藏""动而不静""降而不升""实而不能满"，以通降下行为顺。便秘的病因是多方面的，外感寒热之邪、内伤饮食情志、阴阳气血不足等皆可导致便秘，各种原因又常相兼为病。颜师认为，便秘总以虚实为纲，重辨气血，气滞的便秘属实，阴阳气血不足的便秘属虚。

便秘的病位在大肠，但常与脾胃肺肝肾等功能失调有关。胃与大肠相连，胃热炽盛，下传大肠，燔灼津液，大肠热盛，燥屎内结则致便秘；脾主运化，脾虚运化失常，大肠传导无力，糟粕内停则致便秘；肺与大肠相表里，肺热、肺燥，下移大肠，则肠燥津枯而致便秘；肝主气机，肝气郁滞，则腑气不通，气滞不行而致便秘；肾司二便，或肾阴不足，则肠失濡养，便干不行，或肾阳不足，大肠失于温煦，传导无力，大便不通。此外，颜师根据"久病必有瘀"，提出慢性便秘患者常合并瘀血这一病理因素，有因秘致瘀者，亦有因瘀致秘者。

【诊治精要】

《灵枢·平人绝谷》曰："平人则不然，胃满则肠虚，肠满则胃虚，更虚更满，故气得上下，五脏安定。"可见无论寒热虚实所致之便秘，都与胃肠气机升降失调息息相关。颜师擅长从气血论治疾病，认为治疗便秘方法众多，不宜单纯通下、润下，调畅气血亦是治疗便秘的重要法则，治疗时要切合病机，抓住疾病本质，辨证立法，正确施治，才能取得较好的临床疗效。

1. 肺气壅塞

唐宗海《中西汇通医经精义》谓："大肠之所以能传导者，以其为肺之府，肺气下达，故能传导也。"颜师认为，肺与大肠相表里，肠腑之通降与肺气之宣降息息相关，清气能升则浊气能降，肺气壅滞不宣，上窍郁闭则下窍不通。临床症见：反复便秘日久不愈，脘腹胸胁胀满，大便干结如羊屎，干咳气短，咽喉不利，纳差尿少，舌淡红苔薄白，脉弦细。治宜宣肺降气、导滞通便，即所谓"提壶揭盖"法。方以苏子降气汤加减。药用：桑白皮、紫苏子、当归、半夏、前胡、陈皮、莱菔子、瓜蒌皮、瓜蒌仁、川贝母、桔梗、麦冬、紫菀、厚朴、杏仁、薤白、炙甘草等。本法乃取法于"上道开下窍泄，开天气以通地道"，选用微辛轻苦之品，微辛以开气阻，通上下二窍，微苦以降肺气，肺气得通，津液得下，气机得降，胃气因和，清升浊降，升降协调，肠腑传化得通而便秘自除。正合《伤寒论》"上焦得通，津液得下，胃气因和"之意。叶天士亦云："昔丹溪大、小肠气闭于下，每每升提肺窍。"

2. 脾胃气滞

便秘虽属大肠传导功能失常，但与脾胃运化功能关系甚为密切。颜师认为，"六腑以通为用，以降为顺"，由于腑气壅滞不通，饮食停滞于肠胃，肠道失运，一方面水谷精微不能敷布，糟粕不能下行；另一方面更加阻碍脾胃的升降运动，使肠胃处于一种"呆滞"状态，从而导致排便困难。临床症见：

大便秘结不通，甚则数日未行，腹痛腹胀，得矢气则缓，时感恶心呕吐，食不能多，或大便艰涩不畅，便后有残留感，舌淡红苔薄腻或厚腻，脉弦滑或数。治宜醒脾顺气、调中通便。方以平胃散合四逆散加减。药用：苍术、厚朴、枳实、柴胡、白芍、赤芍、大腹皮、广木香、槟榔、陈皮、炙甘草、茯苓、生白术、砂仁、焦山楂、六神曲、决明子等。此时治疗关键在于调畅气机，促进脾胃的升降运动恢复正常，改善肠胃壅塞的状态。所谓"醒"能促进脾胃运化功能的恢复，"调"能调畅中焦气机使升降协调，"顺"有利于腑气畅通，改善壅塞呆滞的状态。

3. 肝气郁结

便秘一证，病位虽在胃肠，治疗应以疏理调达肠腑气机为主，但亦不可忽视肝的调畅作用。《黄帝内经》谓："土得木则达。"唐容川又谓："木之性主于疏泄，食气入胃，全赖肝木之气以疏泄之。"肝主升主动，大肠主降主动，二者相互促进，升降协调，共同参与人体正常的通便功能。若肝之疏泄功能减退，肝气郁滞，气的升发就显不足，气机的疏通和调畅就受到阻碍，大肠气机的正常运行也会受到影响，从而出现大肠传导不利，糟粕内停，大便秘结；若情志不遂，肝之疏泄失常，肝气横逆侵犯脾胃，中焦气机不利，脾胃升降失调，肠腑不得宣畅，也可导致便秘。临床症见大便秘结，数日不大便而无所苦，或欲便不得出，或便而不畅，两胁胀闷，肠鸣矢气，嗳气频作，精神抑郁，口干口苦，舌淡红苔薄白，脉弦细或弦数。治宜疏肝理气、下气通便方以逍遥散合五磨饮子加减。药用：柴胡、沉香、乌药、木香、枳实、厚朴、莱菔子、当归、赤芍、白芍、槟榔、大腹皮、火麻仁、桃仁、甘草、茯苓、生白术等。颜师认为，气郁对便秘有突出影响，用通下之剂不能达到预定的疗效，只能通过调畅气机，使肝气得疏，气机得畅，升降有序，肠腑得以畅通，不治便秘而便秘自愈，才能根治，否则只能通而又秘，秘而再通，出现病情反复的现象。

4. 脾胃气虚

《灵枢·口问》云："中气不足，溲便为之变。"《素问·通评虚实论》又云："头痛耳鸣，九窍不利，肠胃之所生也。"李东垣亦有"脾胃虚则九窍不通"之说。脾胃为气血生化之源，气机升降斡旋之枢纽。脾胃纳运正常，则气血生化有源，气机升降协调，内传五脏六腑，上注五官九窍，下达前后二阴。若脾胃气虚，脾失升清，清阳不升，浊阴不降，则大肠传导推动无力，燥屎内结于肠，导致大便不通，此属虚秘。临床症见：自觉大便难下，屡欲登厕，努责不下，大便不干，或大便秘结，排便周期延长，或周期不长，但粪质干结，排出困难，脘腹不适，小腹坠胀，头昏眼花，面色萎黄，神疲乏力，舌淡红苔薄白，脉沉细无力。治当补中益气、升阳通便，即所谓"塞因塞用"之法。方以补中益气汤加味。药用：黄芪、生白术、党参、炙甘草、柴胡、升麻、当归、陈皮、厚朴、枳实等。颜师认为，便秘一证，有虚实之分，审证选方，最当细辨，切莫妄投，犯虚虚实实之戒。他指出气虚是老年人习惯性便秘的主要及最常见原因之一，临床应用补中益气汤加减治疗气虚便秘，以补其中气，升其清气，畅其气机，使清升浊降，大便自顺。

5. 肾阳虚衰

肾主一身之阳气，肾气充足则全身之气运行畅通；肾主水液，肾之气化是主持人体水液正常输布、调节人体水液代谢平衡的中心环节。肾阳不足，命门火衰，一方面无以鼓动脾胃肠腑之气，致使胃肠传导无力，排便困难；另一方面肾阳亏虚，气化失职，水液代谢障碍，津液不能输布润泽胃肠，肠燥枯涩失润，导致大便秘结。临床症见：大便秘结，二三日一行，量不多不干，小便短少不利，口中干渴，但饮水不多，腹痛拘急，胀满拒按，肠鸣肢肿，头晕心悸，气短肢冷，面色青暗，呃逆呕吐，舌淡苔白滑，脉沉弦。治宜温肾化气、利水通便。方以真武汤、五苓散、大黄附子汤加减。药用：附子、干姜、桂枝、猪苓、茯苓、白术、肉苁蓉、赤芍、白芍、杏仁、莱菔子、当归、枳实、生大黄、厚朴等。颜师认为，肾阳虚衰不仅可致泄泻，亦是引起便秘的原因之一，治疗当利水渗湿，通阳化气，健脾布津，令水精四布，内渗肠道，使肾阳得复，气化得行，小便通利，阳气以布，津液以行，肠腑得润，而大便自行。

6. 阴血亏虚

《医宗必读·大便不通》谓："更有老年津液干枯，妇人产后亡血，及发汗利小便，病后血气未复，皆能秘结。"老年体弱、久病之后、烦劳过度、产后失血都会使气血亏虚，阴津匮乏，大肠失润，肠道干涩，传导无力，而致大便干燥，排出不畅，属于虚秘范畴。临床症见：排便时间延长，大便三四日甚至七八日一行，粪便干硬成粒状，解时非常困难，甚至要用手指挖出，伴面色萎黄或潮红，或有眩晕心悸，口干，烦热不寐，舌质多红而少津，或舌质淡而干，脉多细数。治宜养血滋阴、润燥通便，润肠丸加减。药用：当归、生地、熟地、制何首乌、火麻仁、桃仁、柏子仁、瓜蒌仁、枳壳、枳实、玄参、枸杞子、麦冬、赤芍、白芍、肉苁蓉等。颜师认为，血虚肠燥便秘，便秘是疾病的现象，血虚肠液干涸是疾病的本质，"治病必求于本"，非养血润燥而不为功，若仅用一般通腑导下剂，只是解除疾病的暂时现象。

7. 瘀血阻滞

颜师传承国医大师颜德馨教授之"久病必有瘀"的观点，认为瘀血一旦形成，影响气机升降，以致腑道传化功能障碍而引起便秘，而大便日秘久积，势必影响肠腑气血运行，复又加重血瘀，或导致瘀血形成，造成瘀血致便秘、便秘致瘀血的恶性循环，从而形成瘀血便秘。临床症见：大便秘结较久，排便困难，或大便色黑，胸胁痞满疼痛，或腹部胀痛、刺痛，疼痛部位固定不移，舌紫，舌面或舌下有瘀点瘀斑，脉涩或细涩。治宜活血化瘀、理气通便。方以血府逐瘀汤加减。药用：川芎、柴胡、桃仁、生地、当归、红花、枳壳、赤芍、白芍、桔梗、牛膝、枳实、杏仁、火麻仁等。颜师指出，根据引起瘀血的原因，血瘀便秘可分为气虚血瘀便秘、气滞血瘀便秘、阴虚血瘀便秘、阳虚血瘀便秘、血虚血瘀便秘、痰瘀交阻便秘、血热血瘀便秘等，临床应准确辨证分型，灵活加减用药。

【常用药对】

1. 升麻与当归

升麻甘辛微寒，轻浮上行，既能升散，又能清泻，而更以升举清阳之气为长。《药品化义》谓："升麻，善提清气，少用佐参、芪升补中气。柴胡引肝气从左而上，升麻引胃气从右而上，入补中益气汤有鼓舞脾元之妙，使清阳之气上升而浊阴之气下降。"当归甘补辛散，苦泄温通，为血中之气药，既能补血，又能活血，可用治一切血证，又可润肠通便。二药合用，升麻升举清阳，清气得升则浊气得降，当归养血润燥滑肠，用于气血两亏之大便秘结不通者尤宜。

2. 生白术与生地

《王旭高医书六种》谓："白术生肠胃之津液，大便硬是肠之津液干枯，故加白术。"生白术既能燥湿实脾，复能缓脾生津，津润则便畅，治老年人肠液枯燥之便秘，以生白术30g煎汤服之，大便遂通畅。生地甘寒微苦，质润多汁，长于滋阴清热，凉血生津，可滋阴增液、增水行舟而通便。脾土本虚，胃强脾弱，耗伤脾阴，或老年脏躁，产后体虚，皆可使脾气不得输布，失其转输之能而使脾阴亏损，症见消渴便秘，治当补益脾阴，然滋阴之剂仅补其阴液，不能助其生化，配伍白术一味，则可资其化源。二药相合，健脾生津，滋阴增液，治疗气阴两虚便秘，极为合拍。

3. 苦杏仁与火麻仁

杏仁辛苦甘温而利，辛能散邪，苦可下气，温可宣滞。肺与大肠相表里，肺气壅滞不宣，上窍郁闭则下窍不通，颜师此时取法叶天士之"开上窍以通下窍"，多用苦杏仁开上启下而通便。而且，苦杏仁质润多油，又能润肠通便。火麻仁多脂体润，性质平和，滑利下行，走而不守，功专滋养润燥，滑肠通便，为润下之要药。苦杏仁偏走大肠气分，火麻仁偏走大肠血分，二药伍用，一气一血，相互为用，气血双调，提壶揭盖，润燥滑肠，使通便泻下之力增强。

【病案举隅】

张某，男，70 岁。2013 年 9 月 20 日初诊。便秘 10 余年，1 周排便 1～2 次，长年使用大黄苏打片、番泻叶、开塞露等药治疗而罔效。刻下：大便艰涩困难，脘腹胀满，食欲不佳，神疲乏力，头晕失眠，言语欠清，痰多难咳，记忆力减退，舌胖大色淡暗，苔白腻，脉沉细。既往有脑梗死病史。中医辨证为中气不足，痰瘀胶阻，治以益气润肠通腑、活血化痰开窍。处方：炙黄芪 30g，生白术 15g，陈皮 6g，杏仁 15g，麻仁 15g，枳实 9g，厚朴 9g，当归 15g，丹参 20g，白芍 15g，远志 10g，石菖蒲 10g，胆南星 10g，法半夏 10g，白附子 10g，茯苓 30g，瓜蒌 30g，炙甘草 5g。水煎服，每日 1 剂，早晚温服。并嘱患者每日适度活动，腹部按摩，以加强肠蠕动。

二诊：2 周后复诊，诉服药后显效，停开塞露等泻药后大便 2～3 日 1 次，咳痰减少，诉自觉下肢酸冷。上方加肉苁蓉 15g、锁阳 15g 以加强温肾通便之功，14 剂。

三诊：患者基本可保持每日排便，言语不利较前改善，舌色淡暗较前好转，苔薄白。守上方继续治疗。

按语： 便秘原因众多，如张洁古谓："脏腑之秘，不可一概论治，有虚秘、实秘、气秘、风秘、冷秘、热秘，老人与产后及发汗，利小便过多，气血未复，以致便难等症。" 李东垣谓："治病必究其源，不可一概以牵牛、巴豆之类，损其津液，燥结愈甚，复下复结，极则以致导引于下而不通，遂成不救。" 颜师认为，老年便秘以虚证为多，但有虚中挟实，不可不辨。本例患者有脑梗死病史，平素倦怠少动，神疲乏力，食纳不佳，中气显见不足，故取黄芪汤立方，旨在升清降浊，辅

以润肠通幽。对于脾虚便秘者，颜师常投生白术一味，用量
15~30g，使脾气得补，肠运有力，则便自畅通。方中杏仁宣
肺以启上开下而通便，且质润多油而润肠通便；枳实、厚朴理
气通便；当归、白芍养血润肠通便；肉苁蓉、锁阳补肾温阳通
便。患者既往有脑梗死史，睡眠不佳，记忆力减退，舌质暗苔
白腻，为痰瘀阻窍之象，予三生汤配菖蒲、远志化痰开窍，当
归、丹参活血化瘀。全方标本兼顾，气血同治，故而取效神速。

第十六节　肠易激综合证

【概述】

肠易激综合征（irritable bowel syndrome，IBS）是临床上
最常见的一种胃肠道功能紊乱性疾患，近年来已被公认为一类
具有特殊病理生理基础的心身疾病，是一组包括腹痛、腹胀，
以大便习惯改变为主要特征，并伴大便性状异常，持续存在或
间歇发作，而又缺乏形态学和生物化学异常改变等可用器质性
疾病解释的临床症状，大致可分为腹泻型、便秘型、腹泻便秘
交替型和腹痛型。精神、饮食、寒冷等因素可诱使症状复发或
加重。目前西医治疗只限于对症处理。

【病机新解】

中医虽无肠易激综合征之病名，但依据其临床表现当属
"泄泻""腹痛""便秘""肠郁"等病范畴，其发生与情志失
调、饮食不节、劳倦体虚、感受外邪等因素有关，尤与情志失
调关系密切。如明代《医方考》："泻责之脾，痛责之肝，肝

责之实，脾责之虚，脾虚肝实，故为痛泻。中医辨治认为总以肝脾气机失调、脾伤湿胜为患。

IBS发病与五脏均有密切联系，脾胃虚弱为发病的根本因素，脾胃虚弱则水为湿内生，谷为滞不行，清浊相混，发为泄泻；肠道气滞，络脉痹阻，发为腹痛；肝失条达为发病之标，即外因；脾胃虚弱为致病之本，即内因。大抵疾病早期以气滞湿阻为主，可见肝旺侮脾、湿困脾胃；疾病中期可见气滞血瘀，或脾损湿留，虚中夹实，病情缠绵；疾病后期，久泻无火，脾损及肾，便溏不成形，当温肾暖脾，釜底加薪，并温中寓涩，以善其后。

【诊治精要】

治疗原则以调理肝脾气机为主。疾病早期以肝脾不和，气滞湿阻为主者，治当抑木扶土，疏肝理脾；湿困脾胃，腹泻纳呆者，治宜芳香化湿，健运脾胃，以调中运脾为大旨，祛湿宜早，除湿务尽；气滞血瘀者，宜理气活血；疾病中期屡发腹泻，多属虚或脾损湿留，虚中夹实，病情缠绵，治疗转入健脾益气以资固本；后期，久泻无火，脾损及肾，便溏不成形，当温肾暖脾，釜底加薪，并温中寓涩，以善其后。

1. 肝脾不和

肝旺脾虚是肠易激综合征最为多见的证型。肝禀春木之性，主疏泄，脾主湿土之性，主运化，脾之运化赖肝之疏达，若情志伤肝，肝失柔和，郁勃之气横逆，脾土受伐，致脾运化失司，升陷失常泄泻乃作，所谓"肝为起病之源，脾为传病之所"。症见肠鸣腹痛腹泻，泻后舒畅，反复发作，多由精神情志因素激发，舌苔薄白，脉弦。治宜抑木扶土，疏肝理脾。

常用柴胡舒肝散加痛泻要方等。药用：柴胡、芍药、枳壳、炙甘草、陈皮、川芎、香附、白术、防风。如果疼痛仍不减时，尚应结合辨证，偏寒者加高良姜、细辛、片姜黄、炮姜等温中止痛之品；偏于阴虚者，应重用白芍以敛阴柔肝止痛，可用到30g。如疗效仍欠佳时，应考虑是否有病久入络的瘀血可能，并适当加入化瘀之品，如五灵脂、丹参、蒲黄等活血止痛之品，或用膈下逐瘀汤加减。

2. 湿困脾胃

湿困脾胃以湿滞碍脾运为基本病理。太阴湿土以运为健，但脾健贵在燥润有度，过燥津乏则脾不散津，过润则濡脾之津聚变为困脾之湿，湿沃中州，阻碍脾运便发生泄泻。症见：腹泻日久，偶有呕吐，脘腹胀满，但无腹痛，食少纳呆，神倦嗜睡，口黏腻，舌苔白腻。治以芳香化湿，健脾止泻。方选六和汤。药用：砂仁、半夏、人参、白术、甘草、藿香、木瓜、厚朴、扁豆、赤茯苓。若肾阳已衰，寒气内盛者，可加肉桂；黎明泄泻，伴腰膝酸软，形寒肢冷者，加补骨脂、肉豆蔻；腹痛喜按，怯寒便溏者，加干姜、肉桂；脾虚湿盛，加苍术、厚朴、藿香、泽泻等。

3. 气滞血瘀

情志久郁，肝失疏泄，气机阻滞，气滞而血脉运行不畅，可形成瘀血。症见腹胀、腹痛反复发作，腹泻或便秘，或者两者交替进行，伴胸胁苦满，形寒肢冷等。本型多为其他证型日久发展而来，患者既可虚在先，气、血虚，造成气血运行不畅，也可由气滞在先，造成血行不畅。后者主要以疏肝理气活血为法，方选柴胡疏肝散合金铃子散加减。药用：陈皮、柴胡、川芎、香附、枳壳、芍药、甘草、川楝子、元胡。若瘀血便秘则选用血府逐瘀汤。

4. 脾虚乏运

此证为脾虚运化乏力、湿阻气滞为患。后天脾胃以运为健，脾禀土性为生湿之源，脾虚中州运化无力，水谷不能转精微，谷不为精聚则为湿浊，湿濡肠道便发腹泻；若中气不能斡旋升运，谷不为精反为谷滞，滞壅肠道，便出现大便秘结。症见腹泻与大便秘结不规则间歇交替出现，或先干后稀，腹部不适，食饱腹胀，纳差，舌淡苔白，脉沉缓。治以健脾助运，化湿调中。方选参苓白术散加减。药用：人参、白术、茯苓、甘草、山药、白扁豆、莲子肉、薏苡仁、砂仁、桔梗。若腹泻明显，适当配以升浮之风药，如炒升麻、葛根、防风，鼓动脾胃清阳之气升，籍清阳升则谷精化，谷精化则谷浊不至于下流，腹泻可止。

5. 脾肾阳虚

腹泻久泻不愈，先伤脾阳，继伤肾阳，酿成脾肾阳虚泻。中焦脾胃腐熟水谷而转化精微，全赖下焦肾阳以温煦，所谓"釜内之热在灶薪，脾阳根基在命门"，肾阳衰微而釜底失焰，脾土失于温煦，致清阳不升，谷不为精，下走大肠，逐成泄泻。症见腹泻经年不愈，大便稀溏，杂有完谷，或黎明必泻，或每因劳累、受风感邪、情绪波动即复发。腹痛喜温喜按，食少，神疲乏力，舌淡苔白，脉沉弱。治以温补脾肾，固肠止泻。方选附子理中丸合四神丸。药用：附子、人参、白术、干姜、炙甘草、补骨脂、肉豆蔻、吴茱萸、五味子。如受风感邪激发，是"风陷空谷"，配防风、荆芥穗鼓荡空谷之风外散；

饮食不慎激发，是食谷内滞，配山楂、神曲、炒莱菔子消导食谷。

【常用药对】

1. 半夏与黄芩

半夏、黄芩配伍出自《伤寒论》半夏泻心汤。半夏辛散降逆，黄芩苦寒清热，二药参合，相辅相成，一寒一温，辛开苦降，温而不燥，凉而不寒，顺其阴阳之性而调和阴阳，共奏清热泻火、和胃止呕、消痞散结之功。此药主治胸膈痞满、胃痛、恶心、呕吐、食欲不振、肠鸣下利、舌苔薄黄腻、脉弦数等证属寒热互结、胃气不和的急慢性胃炎、消化性溃疡、反流性食管炎、功能性消化不良、肠易激综合征等消化系统疾病。

2. 白术与白芍

白术味甘苦微辛、性温，入脾、胃经，既能补益脾气，又能燥湿利水、助脾胃之健运，以促生化之源，为培补脾胃之要药。白芍味甘苦而酸、性微寒而柔润，主入肝经，功专养血柔肝，能敛肝气、护肝阴以藏之。二药相伍，即为古方"白术芍药散"。二药一阳一阴，刚柔相济，健脾柔肝，可调和肝脾、肝胃的功能，多用于治疗肝脾不调、肝胃不和、脾虚肝旺之脘胁胀闷、食欲不振、胃脘痛、肠鸣腹痛、大便泄泻等症，尤其适用于肠易激综合征、功能性消化不良等。白术一般用量为 10～15g，白芍为 10～15g；对于泄泻，则两药剂量宜大。

3. 紫苏梗与藿香梗

紫苏梗味辛甘、性温，入脾、胃、肺经，善于疏肝解郁、行气和中，为疏利脾胃气滞之常用药。藿香梗味辛、性微温，入脾、胃、肺经，善于醒脾和胃、化湿止呕、行气止痛。紫苏梗长于行气宽中，藿香梗长于醒脾和胃，二药均可行气宽胀，伍用则行气止痛、消胀除满力量增强。且二药性缓，虚胀与实胀均可应用。肠易激综合征与肝关系密切，木易克土，土壅木郁，临床肝胃气滞之证最为常见，紫苏梗合藿香梗药对，可以更好地调畅脾胃气机而达和胃消胀之功。

【病案举隅】

患者李某，男，40岁。2012年4月5日初诊。腹痛4年，以左下腹为主，多为隐痛，排便后可减轻。精神紧张时更为明显。肠镜检查未见异常。近期工作压力大，症状明显加重，每日大便2～3次，便质稀薄，无黏液及脓血，疲劳，夜寐差，纳可，二便调，舌淡苔薄白，脉弦。诊断为肠易激综合征，证属肝郁脾虚，土虚木乘，运化无力。治当疏肝理气，佐以健脾；方用疏肝饮加减。处方：柴胡9g，炒防风10g，陈皮6g，白芍15g，苍术9g，白术9g，茯苓30g，怀山药15g，炒扁豆9g，党参9g，炙甘草5g。14剂。

二诊：症状好转，但时有腹部不适，舌苔薄白，脉濡。加用生黄芪12g、大枣10枚以益气健脾。14剂。

三诊：大便每天1次，偶有2～3次，无腹痛，精神尚可；舌苔薄白微腻，脉濡。加薏苡仁30g。继服7剂后，无腹痛或腹部不适，大便正常。近半年来，上述诸症无明显发作，仅偶见腹部不适。嘱患者平时注意饮食，避免不良情绪刺激，保持良好心理状态。

按： 朱丹溪曾云："气血冲和，万病不生，一有怫郁，则诸病生焉。"情志活动的异常可导致气机失调，主要是影响肝的疏泄功能，该患者因精神紧张，情志不得发泄，使肝失疏泄，出现肝气郁结的腹痛、腹部不适，进而发展为肝气横逆乘脾土，脾失健运，清气不升而腹泻。故治以疏肝理气健脾，方以柴胡疏肝散合参苓白术散，方中妙以苍术、白术同用，健脾而兼燥湿，补而不滞，重用茯苓30g达到健脾安神之效。二诊依据"见肝之病，知肝传脾""脾旺则不受邪"的中医理论，在疏肝理气的基础上，加用黄芪加强健脾之效。考虑兼有湿热未尽，三诊时加用薏苡仁清利湿热。

第十七节　甲状腺功能亢进

【概述】

甲状腺功能亢进症，简称甲亢，是指甲状腺功能增强，分泌激素增多或因甲状腺激素在血液循环中水平增高所引起神经精神兴奋、代谢增强的内分泌功能失调疾病。主要表现为甲状腺呈弥漫性、结节性肿大，心悸、出汗、进食和便次增多和体重减少的病证。多数患者还同时有突眼、眼睑水肿、视力减退等症状。此病多发于20～40岁的中青年，女性多于男性，男女比例约为1:4。

【病机新解】

甲亢属于中医之"瘿瘤"或"瘿气"范畴，但也有将多食而消瘦为主者划属"消渴"范畴，心跳加快者归属"惊悸""怔忡"范畴。本病以"气血失和，肝郁痰阻"为病机之要。

本病的发生主要与情志内伤有关。如长期忿郁，肝气失于条达，郁久化火，造成火盛动风，煎熬津液，凝聚成痰，痰气凝结颈前而成本病，《诸病源候论·瘿候》曰："瘿者，由忧恚气结所生"；或忧愁思虑伤脾，肝郁疏泄失常，横逆犯脾可致亦致脾气虚弱，痰湿内生，肝气夹痰上逆，痰气交凝于颈前肝经循行部位而发此病。本病的基本病机是气郁、痰凝、血瘀、阴虚，即《外科正宗·瘿瘤论》所谓："夫人生瘿瘤之症，非阴阳正气结肿，乃五脏瘀血、浊气、痰凝而成"。

【诊治精要】

本病以"气血失和，肝郁痰阻"为病机之要，从肝论治收效颇著。《诸病源候论》说："瘿者，由忧患气结所生。"肝为风木之脏，内寄相火，以血为本，以气为用。甲亢发生之缘由，多因长期忧郁、思虑或猝暴悲怒而致肝郁气滞，肝气犯脾，脾运失司，津液不归正化而凝聚成痰，痰气交阻壅于颈前则为瘿肿；瘿气不消与瘀血相搏则瘿肿而硬或有结节；肝气郁久化火，易气阴两虚。治疗之时，首当疏肝化痰，本法以《黄帝内经》"木郁达之，结者散之"而立。且甲亢的病程较长，早期多以肝气郁滞为主，中期以痰凝血瘀为主，早中期标实突出，如气滞、血瘀、痰浊、痰火等；后期久病气虚，久病伤阴，以气阴两虚为主。

1. 气郁痰凝

甲亢多因七情所伤引起，与肝气不舒密不可分，《济生方》谓"瘿病者，多有喜怒不节，忧思过度，而成斯焉"，肝失疏泄后气机的疏通和畅达受阻，气机郁结于颈前形成瘿瘤。表现为颈前肿块，颈部觉胀，胸闷，喜叹息，胸胁胀痛，常随情志波动，舌质红，苔白，脉弦。治法：理气开郁，化痰开阻。方宜消瘰丸合小柴胡汤加减。药用：柴胡、黄芩、法半夏、夏枯草、象贝母、郁金、青皮等。若胸胁胀痛明显，可加用枳壳、香附、桔梗疏肝解郁；肿块明显可加入莪术、三棱、穿山甲消肿散结。

2. 肝郁化火

忧患不解，化火冲逆，则肝火上冲。表现为面部炽热，急躁易怒，口苦目赤，睛如怒视，手指震颤，眼球突出，渴欲冷饮，大便秘结，舌红，苔黄，脉弦数。治法：清泻肝火，消肿散结。方用柴胡加桂枝龙骨牡蛎汤合消瘰丸加减。药用：柴胡、桂枝、龙骨、牡蛎、玄参、川贝母、夏枯草等。若大便秘结，可加入增液承气汤；失眠，可加入夜交藤、茯神、酸枣仁养心潜阳安神；烦躁易怒明显，可加入龙胆草等清泻肝火。

3. 痰结血瘀

血的运行有赖于气的升降出入运动，气机郁结，引起血行障碍，形成血瘀甚至癥瘕、肿块，表现为颈前肿块，按之较硬，胸闷，纳呆，舌质暗，苔薄白，脉弦涩。治宜化痰散结，理气活血。方用海藻玉壶汤加减。药用：海藻、昆布、海带、青皮、陈皮、半夏、胆南星、连翘、甘草、当归、川芎、独活等。若舌质暗，边有瘀斑、瘀点，可加入三棱、莪术、穿山甲；若有面色苍白、乏力等气血不足的表现，可加入白芍滋阴养血。

4. 气阴两虚

此型多见于甲亢后期，甲亢患者多为阴虚体质，加之气郁日久，郁而化热，耗气伤津，形成气阴两虚。症见甲状腺肿大或不大、心悸、眠差、纳呆、乏力、喉中异物感、口干、大便干结、舌淡、苔薄白、脉细滑或沉。治宜滋阴疏肝，养心安神。方用生脉散合炙甘草汤加减。药如黄芪、党参、麦冬、五味子、当归、丹参、酸枣仁、柏子仁、远志等。若手指颤动明显，可加入钩藤、白蒺藜；若心烦少寐明显，可加龙骨、牡蛎潜阳安神。

【常用药对】

1. 半夏与夏枯草

夏枯草味苦、辛，性寒，功在清肝泻火、散结消肿，为古代治疗瘿病的要药之一。《神农本草经》谓其"散瘿结气"，《本草从新》云其"治瘰疬、鼠瘘、瘿瘤"。半夏味辛性微温，功用燥湿化痰、消痞散结。《本草别录》云其"消痈肿"，《药性录》谓"能除瘿瘤"。夏枯草长于清热泻火，半夏长于化痰散结，二者相配具有清热、化痰、散结的作用，契合甲亢以阴虚火旺为本，气滞、痰结、血瘀为标的病机，所以临床具有良好的效果。另外，夏枯草寒凉，可佐制半夏之温燥，避免伤及气阴；半夏辛散，又可避免夏枯草寒凉之凝滞气血，故而二药相配，清火而不滞气血，化痰而不伤阴液。

2. 橘叶与郁金

橘叶，功能疏肝行气、散结消肿；郁金，具有活血止痛、行气解郁、清心凉血、利胆退黄之功，《本草汇言》云："郁金清气化痰散瘀血之药也。"前者入肝经，后者入肝胆经，表里相配，既能疏调肝胆气机，又能活血消肿、化痰散结。气顺则痰消，气行则血行，二者配伍，相得益彰，增强疏肝理气的作用，用于气滞型结节。

3. 三棱与莪术

三棱、莪术皆有破血行气、消积止痛功效，而前者偏于破血，后者偏于破气。二者配伍，相须为用，既入血分，又入气分，适用于气滞血瘀伴有疼痛者。

【病案举隅】

江某，女，15岁。2008年12月23日初诊。诉心烦心悸2周，伴有怕热汗出。患者2周前开始心烦易怒，心悸汗出，胃纳偏亢，双眼略有突出，大便日行2次，入暮神疲，入夜平安，月经紊乱。舌红，苔薄白，脉细数。检查：甲状腺功能检查：FT3：9.37pmol/L，FT4：35.21pmol/L，TSH：0.00mIU/L。B超：甲状腺结节。诊断甲状腺功能亢进症，辨证为肝郁化火。治以疏肝泻火，活血化瘀。柴胡加桂枝龙骨牡蛎汤加减。处方：柴胡10g，黄芩6g，法半夏10g，桂枝2g，赤芍15g，白芍15g，煅龙骨15g，煅牡蛎15g，白芥子6g，生石膏15g，知母10g，夏枯草10g，黄连3g，香附10g，苍术10g，白术10g，北秫米10g，丹参15g，炙甘草5g。加减服药8周。

二诊：心烦、汗出、纳亢均见好转，神疲仍有，唯月经延期未至，无腹胀腰酸乳胀之症，大便日畅。舌红苔薄，脉细而小数。查血甲状腺功能：FT3、FT4均正常，TSH：0.01。处方：柴胡10g，当归10g，赤芍15g，白芍15g，薄荷3g，茯苓30g，苍术10g，白术10g，黄连3g，香附10g，丹参15g，益母草30g，生茜草30g，桂枝3g，泽兰15g，川牛膝15g，炙甘草5g。加减服药6个月。

三诊：化验指标均正常，血甲状腺功能：FT3：3.83pmol/L，FT4：18.43pmol/L，TSH：0.42mIU/L。诸症好转，月经也按期而至。仍有心烦易怒，胃纳亢进。继服逍遥丸巩固疗效。

按：患者为青少年女性，猝发瘿瘤，病位为肝经循行部位。颜师认为"女子以肝为先天",病因多有情志不调和饮食因素,在生理上均与肝经气血有关,与体质亦有一定关系,大多数女性在妊娠、授乳、女子发育期间及更年期间发病,冲任隶属于肝,此时肝气血一有失调,则易引起肝气郁滞、肝火或气滞血瘀等病理变化。肝气郁滞为本病的基本病理因素,气郁常易与痰相搏,故理气化痰软坚为基本治法。又要根据证候佐以活血化瘀、清泻肝火、养心柔肝、滋肾柔肝。故颜师以小柴胡汤为基本方,贯穿于治疗始终,终获佳效。这也是颜师体质辨证与脏腑辨证的具体运用体现。

第十八节　甲状腺功能减退

【概述】

甲状腺功能减退症(以下简称"甲减")系甲状腺激素合成与分泌不足,或甲状腺激素生理效应下降而致的全身性疾病。成年型甲减多见于中年女性,男女之比约为 1∶5,该病起病隐匿,病情发展缓慢。典型的表现有:畏寒少汗,体温偏低,乏力嗜睡,少言懒语,贫血貌,水肿,皮肤干燥;记忆力减退,重者精神失常,昏睡;心动过缓,血压低;食欲减退,腹胀,便秘,胃酸缺乏;性欲减退,男性阳痿,女性月经过多,病久有闭经。因该病临床表现缺乏特异性,常涉及全身各个系统,也可以某一器官或系统并发症为突出表现,掩盖甲减的基本症状,所以临床上易误诊。

【病机新解】

在古代中医学中无甲减专属对应病名。基于甲减的临床表现，本病当归属于中医"虚劳""虚损"范畴。根据心脾肾阳受损的证候，将其归属为"虚劳""水肿""痰饮"等范畴。中医学最早在《黄帝内经》中对甲状腺肿物统称为"瘿"。故由桥本甲状腺炎等所致的甲减，可称为"瘿病·虚损证"；由痛性亚急性甲状腺炎所致者，可称为"瘿痛·虚损证"；由甲状腺癌所致者，可称为"石瘿·虚损证"。

本病以"气血失运，久病及阳"为病机之要，多由先天禀赋不足，后天失养，或者积劳内伤，久病失调引起的脾气、肾气不足，继之脾肾阳虚所导致。从临床情况来看，甲减的病情比较复杂，病机特点为虚实夹杂，早期多见脾肾两虚，阳虚征象不明显，实邪（水湿、痰浊、血瘀）罕见；随着病程的迁延，而出现脾肾阳虚。由于肾阳是人体诸阳之本，生命之源，五脏阳气皆取助于肾阳，才能发挥正常功能活动，所以肾阳虚是甲减病机之根本。肾中元阳衰微，阳气不运，气化失司，开阖不利，以致水湿、痰浊、瘀血等阴邪留滞，出现面色晦暗、精神萎靡，甚则意识昏蒙、眩晕、尿少或尿闭、全身水肿等浊阴上逆之证。同时肾阳虚衰也可导致其他脏腑阳气衰弱。肾阳不足，命门火衰，火不生土，不能温煦脾阳，或肾虚水泛，土不制水而反为所侮，脾阳受伤，而出现脾肾两虚；肾阳虚衰，不能温煦心阳，而致阴寒内盛，血瘀水停，则会形成心肾阳虚。

【诊治精要】

甲减的治疗首先要辨明病情轻重和病程。甲减病情严重者常表现为典型的肾阳虚衰，或兼脾阳不足，兼有水湿、痰浊、瘀血等阴邪留滞全身。初期多以脾肾气虚为主，治以补益脾肾；恢复期阳虚兼有痰阻血瘀的特点，治疗除温阳益气外，同时应注意化湿、祛痰、活血，以求标本同治。

1. 脾肾气虚

先天禀赋不足，后天失养，或者积劳内伤，久病失调可引起脾气、肾气不足。症见：神疲乏力，少气懒言，舌淡胖，苔薄，脉细弱。治法：补益脾肾。方宜补中益气汤合肾气丸加减。药用：黄芪、党参、当归、陈皮、苍术、白术、升麻、柴胡、山药、山茱萸、丹皮、泽泻、地黄、茯苓、附子、桂枝。若胸胁胀痛明显，可加用枳壳、桔梗；肢体水肿，可加猪苓、益母草；脾虚肝郁，可加用郁金、薄荷。

2. 脾肾阳虚

随着病程的迁延，随着脾虚的加重而出现脾肾阳虚。症见：面色苍白，倦怠乏力，表情淡漠，头晕耳鸣，嗜睡健忘，畏寒肢冷，腹胀纳呆；男子阳痿，女子闭经，或崩漏、性欲冷淡；舌淡嫩、边有齿印，苔白；脉沉细无力或迟。治宜温阳益气、健脾补肾。方用附子理中汤合右归丸加减。药用：党参、白术、干姜、附子、肉桂、巴戟天、淫羊藿、鹿角胶、肉苁蓉、炙甘草。若性欲淡漠，甚则阳痿者，加韭菜子、阳起石；若女子闭经，属血虚者加熟地、阿胶；属血瘀者加牛膝、桃仁、红花、丹参；崩漏者加蒲黄炭、炮姜炭；若阳损及阴，则加麦冬、五味子、白芍以滋阴。

3. 阳虚湿盛

阳气不运，气化失司，开阖不利，可见水湿内停，临床除具有脾肾阳虚之证候外，还可见周身水肿，以双下肢为甚，小便量少，胸腹满闷，周身沉重，酸软乏力，纳呆，舌体胖大而淡嫩，苔白腻，脉沉迟无力。脾虚失运，水津敷布失常，水湿停聚；肾阳虚衰，关门不利，气不化水，水湿内聚，泛滥肌肤，均可致水肿。其他证候均为脾肾阳虚、水湿壅盛之特征。治宜温阳健脾、化气行水为主。方用真武汤、五苓散加减。药用：黄芪、人参、白术、茯苓、茯苓皮、附子、桂枝、芍药、干姜、椒目、车前子、大腹皮、厚朴、苍术、泽泻、陈皮等。双下肢水肿明显者用苓桂术甘汤。

4. 阳虚痰瘀

肾中元阳衰微，阳气不运，气化失司，开阖不利，可致痰浊、瘀血等阴邪留滞，临床表现除具有阳虚证候外，兼见皮肤粗糙，肢体麻木，女子闭经，舌质紫暗，或有瘀斑；脉沉迟涩止。此乃由于脾胃亏虚，水湿停留，聚而成痰，阳气亏虚，无力推动血液运行，血行瘀滞，而致痰瘀互结。治宜温阳益气、活血化瘀、化痰行水。方选肾气丸、桃红四物汤及二陈汤加减。药用：生黄芪、白术、茯苓、附子、桂枝、山萸肉、当归、莪术、川芎、香附、桃仁、红花、陈皮、半夏、海藻、甘草等。

【常用药对】

1. 黄芪与升麻

升麻味辛升发，体轻上浮，最善疏引清阳之气上升，《药鉴》谓其"盖阳气下陷者，可升提之，若元气不足者，升之则下益虚，而元气益不足矣"，故而必须配黄芪以补益元气，则升阳而不伤气，益气而不壅滞，升阳益气，用于气血诸证。

2. 黄芪与党参

人参味甘，性平。入脾、肺经。可大补元气，补肺益脾，生津安神。人参大补元气，补肺益脾，可用于肺气虚及脾虚；热病后之气阴两虚及消渴患者用之，可益气生津止渴，气血两虚，心神不安患者用之，可益心气，安心神。人参补气兼能养阴，其性守而不走；黄芪补气兼能扶阳，走而不守。二药为伍，一动一静，阴阳兼顾，通补无泻，补气之力大增。脾虚用之鼓舞中气；肺虚用之补气固表。

【病案举隅】

邵某，女，38岁。2013年12月4日初诊。甲状腺功能减退病史1年，服用优甲乐50μg/日，神疲乏力，失眠，胃纳一般，大便略干，痰白量少，畏寒，下肢轻度水肿，脉左关部弦，舌红苔薄白，舌缨线存在。诊断甲状腺功能减退。中医辨证为气虚肝郁之证。处方：生黄芪30g，党参10g，苍术10g，白术10g，升麻6g，柴胡10g，当归10g，青皮6g，陈皮6g，茯苓10g，白芍10g，黄芩6g，法半夏10g，灵芝15g，淮小麦30g，红枣6g，益母草30g，桂枝2g，炙甘草5g。

二诊：患者近日心悸、胸闷，咳嗽痰少，下肢水肿减退，精神可，胃纳一般，胃部嘈杂，大便畅，入夜平安，月经即将来潮，脉细弦小数，舌胖苔薄白，为气虚肝郁，心神不宁之证。处方：生黄芪30g，党参10g，苍术10g，白术10g，升麻6g，柴胡10g，当归10g，陈皮6g，白芍10g，柏子仁10g，茯苓30g，桂枝5g，枳壳6g，桔梗6g，黄连5g，香附10g，炙甘草5g。

三诊：神疲乏力好转，胃纳二便正常，月经延期而至，面部稍萎黄少华，脉细弦，舌红苔薄黄，为气虚肝郁之证。生黄芪30g，党参10g，苍术10g，白术10g，茯苓30g，半夏9g，升麻6g，柴胡6g，当归10g，枳实10g，青皮6g，陈皮6g，黄芩6g，香附10g，赤芍10g，白芍10g，肉桂2g，黄连3g，炙甘草5g。

如此加减治疗1年，患者精神改善，月经正常，优甲乐剂量减少为25μg/日，甲状腺功能正常。

按：甲减起病缓慢，病程较长，多因禀赋不足，素体阳气不足，外邪侵犯"奇经腺体"——甲状腺。脾为后天之本，气血生化之源，脾伤则不能化生气血，致使气血亏虚，倦怠乏力，少言寡语，面色无华；脾虚不能运化水湿，致水湿内停，发为水肿。足厥阴肝经，沿喉咙的后边，上行连接目系。故甲状腺疾病与肝关系密切，该患者肝郁脾虚，故方用补中益气汤合小柴胡汤加味。夜寐欠安，加用甘麦大枣汤、交泰丸、灵芝。二诊患者胸闷心悸明显，与枳壳、桔梗疏畅气机，黄连、桂枝加量到5g交通心神治疗心悸。

第十九节　尿路感染

【概述】

尿路感染由细菌（极少数可由真菌、原虫、病毒）直接侵袭所引起。尿路感染分为上尿路感染和下尿路感染，上尿路感染指的是肾盂肾炎，下尿路感染包括尿道炎和膀胱炎。肾盂肾炎又分为急性肾盂肾炎和慢性肾盂肾炎。好发于女性。

【病机新解】

尿路感染属于中医之"淋证"。有关淋证症状及病因病机的记载最早见于《黄帝内经》，如《素问·六元正纪大论》"阳明司天之政……初之气……小便黄赤，甚则淋"，称本病为"淋""淋闷""淋溲"。汉代张仲景在《金匮要略·五脏风寒积聚病脉证并治》中称其为"淋秘"，将其病机归为"热在下焦"，并对本病的症状做了描述："淋之为病，小便如粟状，小腹弦急，痛引脐中。"隋代巢元方《诸病源候论》将淋证的病机进行了高度概括："诸淋者，由肾虚而膀胱热故也。"这种以肾虚为本，膀胱热为标的淋证病机分析，成为多数医家临床诊治尿路感染的主要病机理论。颜师认为，尿路感染病机早期多为湿热下注膀胱、膀胱气化不利，气郁化火，伤及血分，属实证；病久由实转虚，或素体亏虚为主者，则多见虚证，或虚实并见，证属气虚失摄，其中以脾气虚弱或肾气亏损居多。

本病发生发展不外气血失常。热邪常是本病首要致病因子，但热邪之为病，常以炎上为其特征，而本病之病位在下焦，故热邪导致本病的条件必须是"热在下焦"，常与湿邪相伴随，盖湿性重浊，湿性趋下，易袭阴位。患者感受湿热疫毒之气或多食辛热肥甘之品，或嗜酒太过之后，酿成湿热，下注膀胱；或恼怒伤肝，气郁化火，肝郁不舒，火郁于下焦；湿热之邪稽留体内，损伤正气，脾肾两虚，病程迁延，反复发作。此外，朱丹溪曾提出"血受湿热，久必凝浊"的理论。王清任亦有"久病入络为瘀"之说，慢性尿路感染，要注意瘀血这一治病特点。

【诊治精要】

颜乾麟教授应用气血辨证，从整体出发辨治尿路感染，认为实则清利、虚则补益为基本治则。实证以膀胱湿热为主者，治宜清热利湿；若热灼血络，兼以凉血止血；以气滞不利为主者，治宜利气疏导。虚证以脾虚为主者，治宜健脾益气；以肾虚为主者，治宜补虚益肾。且久病勿忘活血化瘀。对虚实夹杂者，又当通补兼施，审其主次缓急，兼顾治疗。正确掌握标本缓急，在淋证治疗中非常重要。

1. 湿热下注膀胱，热盛灼伤血络

《诸病源候论》谓："热淋者三焦有热，气搏于肾，流入于胞而成淋也，其状小便赤涩。"多因恣食辛热、肥甘，或酗酒太过，酿成湿热；或感受暑邪未及时清解，而导致湿热注于下焦；或下阴不洁，秽浊之邪侵入下焦，酿成湿热；或风热风寒之邪乘虚袭表，太阳经气先病，引动膀胱湿热之邪，邪气充斥于足太阳经和腑；或因心火亢盛，下移小肠。以上诸因皆可导致湿热蕴结下焦，膀胱气化不利，发生热淋。临床表现：小便热涩刺痛，或尿频、尿急、尿痛，尿色深红或夹有血块，舌尖红，苔黄，脉滑数。治以清热通淋，凉血止血。八正散合小蓟饮子加味。药用：木通、瞿麦、车前子、萹蓄、滑石、灯心草、大黄、栀子、甘草梢、小蓟、蒲黄、藕节、通草、生地。若血多，色暗有块者，加三七、琥珀、白茅根化瘀止血；大便秘结，腹胀者，重用生大黄，并加枳实通腑泻热；小腹坠胀疼痛者，加川楝子、乌药以理气疏导；伴有口苦、呕恶者，加黄连、炙半夏；热甚者，加金银花、连翘、蒲公英清热解毒。

2. 气机郁滞下焦，膀胱气化不利

《金匮要略》曰："淋之为病，小便如粟状，少腹弦急，痛引脐中。"足厥阴肝经循少腹，络阴器，情志不遂，肝失条达，肝气郁滞，影响膀胱气化。症见：小便艰涩疼痛，少腹胀满，淋沥不已，苔薄白，脉沉弦。治以疏肝利气，疏导通淋。方以丹栀逍遥散加减。药用：丹皮、栀子、柴胡、当归、白芍、白术、茯苓、甘草、生姜、薄荷。气滞严重，小腹胀满难忍者，加青皮、乌药、小茴香理气；气滞日久，夹有血瘀而刺痛者，加红花、赤芍、川牛膝活血化瘀通络。

3. 气虚不能摄纳，膀胱气化不利

淋证日久不愈，耗伤中气，脾胃虚弱，中气下陷，气虚无以统摄，故见少腹坠胀，尿有余沥，面色㿠白，舌质淡，脉虚细无力。治以补中益气，利尿通淋。方以补中益气汤加减。药用：炙黄芪、党参、白术、陈皮、当归、升麻、柴胡、甘草。若兼血虚肾亏，可加枸杞子、杜仲、熟地以益气养血，补脾益肾。

4. 肾气亏虚，下元不固

淋证日久，耗伤正气，脾肾受损，则淋沥不止，缠绵难愈，遇劳则正气受损益甚，症见：病久不已，反复发作，淋出如脂，涩痛减轻，形体消瘦，头昏乏力，腰膝酸软，舌质淡，脉虚弱。治以补肾固涩，益气通淋。方以膏淋汤加减。药用：山药、党参、生地、芡实、煅龙骨、煅牡蛎、白芍、炙甘草。如小便点滴而出，小腹坠胀，可配合补中益气汤，以益气升陷；如五心烦热，面色潮红，可配合知柏地黄丸以滋阴降火；如肾阳虚衰，可配合温补肾阳药物；久病血尿明显，可加三七化瘀止血。

【常用药对】

1. 黄柏与车前子

黄柏泻火燥湿，车前子利尿通淋。相配有清利湿热、通淋之功。

2. 苍术与黄柏

苍术，燥湿健脾、祛风散寒；黄柏清热燥湿、泻火解毒、退热除蒸。苍术苦燥性温，善祛湿邪；而黄柏苦燥性寒，善祛湿热。两药相配，一寒一温，相制相成，共奏祛除下焦湿热之功，适宜热淋。

3. 牛膝与瞿麦

川、怀牛膝具有逐瘀通经、通利关节、利尿通淋、补肝肾强筋骨及引血引火下行之功，怀牛膝偏于补肝肾强筋骨，川牛膝偏于活血逐瘀，通利关节，生用其活血之力更强。朱丹溪曾用一味牛膝煎膏治疗死血作淋。现代药理实验也证实牛膝有轻微的利尿作用，牛膝多糖可抑制大肠埃希菌细胞黏附，也有报道将其用于治疗非淋菌性尿道炎。瞿麦苦寒沉降，其性滑利，通心经，走血分，能破血散结；走小肠，能导热通下窍而利小便。现代药理研究亦表明，瞿麦具有利尿、抗菌等作用。牛膝与瞿麦配伍，可用于湿热内蕴之尿血淋痛，如《备急千金药方》牛膝汤。

4. 淡竹叶与白茅根

白茅根性寒味甘，可清热利尿、导热下行、凉血止血。淡竹叶可泻心火、除烦热、利小便，能导热邪从小便出。淡竹叶配白茅根，还能增强止尿血效果。药理研究证明，这两味药均有抑菌、消炎作用。两药配合，能起较佳的清利湿热、利尿解毒功效，故对急性尿路感染出现尿急、尿频、尿痛等效果显著。

【病案举隅】

吴某，女，57岁。2005年8月19日初诊。患者尿频、尿急1年，西医诊断为慢性尿路感染，间断服用左氧氟沙星。疗效不明显。近1个月来因劳累出现夜尿增多（3～4次），且尿急，尿有余沥；伴头晕目眩，咽中如有物梗阻，汗出较多，大便秘结；舌红，苔薄，脉弦细。尿常规示：白细胞（＋＋＋＋），红细胞（＋＋）。诊断为慢性尿路感染。中医证属中气不足，气机不畅。治以补中益气，理气调畅。药用黄芪15g，党参10g，升麻6g，柴胡10g，苍术10g，白术10g，陈皮6g，当归10g，赤芍15g，白芍15g，茯苓30g，薄荷6g，枳实10g，厚朴10g，山栀3g，丹皮10g，怀牛膝15g，甘草3g。

二诊：患者服药14剂后，尿频尿急好转，夜尿两次，但两目作胀，潮热汗出，大便干结，舌红，苔薄黄，脉弦。尿常规示：白细胞（＋）。守原方加桑叶6g以疏风清热、平肝明目。

随访：14剂后，以上症状均明显好转，二便调，舌红，苔薄，脉小弦。尿常规示：阴性。

按：患者为老年女性，其尿频、尿急、头晕目眩、咽中如物梗阻均属脾虚下陷、肝气不舒之证。周之干《慎斋遗书·淋》认为："凡淋痛者为实，不痛者为虚……虚用补中益气汤。"遂治以补中益气、疏肝理气，方用补中益气汤合逍遥散加减。颜师经验，升麻用至6g升阳之效最佳，山栀用至3g则清肝解郁、泻火通腑功效最佳。诸药合用，使清阳升，浊气降，膀胱气化如常，则疾病痊愈。

第二十节 前列腺增生

【概述】

前列腺增生是中老年男性常见疾病，又称良性前列腺增生、前列腺肥大。前列腺增生是人体在性激素平衡失调等因素作用下，引起后尿道黏膜下的腺体结缔组织及平滑肌组织逐渐增生，而形成多发性球状结节，使尿道、膀胱和肾脏发生一系列功能紊乱的疾病。临床表现主要为排尿异常。症状可分为梗阻和刺激两类。梗阻症状为排尿踌躇、间断、终末滴沥、尿线细而无力，排尿不尽等；刺激症状为尿频、夜尿多、尿急、尿痛。症状可因寒冷、饮酒及应用抗胆碱药、精神病药物等加重。长期梗阻可导致乏力、嗜睡、恶心呕吐等尿毒症症状。

【病机新解】

前列腺增生症属于祖国医学"癃闭""遗溺""小便不通""小便闭结"等范畴。《证治要诀·闭癃》说："古名癃者，罢也。淋者，滴也。不通为癃；不约为遗；小便滴沥痛者谓之淋；小便急满不通者，谓之闭。"对淋证和癃闭做了精辟的定义。《圣济总录·小便不通》曰："肾精不足，气化不利，膀胱有热，水道不宣，故小便不通也。"《灵枢·天年》曰："五十岁，肝气始衰……若情志不宣，恼怒伤肝，则肝失疏泄，水道受阻，而成癃闭。"《灵枢·口问》指出："中气不足，溲便为之变。"《景岳全书·癃闭》曰："或以败精，或以槁血，阻塞水道而小通也。"

本病的发生是因虚而致实，脾肾虚是发病的主要原因，是发病之本，而湿热下注、瘀阻下焦是发病之标。老年患者肾气亏虚，此外又有中气下陷，清阳不升者。肾气不足，中气下陷，皆可导致气化不利，开阖失司，膀胱失约而小便异常；再者，脾肾不足，则水不行，水不行则生痰，痰聚则血瘀；另外还有因肾虚而败精、槁血留而不去，遂成血瘀，痰凝血瘀，则阻塞水道。气化功能的低下与水道有形之物的阻塞，共同导致了本病的发生。痰瘀之邪可使水道失畅，滋生湿热，而湿热之邪又可加重痰凝瘀血的程度，形成恶性循环。因足阴厥肝经"循阴股络阴器入毛中抵少腹"，故情志不畅亦是加重本病的因素之一。

【诊治精要】

本病虚实夹杂，治当攻补兼施，病初多因感受湿热之邪、湿热留滞下焦或情志不畅，气滞痰瘀，治疗应清利湿热、疏肝活血、化痰散结，病久当缓攻，治宜祛瘀软坚、补益脾肾。

1. 膀胱湿热

此型见于合并尿路感染而急性发作者。以小便短赤涩痛为辨证要点。症见：小便点滴不通，或量少短赤灼热，小便胀满，口苦口干或口渴不欲饮，或大便不畅，苔根黄腻，舌质红，脉数。若症状不明显者，临床上主要依据尿常规等检查作为微观辨证指标。治宜清热利湿，滋肾通关。方以薏苡附子败酱散合滋肾通关丸。药用：黄柏、知母、肉桂、薏苡仁、附子、败酱草。若湿热较重，加车前草、马齿苋；舌苔厚腻，加苍术、白术。

2. 肝郁血瘀

情志不舒是前列腺增生症的常见证候。因前列腺疼痛，患者常情绪不稳定，精神紧张、压抑，比正常人对身体的不适和疼痛有更多的关注、焦虑。且肝主疏泄，调畅气机，前列腺与足厥阴肝经的关系最为密切，颜乾麟教授认为，肝郁气滞是瘀血阻络的主要成因。此证临床常见会阴、腰骶、睾丸胀痛或刺痛，固定不移，两胁胀痛，善太息，常伴有勃起功能障碍及尿频、尿滴沥等排尿异常，舌暗、舌下静脉青紫，脉弦涩。治以疏肝活血。方以丹栀逍遥散合桃红四物汤加减。药用：柴胡、当归、白芍、白术、丹皮、栀子、薄荷、生姜、茯苓、桃仁、红花、生地、川芎。若睾丸胀痛，加乌药、延胡索；热盛，加黄芩、黄连。

3. 痰瘀交阻

前列腺增生证属痰浊为患者并非少见。年老之人，肾阳不足，脾失健运，导致体内津液失常，聚而为痰；前列腺增生症的临床常见证候表现之一是情志不舒，因肝气不舒，升降失常，三焦气机不利，也可聚津为痰。痰浊凝聚，阻碍气血运行，痰瘀互结，日久不散，自可凝结成块，滞塞尿路，溺不得出而使病证日渐加重。症见：尿频尿痛，排尿不畅，兼有形体肥胖、痰涎壅盛。治疗本病要在活血化瘀的基础上配合运用化痰散结药，常用少腹逐瘀汤加减。药用：小茴香、干姜（炒）、延胡索、没药、当归、川芎、官桂、赤芍、蒲黄、五灵脂。加入夏枯草、海藻、昆布、穿山甲（炮）、皂角刺、土贝母、生牡蛎、橘核等化痰散结之品。

4. 气虚血瘀

脾为气血生化之源，脾气虚弱，运化、气化缓慢，肌肉乏力，膀胱尿液排空障碍，发生慢性尿潴留，临床表现：小腹胀而下坠，时欲小便而不得出，或便量少而小畅，或小便失禁，神疲乏力，食欲不振，气短而语声低怯，舌质淡，苔薄，脉细弱。治宜补益中气，化瘀利水。方用补中益气汤合桂枝茯苓丸加减：黄芪、白术、陈皮、党参、柴胡、升麻、当归、川牛膝、桂枝、茯苓、赤芍、桃仁、甘草。

5. 阳虚血瘀

阳虚血瘀是本病缓解期、迁延期最为常见的证型，临床表现：小便不通或点滴不爽，排出无力，面色㿠白，神气怯弱，畏寒，腰膝冷而酸软无力，舌质淡苔白，脉沉细而弱。《黄帝内经》曰："无阳则阴无以化"，气化不行，故小便不通，或点滴不爽。治宜温肾化气、活血利尿。方用济生肾气丸合桂枝茯苓丸化裁。药用：生地、熟地、山茱萸、山药、茯苓、泽兰、牛膝、车前子、桂枝、附子、赤芍、桃仁、丹皮。阳虚明显者，加淫羊藿、仙茅；前列腺肥大明显者，加用穿山甲、王不留行。颜乾麟教授强调，在温通肾阳、气化得行的基础上辅以化瘀散结之品，方能达到长治久安。

【常用药对】

1. 三棱与莪术

王好古曾云："三棱、莪术治积块疮硬者，乃坚者削之也"，二药合用可增强行气破血、消积止痛之功。

2. 桔梗与葶苈子

《素问·至真要大论》说："诸气愤郁，皆属于肺。"故开宣肺气有助于本病的治疗，当肺经有热，上焦不通时，肺失宣发肃降，出现水液排泄障碍，遂致小便不利。利用提壶揭盖法，开鬼门而洁净府，见效更捷，颜师常选用桔梗配伍葶苈子等，使上下升降有节，气化开阖有度，癃闭自通，此"病在下取之上"是也。

3. 海藻与昆布

《本草从新》云："海藻，苦能泄结，咸能软坚，寒能涤热，消瘰疬结核，癥瘕阴溃之坚聚。"昆布多服能"令人瘦削"。前列腺增生属积，用此二味，能起到泄结、软坚、瘦削的作用。甘草、海藻虽为十八反之一，但临床合而用之，不仅没有见到不良反应，反而提高了疗效，加快了肿块的消散。东垣早有海藻、甘草同用治疗瘰疬、马刀之经验，取其"激之以溃坚也"，此为佐证。

4. 败酱草与薏苡仁

《本草正义》谓败酱草："此草有陈腐气，故以败酱得名。能清热泄结，利水消肿，破瘀排脓。"在治疗前列腺增生症时，重用败酱草，取其腥臭陈腐直趋下焦，入肝经达阴器，能破瘀消肿，能通浊祛败精，去故生新而窍道畅利。与薏苡仁配伍，清热解毒利湿，治湿热下注之前列腺增生。

【病案举隅】

郑某，男，39岁。2009年10月22日就诊。患者有慢性前列腺炎史1年，小便无力伴有隐痛，夜尿4～6次，甚则淋漓不尽，腰酸乏力，入夜盗汗，上半身为多，胃纳一般，大便调畅，夜寐尚安。舌红苔薄黄腻根腻较甚，脉尺弱左甚。B超示前列腺肥大。前列腺液检查：灰白色；白细胞：满视野；卵磷脂小体：未见。诊断：前列腺增生。中医辨证属肾虚湿热。治拟清热利湿、温阳化气。处方：薏苡附子败酱散加减。薏苡仁30g，黄芪10g，败酱草30g，白芍、苍术、白术、知母、熟地、山茱萸、丹皮、泽泻、茯苓各10g，黄柏、黄芩、炙甘草各6g，桂枝、熟附子、黄连各3g，服药4周。

复诊：服上方后，夜尿次数减少，小便淋漓隐痛均有减轻，乏力盗汗减少。前列腺液检查：白细胞10～20个/HP，卵磷脂小体（＋＋＋）。处方：薏苡仁30g，黄芪10g，党参、熟地、桃仁、山茱萸、丹参、白术各10g，黄柏、升麻、柴胡、陈皮、胡芦巴各6g，炙甘草6g，黄连、小茴香、肉桂各3g，再服4周。

随访：患者小便通畅，已无淋漓疼痛和夜尿频多，盗汗已止，腰酸乏力明显好转。前列腺液检查：白细胞10～15个/HP，卵磷脂小体（＋＋＋）。

按语：患者年方不惑，但其夜尿频多，小便无力，淋漓不尽，兼见腰酸乏力，已见肾亏之象；膀胱者，州都之官，藏津液，津液必待气化而后能出，法当温阳。但患者小便淋痛，舌苔黄腻，前列腺液满视野白细胞，为湿热下注之象。故颜师予薏苡附子败酱散合滋肾通关丸，又暗合附桂八味丸之义，温肾气化与清利湿热并行，相须为用。二诊湿热之象得祛，更现肾气不足之证，《黄帝内经》有云："中气不足，溲便为之变"，而改为补中益气汤加味，熟地、山茱萸补肾，更以胡芦巴温肾，小茴香通阳，桃仁活血，三者合用更助膀胱气化。患者盗汗易被惑为阴虚之证，但据其汗上半身为多及舌苔黄腻，颜师辨证为阴阳不调、营卫不和之证，在温肾气化基础妙配白芍，既能调和营卫，还能防附子、桂枝温燥太过，有一石二鸟之功，再配以补中益气之黄芪，终获阴平阳秘，营卫调和，气化复常之效。

第四章　临床验案

第一节　心系病证

一、冠心病（7 例）

案 1：何某，男，72 岁。

初诊日期：2008 年 10 月 21 日

主诉：胸闷心悸数年加剧 2 日。

现病史：患者既往有冠心病史多年，常服扩冠药物。近日又感时有心悸，期前收缩频发，情志不畅，夜寐不安，颈部强直，汗出多。

舌脉：舌红，苔薄黄，脉缓结代。

检查：无。

实验室检查：心电图示 ST－T 改变，室性早搏。

诊断：中医：心悸。

　　　　西医：冠心病，心律失常。

辨证分析：肝郁血瘀。

治疗原则：疏肝活血。

处方：柴胡 10g，当归 10g，赤芍 15g，白芍 15g，桂枝 2g，薄荷 3g，茯苓 30g，苍术 10g，白术 10g，葛根 10g，丹参 15g，桑叶 10g，苏叶 15g，甘松 10g，黄连 3g，葶苈子（包煎）15g，怀牛膝 15g，炙甘草 5g。14 剂。

二诊：胸闷心悸有减，右肩关节作痛，牵掣作痛，胃纳、大便为常，夜尿 1～2 次/日，血压 160/80mmHg，舌红苔薄白，脉弦。为肝结湿热之证。

处方：柴胡 10g，黄芩 6g，法半夏 10g，白薇 10g，生薏苡仁 30g，桂枝 2g，黄连 3g，秦艽 15g，威灵仙 15g，知母 10g，生蒲黄（包煎）9g，苍术 10g，白术 10g，鬼箭羽 15g，丹参 15g，怀牛膝 15g，地锦草 30g。14 剂。

三诊：冠心期前收缩，进疏肝法后，症状平稳，颈强亦平，胃纳大便为常，舌红苔薄黄，脉缓而率齐，仍有肝郁血瘀，治以前方。血压 145/80mmHg。

随访：期前收缩明显减少，心悸减轻。

按语： 颜师常应用气血辨证治疗心脑血管病。期前收缩属于中医学"心悸"范围，其基本病机为气血乖违，心神失养，故而从气论治，每取逍遥散出入，从血论治则取血府逐瘀汤加减。由于心为阳脏，故而多辅以桂枝甘草汤温补心阳，临床治疗多例，有一定疗效。恐柴胡劫肝阴，颜师常仿叶天士之法用桑叶、丹皮代之。兼有血瘀者加丹参、石菖蒲；兼有痰湿阻滞者加瓜蒌、竹茹；兼有肝气郁滞者加香附、苏梗。

案 2： 陈某，女，62 岁。

初诊日期：2008 年 11 月 4 日。

主诉：胸闷气促加剧 2 日。

现病史：高血压病史 10 余年，冠心病十数年。心电图示双束支传导阻滞。5 年来在冠心门诊就医。此次因突感胸闷、气促，两下肢凹陷性水肿，脉搏缓慢，心率 50 次/分而就诊。形体丰腴，口唇发绀，下肢略肿，头晕，胸中板闷，气怯，喘促，肢麻。

舌脉：舌质紫暗，舌苔白腻，脉沉迟，偶见结代。

检查：无。

实验室检查：无。

诊断：中医：胸痹、眩晕。

西医：冠心病、高血压病。

辨证分析：痰浊壅塞，心阳被蒙。

治疗原则：通阳泄浊，化瘀活血。瓜蒌薤白半夏汤加味。

处方：全瓜蒌18g，薤白9g，附子4.5g，石菖蒲4.5g，陈皮6g，炙甘草6g，桃仁12g，半夏9g，丹参15g，川芎9g，降香3g。7剂。

二诊：迭进通阳泄浊、活血化瘀之剂，胸闷、头晕大减。口唇微紫，舌苔转白，痰浊初化，仍感动则气促。舌质淡，舌体胖，脉沉迟。转以益气化瘀之法，方用益心汤加味。

处方：党参12g，黄芪12g，葛根9g，川芎6g，丹参15g，附子（先煎）4.5g，赤芍6g，山楂9g，石菖蒲4.5g，决明子9g，降香3g。14剂。

随访：服药月余，头晕、胸闷消失，上楼微感气促，口唇红润，心率维持在60～70次/分。

按语：本病为胸阳不振、阴邪内阻，以致气血循行不畅，出现胸闷胸痛，又因心血不能营养心肌，以致心肌受损，故有心悸、脉结代等心律失常症状。《金匮要略》曰："胸痹之病，喘息咳唾、胸背痛，寸口脉沉迟，关上小紧数，瓜蒌薤白白酒汤主之。"本例治以宣痹通阳，加附子温阳消霾，加降香、川芎、丹参化瘀利气，症随大定。后以"益心汤"（颜德馨教授自拟方，适用于老年或久病之缠绵不愈病例，对缓解症状与恢复心肌功能有一定疗效）益气化瘀。

案 3：陈某，女，60 岁。

初诊日期：2008 年 11 月 24 日。

主诉：胸闷心悸 10 余年。

现病史：既往有高血压，冠心病史 10 余年。阵发性胸闷心悸，时有刺痛，放射于背部，伴有汗出，乏力，头晕，腰酸，畏寒，间有下肢水肿，活动后尤甚。

大便一日一行，夜尿频数，腹胀，停经 7 年余，时有潮热汗出，膝关节作痛，胃纳夜寐可。

舌脉：舌紫，苔薄白，脉细缓。

检查：血压 135/80mmHg。

实验室检查：心电图示 ST－T 改变。

诊断：中医：胸痹。

　　　　西医：冠心病。

辨证分析：气阴不足，血脉失和。

治疗原则：益气养阴，疏调血气。

处方：生晒参（另煎）90g，西洋参（另煎）90g，生黄芪 150g，麦冬 90g，五味子 60g，泽泻 90g，苍术 90g，白术 90g，柴胡 90g，当归 90g，赤芍 90g，白芍 90g，薄荷 30g，茯苓 300g，升麻 60g，陈皮 60g，荷叶 90g，片姜黄 60g，桂枝 30g，补骨脂 90g，骨碎补 90g，透骨草 90g，枳实 90g，桔梗 60g，石菖蒲 90g，降香 60g，葛根 90g，丹参 150g，川芎 90g，玉竹 90g，黄精 90g，防风 60g，熟地 90g，砂仁 60g，山萸肉 90g，山药 150g，黄柏 60g，知母 90g，黄连 30g，黄芩 60g，黑芝麻 90g，红枣 90g，炙甘草 30g。上药浓缩，加龟甲胶 90g、阿胶 90g、鹿角胶 30g，冰糖 500g 收膏。

二诊：2009 年 11 月 22 日。今年胸闷心悸仍有小发，但休息后尚能自行缓解。腰酸，汗出不明显。仍时有下肢水肿，夜尿频数。舌红苔薄且干，脉缓。证属心阳式微，阴分不足。治以温振心阳、益气养阴。

处方：生晒参（另煎）120g，西洋参（另煎）60g，生黄芪 150g，天冬 90g，麦冬 90g，五味子 90g，黄连 30g，桂枝 30g，茯苓 300g，熟附子 30g，生地 90g，熟地 90g，砂仁 60g，石菖蒲 150g，生蒲黄 90g，枳实 90g，桔梗 60g，苍术 90g，白术 90g，泽兰 90g，泽泻 90g，丹参 150g，川芎 90g，酸枣仁 90g，柴胡 90g，黄芩 60g，法半夏 90g，仙灵脾 90g，仙茅 90g，巴戟天 90g，黄柏 60g，知母 90g，黄精 90g，玉竹 90g，厚朴 90g，怀牛膝 90g，乌药 60g，川萆薢 90g，益智仁 90g，女贞子 90g，山萸肉 90g，料豆衣 90g，潼蒺藜 90g，白蒺藜 90g，炙甘草 30g。上方浓缩，加阿胶 90g、龟甲胶 90g、鹿角胶 60g、冰糖 500g 收膏。

药后病情稳定。

按语：心血管疾病患者一般病程较长，病情复杂。久病伤气，气虚及阳，阳虚阴凝；气滞血瘀，又暗伤阴分。故治法在遵循"心病宜温"的同时，需兼顾益气养阴。本例老年患者，气阴两虚，心阳不足。拟以肝肾同治，气血同调，膏方在注意精、气、神同调的基础上，先后参入李东垣的清暑益气汤、二仙汤、参附汤、苓桂术甘汤以补肝肾、温心阳，并配伍逍遥散、小柴胡汤以调气血，并随证加减，药尽症缓，病势坦途。

案 4：张某，女，76 岁。

初诊日期：2009 年 1 月 13 日。

主诉：胸腹胀闷 1 周。

现病史：有冠心病病史数年，颈动脉超声示颈动脉斑块，时有胸腹胀闷，食欲不振，痰白，唇青。近来入夜胸闷心悸尤甚，上半身汗出，动则汗出，大便不畅，入夜不安。有阑尾切除手术史。

舌脉：舌紫，苔薄黄腻，脉小弦。

检查：无。

实验室检查：颈动脉超声示颈动脉斑块。

诊断：中医：胸痹。

   西医：冠心病。

辨证分析：肝胃不和。

治疗原则：疏肝化痰祛瘀。

处方：柴胡 10g，枳实 10g，赤芍 10g，白芍 10g，川芎 10g，青皮、陈皮 10g，广木香 10g，白蔻仁 6g，黄连 3g，桂枝 2g，桔梗 6g，法半夏 10g，北秫米 10g，茯苓 30g，苍术 10g，白术 10g，生甘草 5g。14 剂。

二诊：血压 145/90mmHg，心悸胸闷减轻，胃口略有好转。但外感 4 天，出现失聪，汗出多，痰白，口干，入夜难寐，大便略干，舌红苔薄黄，脉结。为风热犯表证。

处方：金银花 10g，连翘 10g，竹叶 6g，荆芥 6g，防风 6g，牛蒡子 10g，淡豆豉 10g，桔梗 6g，石菖蒲 10g，葛根 10g，丹参 15g，赤芍 10g，白芍 10g，丹皮 10g，黄连 3g，桂枝 2g，茯苓 30g，炙甘草 5g。14 剂。

三诊：胸闷减轻，心脏造影示左室瘘，入夜易醒，汗出以颈部及胸部较多，食之尚可，下肢乏力，大便不畅，舌红苔薄黄，脉弦为痰热内阻、心脉不和证。

处方：全瓜蒌 10g，薤白 3g，法半夏 10g，黄连 3g，枳实 10g，桔梗 6g，茯苓 30g，苏叶 15g，陈皮 6g，葛根 10g，丹参 15g，川芎 15g，桂枝 2g，赤芍 15g、白芍 15g，香附 10g，生甘草 5g。14 剂。

随访：胸闷减轻，痰少，夜寐渐安。

按语：患者胸闷腹胀，入夜尤甚，夜寐不安，痰白唇青，舌苔黄腻，脉弦，为肝胃不和、痰瘀交阻之证。肝郁气结，血行不畅，痰瘀阻于心下，心肾不能相交，故夜间时感汗出心悸，入眠不安。故颜师在补益心脏气血之前，先施以疏肝化痰祛瘀之品，投以柴胡疏肝散合黄连温胆汤化裁。症情一度平稳，但因外感，出现风热犯表之证，药随证转，改以疏风清热、调和营卫之品。表证解后，复归理气化痰、通阳祛瘀之法，药证合拍，方克有济。

案 5：马某，男，64 岁。

初诊日期：2009 年 3 月 11 日。

主诉：胸闷心悸数日。

现病史：患者有冠心病病史多年，时感有胸闷心悸不适。近日有感症情加重，乏力神萎，心下有沉重感，伴心悸，背部畏寒，口秽，皮肤湿疹，胃纳正常，大便略干，夜尿多，咳嗽痰不爽。

舌脉：舌红，苔薄黄腻，脉右弱。

检查：无。

实验室检查：心电图示心肌缺血，频发室早。

诊断：中医：胸痹。

西医：冠心病。

辨证分析：痰热内阻。

治疗原则：通阳散结，祛痰宽胸。

处方：全瓜蒌 10g，薤白 3g，黄芩 3g，法半夏 10g，枳实 10g，黄连 3g，桂枝 3g，茯苓 30g，苍术 10g，白术 10g，赤芍 15g，白芍 15g，丹皮 10g，桔梗 6g，石菖蒲 15g，生蒲黄（包煎）9g，丹参 15g，炙甘草 5g。14 剂。

二诊：胸痹，胸闷，有沉重感，背部畏寒，心悸，入夜早睡，大便不畅，痰黄，不易引出，舌红苔薄黄腻，脉右尺弱，证属心阳不足。

处方：全瓜蒌 10g，薤白 3g，法半夏 10g，黄芩 6g，桂枝 5g，茯苓 30g，苍术 10g，白术 10g，肉苁蓉 10g，枳实 10g，厚朴 10g，桔梗 6g，象贝母 10g，石菖蒲 10g，生菖蒲（包煎）9g，丹参 15g，炙甘草 5g。14 剂。

三诊：心悸阵发，口苦，痰黄厚且黏，下肢大腿部畏寒，胃纳大便正常，入夜转安，舌红苔薄黄，脉细，为痰热夹瘀阻于心脉。

处方：全瓜蒌 10g，薤白 3g，法半夏 10g，黄芩 6g，桂枝 3g，茯苓 30g，苍术 10g，白术 10g，桔梗 6g，石菖蒲 15g，丹参 15g，生蒲黄（包煎）9g，赤芍 15g，白芍 15g，灵芝 15g，黄连 3g，川芎 15g，炙甘草 5g。14 剂。

四诊：胸闷胸痛好转，伴有期前收缩，神疲，痰白灰且黏，易于咳出，胃纳一般，稍泛酸，大便畅，舌红苔薄黄，脉缓，为气虚血瘀之证。

处方：生黄芪 15g，党参 10g，苍术 10g，白术 10g，蔓荆子 10g，葶苈子（包煎）15g，瓜蒌皮 10g，薤白 3g，黄芩 6g，川芎 15g，黄连 3g，桂枝 2g，茯苓 30g，灵芝 15g，丹参 15g，怀牛膝 30g，炙甘草 5g。14 剂。

随访：胸闷心悸明显减轻，精神焕发。

按语：胸中如天，阳运得健。上焦阳气不振，水气痰浊乘虚居于阳位，阳微阴弦，胸阳不通，发为胸痹，证见胸闷心悸，甚则不得平卧等，证属本虚标实、邪实为主。"急则治标，缓则治本"，此证当以宣通泄浊为要，邪去而阳自运，故用瓜蒌薤白半夏汤。病情好转后，以益气活血法治之，取"缓则治本"之义。

案 6：王某，男，50 岁。

初诊日期：2009 年 3 月 31 日。

主诉：胸闷心悸，入夜难眠加剧 3 日。

现病史：患者既往有冠心病病史多年，近 3 日来又感胸闷心悸，入夜难眠或时早醒，伴有阳举，乱梦，口腔溃疡，口秽口苦，小便灼热黄赤，大便成形。

舌脉：舌红，苔薄黄，脉细弦。

检查：无。

实验室检查：无。

诊断：中医：胸痹、不寐。

　　　　西医：冠心病合并失眠。

辨证分析：痰热内蕴，心肝火旺。

治疗原则：清热化痰，宁心安神。

处方：黄连 3g，黄芩 9g，黄柏 6g，肉桂 2g，法半夏 10g，陈皮 6g，茯苓 30g，五味子 6g，酸枣仁 10g，远志 10g，北秫米 10g，芡实 10g，莲子心 3g，知母 10g，砂仁 6g，苍术 10g，白术 10g，炙甘草 5g。14 剂。

二诊：胸闷心悸减轻，口腔溃疡愈合，阳举减少，尿赤而有热感，夜寐欠安，头部两侧发疖，大便成形，舌红苔薄黄，脉细弦，为少阳痰热之证。处方：黄连 3g，肉桂 2g，法半夏 10g，陈皮 6g，茯苓 30g，柴胡 10g，黄芩 6g，党参 10g，枳壳 6g，酸枣仁 10g，远志 10g，五味子 6g，芡实 10g，黄柏 6g，砂仁 6g，炙甘草 5g。14 剂。

随访：以上方加减治疗 1 个月余，患者胸闷心悸明显减少，阳举症状减轻，口不苦，疖子已退，小便渐转清，睡眠转安。

按语：冠心病是临床常见病之一，其临床证候多样，有时表现以热证为主证，因此清法也是冠心病的治法之一。患者冠心病胸闷心悸，伴口溃口苦、阳举，小便灼热黄赤，一派心肝火旺、阴虚阳亢之象，故投以"三黄"治之。方中黄连入心以清热除烦，心中之热清，则上焦头面之热皆清，且合肉桂，寓交泰丸交通心肾，使水火既济，治夜寐不安；黄芩清气分之热，并由肺而下通三焦，以利小便；黄柏直入下焦退虚热，治阴虚阳亢之阳举，合砂仁、甘草，取封髓丹之意，治口腔溃疡。再以五味子、酸枣仁、远志、北秫米、莲子心等宁心安神，方药对症，故而效佳。

案 7：梁某，女，6 岁。

初诊日期：2011 年 3 月 31 日。

主诉：胸闷心悸 1 个月。

现病史：2011 年 3 月 21 日患者在医生建议下行冠状动脉

CT 检查，发现右冠近段、中段见软斑块，管腔狭窄约 78%。患者不愿意接受介入治疗，而来颜师处求诊。既往有重症病毒性心肌炎病史。近 1 个月胸闷心悸反复发作，入夜尤甚，头晕头痛，口干，神疲乏力，动则气促，胃纳一般，大便略薄。

舌脉：舌红，苔薄黄略干，脉弦。

检查：无。

实验室检查：心电图示：窦性心动过速，室性早搏，短阵室速，ST 段抬高。心脏彩超示：左室心尖部圆窿，左室前壁、侧壁及心尖部节段性运动减弱，左室射血分数（EF 值）55%。

诊断：中医：胸痹。

西医：冠心病。

辨证分析：气阴不足，血脉瘀滞。

治疗原则：益气养阴，活血通脉。

处方：生黄芪 15g，党参 10g，天冬 10g，麦冬 10g，五味子 6g，炮姜 3g，苍术 10g，白术 10g，炙乌梅 6g，石菖蒲 15g，生蒲黄（包煎）18g，丹参 15g，川芎 15g，枳壳 6g，桂枝 6g，降香 6g，黄柏 5g，炙甘草 5g。每日 1 剂，水煎，早晚分服。

守方出入至十三诊时，患者血压不稳定，心率偏快，B 超检查示：下肢动脉斑块，颈动脉阻力增大。舌红苔薄、根部薄黄，脉弦。辨为气滞血瘀、血流不畅之证，治以理气活血、逐瘀通脉，方以血府逐瘀汤加减。

处方：当归 10g，白芍 10g，红花 10g，桃仁 6g，川芎 15g，柴胡 10g，枳壳 6g，桔梗 6g，川牛膝 6g，桂枝 3g，黄连 3g，茯苓 30g，苍术 10g，白术 10g，升麻 6g，荷叶 10g，炙甘草 5g。

入冬时患者胸闷等症状加剧，遂合温阳化痰之法，加入法半夏、小茴香、附子等药。

二十诊：患者出现活动后神疲伴心悸，下肢乏力，汗出，大便易溏，入夜浅睡等痰热挟瘀之证。遂改为化痰逐瘀法，方用黄连温胆汤加减。

处方：炙黄芪 15g，桂枝 3g，赤芍 10g，白芍 10g，黄芩 6g，厚朴 10g，黄连 3g，枳实 10g，法半夏 10g，陈皮 6g，当归 10g，川芎 10g，红花 6g，桃仁 10g，制南星 6g，防风 6g，炙甘草 3g。

二十三诊时，患者胸部牵掣作痛、放射于背部，心悸，咳嗽、咯白痰，大便先干后溏、质黏不畅，舌红苔薄白，脉弦。辨为痰瘀交阻之证，前方合入瓜蒌薤白半夏汤以加强化痰通瘀之力。服后胸闷胸痛好转。

三十诊时，患者胸闷好转，胸痛未发，口干心烦，心悸偶见，自觉有气从少腹上冲胸咽，左肩部牵掣，连及左上肢，纳便如常，夜寐尚安，脉左关弦，舌红苔薄黄且干。治以益气逐瘀、化痰养阴，方以清暑益气汤与血府逐瘀汤交替使用。

三十八诊时患者奔豚症状消失，胸闷心悸也平，其他症状亦明显改善。前法继服。后于 2012 年 10 月 8 日复查冠状动脉 CT 示：右冠中段血管壁增厚，管腔稍狭窄约 50%。与初诊冠状动脉 CT 对比，冠状动脉狭窄明显改善。

按语：此案诊疗特点有三。首先，根据患者"气阴不足"的体质特点用药。患者年近古稀，心气已然亏虚，来诊时心悸乏力，口干，其证总以气虚为主，阴亏为辅。治疗应以益气养阴为法。颜师最喜选用李东垣清暑益气汤，常言此方是治疗心脑血管病老年患者行之有效的良方。其次，强调"气滞血瘀"

为冠状动脉狭窄的基本病机。血瘀而气滞，气滞则血瘀，两者常互为因果，动脉斑块使脉管狭窄，血流不畅。脉络失养则心神不宁，心率偏快，血压不稳等。治疗应从理气活血立法。颜师善用血府逐瘀汤治之，并把它比喻为血管的清洁剂。最后，根据季节的变化，随证加减，体现"天人相应"的辩证观。如天气转入深秋及冬季，阳虚血瘀病机突出时，改为温阳活血法，用血府逐瘀汤加桂枝、小茴香、附子等进行治疗。入春之后，患者胸闷痰多，痰热挟瘀病机突出，遂改为化痰逐瘀法，用黄连温胆汤出入治之。入夏又转入清暑益气汤。

二、冠状动脉支架介入术后（2例）

案1：姜某，男，64岁。

初诊日期：2008年9月16日。

主诉：胸闷，动则气短1年。

现病史：冠心病介入术后1年，外院CTA检查右支架内膜增生，偶尔胸闷，动则气短，心烦易怒，有乙肝病史，转氨酶偏高，蛋白倒置甲胎蛋白偏高，大便不畅，嗳气频频，心电图示房早，T波改变，胃纳睡眠正常。

舌脉：舌红，苔薄黄，脉小迟。

检查：无。

实验室检查：无。

诊断：中医：胸痹。

　　　　西医：冠心病、冠状动脉支架介入术后。

辨证分析：肝胃不和。

治疗原则：疏肝化瘀。

处方：柴胡 10g，枳实 10g，赤芍 15g，白芍 15g，川芎 10g，香附 10g，青皮 6g，陈皮 6g，法半夏 10g，桂枝 3g，厚朴 10g，山栀 3g，苍术 10g，白术 10g，当归 10g，薄荷 3g，茯苓 30g，怀牛膝 15g，生甘草 3g。14 剂。

二诊：大便略稀，胸闷未发，动则气促，汗出不多，嗳气减而未已，胃纳一般，入夜平安，舌红苔薄黄，脉缓。此时肝家气火有余之证。

处方：山栀 3g，香附 10g，川芎 10g，柴胡 10g，当归 10g，桂枝 3g，赤芍 15g，白芍 15g，苍术 10g，白术 10g，薄荷 3g，茯苓 30g，枳壳 6g，青皮 6g，陈皮 6g，丹参 15g，法半夏 10g，怀牛膝 15g，炙甘草 5g。14 剂。

三诊：右胸隐痛，大便一日二行，略稀，神疲，动则气促，嗜睡，期前收缩，胃纳正常，心烦，脉小弦小迟，舌红苔薄黄，肝郁化火为标，心阳不足为本。

处方：香附 10g，山栀 3g，川芎 15g，苍术 10g，白术 10g，桂枝 3g，茯苓 30g，石菖蒲 15g，生蒲黄（包煎）9g，柴胡 10g，当归 10g，赤芍 15g，白芍 15g，薄荷 3g，枳壳 10g，丹参 15g，怀牛膝 15g，炙甘草 5g。14 剂。

四诊：胸痛阵发，动则气促，大便一日 1～2 行，胃纳一般，舌红苔薄黄，脉缓。为肝家气火有余之证。

处方：香附 10g，川芎 10g，山栀 3g，苍术 10g，白术 10g，降香 3g，石菖蒲 15g，生蒲黄（包煎）9g，独活 10g，桂枝 3g，茯苓 30g，柴胡 10g，当归 10g，赤芍 15g，白芍 15g，薄荷 3g，法半夏 10g，炙甘草 5g。14 剂。

五诊：胸闷阵发，气促，胃纳正常，嗜睡，舌红苔黄腻，脉缓。肝郁化火，痰瘀交阻之证。

处方：香附10g，山栀3g，苍术10g，白术10g，黄芩6g，厚朴10g，法半夏10g，枳实10g，桔梗6g，降香3g，黄连3g，桂枝3g，石菖蒲15g，生蒲黄（包煎）9g，川芎15g，怀牛膝30g，炙甘草5g。14剂。

六诊：冠心介入术后，胸痛未发，动则气促已平，无心悸，大便不畅，胃纳一般，入夜平安，舌红苔薄黄腻，脉迟。痰瘀交阻之证。

处方：黄连3g，桂枝3g，香附10g，法半夏10g，青皮6g，陈皮6g，黄芩6g，川芎15g，莱菔子6g，厚朴10g，枳实10g，降香3g，石菖蒲15g，生蒲黄（包煎）9g，丹参15g，怀牛膝15g，炙甘草5g。14剂。

随访：胸痛未发，动则气促已平。

按语：冠状动脉介入术后，患者心理负担加重，情志久郁，肝失疏泄。肝乃心之母，病及心肝两脏。情志抑郁，气滞上焦，气滞则血脉运行不畅，形成瘀血，心脉为瘀血滞涩，痹阻不通。治以疏肝理气、活血化瘀，逍遥散加减。若气郁化火者，加丹皮、山栀以清泻肝火；胸闷甚者，加枳壳、桔梗以宽胸理气；痰瘀交阻者，加莱菔子、蒲黄。

案2：金某，女，54岁。

初诊日期：2010年12月28日。

主诉：胸痛反复发作5年，加重1个月，伴气促。

现病史：患者于2008年1月行冠状动脉介入术，2008年6月因支架内及支架前完全闭塞复行冠状动脉介入术。近1个月患者因天气变冷胸闷胸痛加重，动则喘甚，心中悸动，畏寒肢冷，面色苍白，精神萎靡，胃纳一般，两便日畅。

舌脉：舌紫，苔中剥，脉沉细。

检查：血压 140/80mmHg。

实验室检查：心电图示：ST－T 改变。冠状动脉造影示：左前降支中段、支架前 40% 狭窄，远段 40% 狭窄，支架内无明显狭窄，右冠状动脉远段后降支分叉前 30% 狭窄。

诊断：中医：胸痹。

西医：冠心病、冠状动脉支架介入术后。

辨证分析：胸痹 5 载，胸闷胸痛为瘀血内阻，闭阻心阳；心悸气喘，畏寒肢冷为阳气不足之症。

治疗原则：温阳益气，活血祛瘀。

处方：熟附子 5g，党参 10g，桂枝 3g，生地 15g，苍术 10g，白术 10g，生蒲黄（包煎）9g，石菖蒲 15g，葛根 10g，丹参 15g，当归 10g，赤芍 15g，白芍 15g，水蛭 5g，三七粉（吞服）4g，茯苓 30g，黄柏 5g，炙甘草 5g。14 剂。

二诊：胸痛偶发，程度减轻，仍时有胸闷心悸，动则气促，精神萎弱，舌淡苔薄白，脉细。辨证为气虚血瘀，治以益气活血。

处方：生黄芪 15g，党参 10g，麦冬 10g，五味子 6g，枳壳 6g，桔梗 6g，石菖蒲 15g，生蒲黄（包煎）9g，黄连 3g，桂枝 2g，赤芍 15g，白芍 15g，煅龙骨 30g，煅牡蛎 30g，灵芝 15g，黄柏 6g，炙甘草 5g。14 剂。

上方继续服用 3 个月余，诸症悉平。2011 年 5 月 5 日行冠状动脉造影检查示：左前降支近中段及支架内无狭窄。

按语： 冠状动脉介入术易耗伤心气，久则伤及心阳，心阳不振，气血运行不畅，适值冬日，寒邪乘虚而入，"两寒相得"，寒凝心脉，痹阻不通。治以温阳活血，通络止痛，参附汤加减，药用：熟附子、党参、桂枝、生蒲黄、石菖蒲、甘松、葛根、丹参、当归、赤芍、白芍、炙甘草等。颜师经验，胸痛甚者，加降香、三七粉以活血止痛；下肢水肿者，加猪苓、泽兰泻以活血利水；心悸频发者，加茯苓、灵芝、酸枣仁、柏子仁以养心安神。

三、风湿性心脏病（2例）

案1：成某，女，54岁。

初诊日期：2008年11月25日。

主诉：心悸气促数年。

现病史：患者有风心病病史30余年，伴有持续性房颤，动则心悸，气促。近日感胸闷胸痛，心悸加剧，神疲乏力。停经3年，下肢静脉曲张，肢体偏冷，胃纳正常，大便略稀，入夜平安。

舌脉：舌红，苔薄黄，脉沉细而涩。

检查：无。

实验室检查：心电图示房颤心律，ST改变。

诊断：中医：心悸。

西医：风湿性心脏病。

辨证分析：心阳式微，血脉不和。

治疗原则：温阳益气活血。

处方：熟附子5g，党参15g，桂枝3g，苍术10g，白术10g，茯苓30g，泽泻15g，泽兰15g，砂仁（后下）6g，桔梗

6g，枳壳6g，白蔻仁（后下）6g，丹参12g，川芎10g，苏木10g，怀牛膝15g，生蒲黄（包煎）9g，炙甘草5g。14剂。

二诊：风心病房颤，胸闷心悸减轻，不畏寒，大便已畅，耳鸣，入夜则重，胃纳一般，清晨痰白，舌紫苔薄黄，脉沉细，为心阳不足证。

处方：熟附子5g，党参20g，桂枝3g，赤芍15g，白芍15g，茯苓30g，苍术10g，白术10g，砂仁（后下）6g，石菖蒲15g，生蒲黄（包煎）9g，枳壳6g，桔梗6g，泽泻15g，泽兰15g，陈皮6g，苏木10g，怀牛膝15g，炙甘草5g。14剂。

三诊：脉沉细已起，但仍为数脉，大便略稀，耳鸣，胃纳一般，唯矢气不多，舌红苔薄黄，牙龈肿痛。原方加清胃饮。

处方：熟附子5g，党参15g，桂枝3g，陈皮6g，猪苓15g，茯苓15g，泽泻15g，泽兰15g，苍术10g，白术10g，川芎10g，黄柏6g，苏木10g，香附10g，柴胡10g，细辛3g，生薏苡仁30g，川牛膝6g，炙甘草5g。14剂。

四诊：动则心悸已见好转，大便好转，牙龈肿痛已平，口不干，舌紫苔薄白，脉弦，为心阳式微，血脉瘀阻之证。

处方：熟附子5g，党参15g，桂枝3g，陈皮6g，猪苓15g，茯苓15g，泽兰15g，泽泻15g，苏木10g，柴胡6g，香附10g，川芎15g，灵芝15g，五味子6g，法半夏10g，枳实6g，桔梗6g，炙甘草5g。

随访：上方化裁调治数月，胸闷气促好转，耳鸣好转，胃纳为常，入夜平安。

按语： 颜师继承发扬气血学说，在长期临床实践中体会到冠心病心绞痛、风心病、心肌梗死等的胸痛，其实质多为阳虚阴凝，阳虚为本，阴凝为标，立法用药以温阳为主，解凝为辅，以附子汤加减，其临床运用指征为：①胸闷胸痛，汗时自出；②畏寒肢冷；③舌淡质紫，脉沉弱。临证可再予枳壳、桔梗调畅气机；丹参、蒲黄活血化瘀，不仅效果明显，且可巩固疗效。

案2：江某，女，58岁。

初诊日期：2009年1月5日。

主诉：心悸、气促1月余。

现病史：患者既往有风湿性心脏病史，伴有持续性房颤，无咯血、关节作痛等病史。近日动则心悸，气促，四肢不温，胃口及二便正常，眠安。

舌脉：舌红，苔薄白，脉迟细。

检查：血压180/110mmHg。

实验室检查：无。

诊断：中医：心悸。

西医：风湿性心脏病。

辨证分析：心阳不足。

治疗原则：温振心阳。

处方：熟附子5g，生地15g，党参10g，天冬10g，麦冬10g，五味子6g，桂枝2g，白芍15g，茯苓30g，苍术10g，白术10g，枳实10g，桔梗6g，丹参15g，川芎15g，黄连3g，怀牛膝15g，炙甘草5g。14剂。

二诊：房颤，清晨鼻出血，量不多，大便通畅，胃口一般，入夜平安，舌红苔薄白，脉小迟，为虚阳上浮之证，原方加入桂枝龙骨。

处方：熟附子 5g，生地 15g，党参 10g，天冬 10g，麦冬 10g，五味子 6g，桂枝 3g，白芍 15g，黄连 3g，黄柏 6g，砂仁（后下）6g，丹参 10g，枳壳 6g，桔梗 6g，怀牛膝 15g，炙甘草 5g。14 剂。

三诊：房颤，鼻衄已止，大便畅，头涨，既往高血压病史，胃口尚可，舌红苔薄白，脉缓，心阳不足，为虚阳上浮之证。

处方：熟附子 5g，生地 15g，党参 10g，麦冬 10g，砂仁 6g，五味子 6g，黄连 3g，桂枝 3g，枳壳 6g，白芍 15g，桔梗 6g，丹参 15g，川芎 10g，黄柏 6g，苍术 10g，白术 10g，炙甘草 5g。14 剂。

四诊：大便略干，胸闷不适，口干，眠安，舌红苔薄白，有紫气，脉小迟而涩，心阳式微，为血脉不和之证。

处方：熟附子 3g，生地 15g，当归 10g，赤芍 15g，白芍 15g，天冬 10g，麦冬 10g，五味子 6g，枳实 10g，桔梗 6g，杏仁 10g，桃仁 10g，桂枝 2g，茯苓 30g，苍术 10g，白术 10g，丹参 15g，葛根 10g，丹皮 10g，炙甘草 5g。14 剂。

五诊：房颤，大便畅，口有咸味或甜味，左腰部隐隐作痛，小便正常，口干消失，舌红苔薄白，脉涩，咸属肾，原方加入补肾之品。

处方：熟附子 3g，生地 15g，当归 10g，赤芍 15g，白芍 15g，天冬 10g，麦冬 10g，五味子 6g，桑寄生 15g，补骨脂 10g，桂枝 2g，茯苓 30g，苍术 10g，白术 10g，丹参 15g，川芎 15g，杏仁 10g，桃仁 10g，怀牛膝 10g，炙甘草 5g。14 剂。

按语：风心病瓣膜受损，治疗自非易事，但心阳不振，瘀血内停是其主要病机，可方用附桂、生脉饮之制，随证加减增损。如附子配麦冬、五味子、小麦有阴阳互生之理；枳壳、桔梗调畅气机；丹参、川芎、葛根畅胸中积滞之瘀；龙骨、牡蛎、怀牛膝潜降虚阳；桑寄生、补骨脂温肾中之阳皆属心法。

四、心律失常（9例）

案1：蒋某，女，33岁。

初诊日期：2009年3月11日。

主诉：阵发性胸闷不适数月。

现病史：患者数月来时感心悸不宁，阵发性胸闷，自觉少腹如有气上冲，间有期前收缩。24小时心电图示：窦性心动过速（下称"窦速"），偶发房早，室早。彩超示：轻度肺高压。症状为奔豚状，入夜尤甚，头部畏寒，胃纳大便正常，月经正常。

舌脉：舌红，苔薄白，脉弦而数。

检查：无。

实验室检查：24小时心电图示：窦速，偶发房早，室早。彩超示：轻度肺高压。

诊断：中医：奔豚、心悸。

　　　　西医：心律失常。

辨证分析：肝气不舒之证。

处方：柴胡10g，当归10g，赤芍15g，白芍15g，黄连3g，薄荷3g，茯苓30g，灵芝15g，龙齿15g，黄芩6g，苍术10g，白术10g，桂枝5g，厚朴10g，丹参10g，川芎10g，五味子9g，炙甘草5g。14剂。

二诊：心率略有下降，心悸也有好转，仍有期前收缩，以夜间发作为多，奔豚略有好转，口不干，大便畅，乳腺纤维瘤，经前乳房胀，舌红苔薄白，脉弦，仍以疏肝为法。

处方：柴胡 10g，当归 10g，赤芍 15g，白芍 15g，薄荷 3g，茯苓 30g，灵芝 15g，苍术 10g，白术 10g，黄连 3g，桂枝 5g，枳实 10g，龙齿 15g，黄芩 6g，川芎 10g，厚朴 10g，炙甘草 5g。14 剂。

三诊：心悸略有好转，期前收缩也减少，奔豚也渐退，胃纳二便正常，入夜平安，舌红苔薄黄，脉弦而小数，为肝郁血瘀，心神不宁之证。

处方：柴胡 10g，当归 10g，赤芍 15g，白芍 15g，薄荷 3g，茯苓 30g，灵芝 15g，苍术 10g，白术 10g，黄连 3g，桂枝 5g，枳壳 6g，桔梗 6g，青皮 6g，陈皮 6g，龙齿 15g，香附 10g，合欢皮 6g，炙甘草 5g。14 剂。

四诊：月经按期而至，乳房作胀减轻，心率偏快，睡眠好转，奔豚状消失，胃冷亦平，大便日畅，舌红苔薄白，脉左弱，为心阳不足之证。

处方：柴胡 10g，当归 10g，赤芍 10g，白芍 10g，薄荷 3g，茯苓 30g，苍术 10g，白术 10g，熟附子 3g，酸枣仁 10g，桂枝 2g，黄连 3g，丹参 15g，川芎 10g，枳壳 10g，灵芝 15g，合欢花 6g，合欢皮 6g，炙甘草 5g。14 剂。

按语：《金匮要略》谓奔豚气有三种，有因肝郁气冲而偏于热者；有因外邪伤阳，冲气上逆而偏于寒者；有因心阳虚而水饮内动者。其病或责之于肝；或责之于肾；或责之于心。或属有形之积聚，或指无形之气逆，然顾名思义，本病总是以

"如豚上奔"之状为主证。凡临床辨证，务必仔细推敲。本案患者病程颇长，症状复杂，颜师通过辨证，抓住了"自觉如有气上冲"之特点；女子以肝为先天，颜师认识到肝气不舒、郁而上逆这个病机的关键所在，据此辨证处方，随证加减，而收到了"拔刺雪污"的效果。

案2：金某，女，55岁。

初诊日期：2009年3月25日。

主诉：胸闷不适1个月。

现病史：患者为子宫肌瘤术后，伴有乳房小叶增生。近1个月来时感胸闷不舒，嗳气为快，心电图示：窦性心动过缓。平时汗出多，动则尤甚，畏热，入夜平安。大便日畅，入夜梦多。

舌脉：舌苔薄白，脉细。

检查：无。

实验室检查：心电图示：窦性心动过缓。

诊断：中医：心悸。

西医：心律失常。

辨证分析：气虚肝郁。

处方：生黄芪15g，党参10g，苍术10g，白术10g，升麻6g，当归10g，青皮6g，陈皮6g，赤芍15g，白芍15g，茯苓30g，桔梗10g，香附10g，桂枝3g，黄连3g，丹参15g，炙甘草5g。14剂。

二诊：胸闷，嗳气为快，汗出已平，畏热，动则汗出，胃纳大便正常，舌嫩苔薄白，脉细缓，为气虚肝郁之证。

处方：生黄芪15g，党参10g，苍术10g，白术10g，升麻

6g，柴胡 6g，薄荷 3g，枳实 10g，桑叶 6g，钩藤 9g，当归 10g，青皮 6g，陈皮 6g，赤芍 15g，白芍 15g，茯苓 30g，桔梗 10g，桂枝 3g，炙甘草 5g。14 剂。

三诊：胸闷有减，嗳气频频，胃纳一般，大便日畅，入夜平安，舌红苔薄，脉细而小迟，为肝郁血瘀之证。

处方：柴胡 10g，当归 10g，赤芍 10g，白芍 10g，桂枝 3g，黄连 3g，薄荷 3g，茯苓 30g，苍术 10g，白术 10g，法半夏 10g，枳实 10g，桔梗 6g，丹参 15g，川芎 10g，郁金 10g，炙甘草 5g。14 剂。

随访：上方出入 1 个月余，胸闷好转，精神转振，胃纳一般，夜寐平安。

按语：汗为心之液，心有主管汗的分泌和排泄的作用。出汗过多，易耗散心气，心气受损，则出现心悸胸闷。故初诊投以补中益气汤合桂枝汤，补益心气，调和营卫。二诊汗出已平，但嗳气不舒，《灵枢·邪客》谓："心者，五脏六腑之大主也，故悲哀忧愁则心动，心动则五脏六腑皆摇。"情志不舒，肝气郁滞，气为血帅，气滞则血凝，故合逍遥散加减以疏肝解郁。三诊桂枝配黄连取交泰丸之义，交通心肾，养心安神；枳实、桔梗两药相配，一宣一降，宣通气机，增强理气之效，气行则血行，气血流畅，诸证即减。

案 3：徐某，女，42 岁。

初诊日期：2009 年 4 月 8 日。

主诉：胸闷心悸间断半年。

现病史：患者去年 10 月出现心率偏快，时感胸闷心悸不适，伴有入夜乱梦，心电图示窦性心动过速，甚则胸闷胸痛，月经周期正常，手足发冷，头晕，胃纳大便正常。

舌脉：舌红，苔薄，舌缨线存在，脉细。

检查：无。

实验室检查：心电图示窦性心动过速。

诊断：中医：心悸。

　　　西医：心律失常。

辨证分析：气血乖违，心神不宁。

处方：柴胡10g，枳壳6g，桔梗6g，川芎10g，当归10g，赤芍15g，白芍15g，薄荷3g，茯苓30g，桃仁6g，红花6g，川牛膝6g，灵芝15g，苍术10g，白术10g，黄连3g，桂枝2g，炙甘草5g。14剂。

二诊：乱梦已平，唯心率偏快，逢劳累尤甚，偶发胸痛，月经周期正常，舌红苔薄白，脉细弦。为心阳不足，肝家有余之证。

处方：柴胡10g，当归10g，赤芍10g，白芍10g，苍术10g，白术10g，荷叶6g，薄荷3g，茯苓30g，枳壳6g，桔梗6g，川芎10g，红花6g，桃仁6g，桂枝3g，黄连3g，丹参10g，怀牛膝6g，炙甘草5g。14剂。

三诊：劳则心悸，时值月经来潮，血块多，伴有胸痛，胃纳一般，时有黏便之意，口干，入夜略安，子丑则醒，舌紫苔薄白，脉细缓，为有血瘀之证。

处方：柴胡10g，当归10g，赤芍10g，白芍10g，薄荷3g，茯苓30g，苍术10g，白术10g，川芎10g，红花6g，枳壳6g，桔梗6g，怀牛膝6g，灵芝15g，丹参10g，黄连3g，桂枝2g，炙甘草5g。14剂。

随访：心悸、胸闷气促好转，胸痛已退，大便正常，诸症好转，原方出入以固疗效。

按语：颜师受《素问·痿论》"心主血脉"，《灵枢·本神》篇："心藏脉，脉舍神"等经典论述影响，认为心之藏于脉者气血耳，脉之舍于神者亦气血耳，心气是推动血行脉中之动力，心血是濡养气舍脉中之基宅，气血又为心神安舍之基础。正如明代医家李梴在《医学入门》中指出："心者，一身之主，君主之官……有神明之心，神者，气血所化生之本也。"气为血帅，血为气母，气需血载，血需气统，心神离不开气血之滋养，三者互相依存以维持心正常功能。心律失常主要是由于气、血、神三者失衡所致，因此常从调整气、血、神三者功能入手，依据病机演变，应用疏肝、活血、温阳、安神等方法治疗，使心从病理状态转至正常生理状态，从而使心律恢复正常。本案治疗以血府逐瘀汤统领全局，理气活血，酌加茯苓、灵芝安神；因失眠多梦，加黄连、肉桂以交通心肾。药后气机得调，血瘀得化，心神得安，故诸症好转。茯苓配灵芝为颜师常用药对，茯苓健脾安神，灵芝健脑益智，对于心气虚弱、心神失养所致心悸兼有失眠者尤效。

案4：纪某，女，36岁。

初诊日期：2009年5月19日。

主诉：阵发性心悸不安2年余。

现病史：患者阵发性期前收缩两载之久，心率偏快，常服普罗帕酮（心律平）治疗，但疗效欠佳，自感胸闷气促，怔忡，惊悸频发，月经周期正常，经前少腹痛，乳胀。时值经前，口苦，大便干结，夜寐欠安。

舌脉：舌红，苔薄黄，脉弦结代。

检查：无。

实验室检查：心电图示：心肌缺血，室性早搏。Holter示：窦性心率，频发室性早搏，二联律36串。

诊断：中医：心悸。

西医：心律失常。

辨证分析：气郁血瘀。

治疗原则：疏肝祛瘀，以丹栀逍遥散出入。

处方：丹皮 10g，山栀 3g，柴胡 10g，当归 10g，赤芍 15g，白芍 15g，薄荷 3g，茯苓 30g，黄连 3g，桂枝 2g，灵芝 15g，苍术 10g，白术 10g，决明子 15g，丝瓜络 10g，桔梗 10g，丹参 15g，炙甘草 5g。14 剂。

二诊：期前收缩略有好转，入暮偶多，头晕失眠夜略有减少，大便通畅，月经按期而至，乳房作胀，胃纳一般，舌红苔薄黄，脉弦，原方加入安神之品。

处方：丹皮 10g，山栀 3g，柴胡 10g，当归 10g，茯苓 30g，苍术 10g，白术 10g，薄荷 3g，赤芍 10g，白芍 10g，龙齿 15g，灵芝 15g，五味子 6g，丹参 15g，决明子 15g，黄连 3g，桂枝 3g，炙甘草 5g。14 剂。

三诊：期前收缩增多，起源于减普罗帕酮量，伴有头晕，入夜尿多，汗出正常，入夜平安，大便日畅，月经即将来潮，舌红苔薄，中有剥苔，为肝家气火有余之证。处方：丹皮 10g，山栀 3g，柴胡 10g，当归 10g，橘核 3g，赤芍 15g，白芍 15g，薄荷 3g，苍术 10g，白术 10g，茯苓 30g，决明子 15g，丹参 15g，灵芝 15g，炙甘草 5g。14 剂。

四诊：期前收缩有好转，入暮偶多，头晕失眠夜略有减少，大便通畅，月经按期而至，乳房做胀，胃纳一般，舌红苔薄黄，脉缓，原方加入安神之品。

处方：丹皮 10g，山栀 3g，柴胡 10g，当归 10g，茯苓 30g，苍术 10g，白术 10g，薄荷 3g，赤芍 10g，白芍 10g，龙齿 15g，灵芝 15g，五味子 6g，丹参 15g，决明子 15g，黄连 3g，桂枝 3g，炙甘草 5g。14 剂。

随访：上方加减续调治 2 个月余，期前收缩减少，后停服普罗帕酮，偶尔心悸，大便通畅，舌红苔薄黄，脉缓。复查心电图示：心肌缺血，无室性早搏。

按语： 叶天士在《临证指南医案》提出："女子以肝为先天"，本例患者既有肝郁之象，又有血瘀之证，故以疏肝调气活血为大法，投以丹栀逍遥散。用桂枝配黄连，取交泰丸之义，交通心肾，养心安神，不仅改善睡眠，对期前收缩亦有疗效。临证中尤注重养护心神，认为安神类药物亦有抗心律失常作用，加入茯苓宁心、灵芝养心，龙齿定志，取效甚佳。

案 5： 黄某，男，11 岁。

初诊日期：2009 年 8 月 26 日。

主诉：心悸期前收缩 1 年余。

现病史：患者平素易于感冒，近 1 年来自感期前收缩较多，心律偏快，时感心悸不适，近日咳嗽咯痰，鼻山根处青筋显现，胃纳一般，二便调，夜寐欠安。

舌脉：舌红，苔黄腻，脉结。

检查：无。

实验室检查：心电图示有室性早搏，扇超示心脏正常。

诊断：中医：心悸。

　　　　　西医：心律失常。

辨证分析：气虚湿阻。

治疗原则：益气化湿祛瘀。

处方：生黄芪 15g，防风 10g，苍术 10g，白术 10g，黄连 3g，桂枝 2g，法半夏 10g，茯苓 30g，灵芝 15g，丹参 15g，党参 10g，升麻 6g，柴胡 6g，当归 10g，赤芍 10g，白芍 10g，薄荷 3g，炙甘草 5g。14 剂。

二诊：期前收缩减而未已，过敏性鼻炎，逢季节改变时为甚，胃纳二便正常，入夜汗出，脉结，舌红苔薄黄，为气虚之证。

处方：生黄芪 15g，防风 10g，苍术 10g，白术 10g，黄连 3g，桂枝 3g，白芍 15g，红枣 10 枚，茯苓 30g，灵芝 15g，党参 10g，升麻 6g，柴胡 6g，陈皮 6g，当归 10g，川芎 10g，炙甘草 5g。14 剂。

三诊：期前收缩基本控制。昨日外感，咽痛，鼻衄，口腔溃疡，大便日畅，舌红苔黄腻，脉细，为气虚外感之证。

处方：生黄芪 15g，荆芥 10g，防风 10g，苍术 10g，白术 10g，党参 10g，升麻 6g，柴胡 10g，陈皮 6g，当归 10g，黄连 3g，桂枝 3g，桔梗 6g，砂仁 6g，茯苓 30g，灵芝 15g，黄柏 6g，炙甘草 5g。14 剂。

随访：上方增损调摄 2 个月余，Holter 示室早消失，口腔溃疡愈合。

按语：患者小儿，平素易感冒且有过敏性鼻炎，鼻山根处青筋显现，显系气虚体弱之证。故全程投以玉屏风散益气固表为主方。因心主血脉，脉为血之府，脾胃为气血生化之源，乃多气多血之脏腑，心中血脉之气血盈亏，后天实由脾胃之盛衰来决定，故再合补中益气汤健脾祛湿。三诊因发口腔溃疡，随证加入封髓丹潜降虚火。现代药理研究证明，玉屏风散能明显提高机体的免疫功能，抑制病毒的增殖，具有直接的抗病毒作用，同时能减轻因病毒感染引起的免疫病理损害。茯苓配灵芝为颜师对于心气虚弱、心神失养所致心悸的常用药对，茯苓健脾安神，灵芝健脑益智，临证可用于心悸兼有失眠者。

案6：刘某，女，74岁。

初诊日期：2009年9月9日。

主诉：心悸反复不已2年。

现病史：心悸反复不已2年之久，阵发性头晕。口腔溃疡频发，胸部不舒，上腹部嘈杂，食之即安，口干口苦，胃纳一般，入夜易醒，大便日畅。

舌脉：舌红，苔薄少，脉细。

检查：无。

实验室检查：心电图示：T波改变，室性早搏。

诊断：中医：心悸。

　　　　西医：心律失常。

辨证分析：气阴不足。

处方：生黄芪15g，党参10g，麦冬10g，五味子6g，黄柏6g，砂仁6g，柴胡10g，当归10g，酸枣仁15g，葛根10g，白术10g，白芍15g，薄荷3g，茯苓30g，黄连3g，桂枝3g，灵芝15g，炙甘草5g。14剂。

二诊：胸闷心悸期前收缩，口腔溃疡少发，入夜难以入眠，乱梦，胃纳一般，大便日畅，口干，痰白，神疲，脉缓，舌红苔薄且干，为气阴不足之证。

处方：炙黄芪15g，党参10g，麦冬10g，五味子6g，黄柏6g，砂仁6g，法半夏10g，青皮6g，陈皮6g，白芍15g，桂枝3g，当归10g，柴胡10g，薄荷3g，苍术10g，白术10g，灵芝15g，炙甘草5g。14剂。

三诊：胸闷心悸及期前收缩已减少，神疲亦平，痰白也减，胃纳一般，大便日畅，头晕，以改变体位为甚，入夜难眠，舌红苔少，脉缓，为气阴不足之证。

处方：炙黄芪15g，南沙参10g，北沙参10g，麦冬10g，五味子6g，泽泻30g，苍术10g，白术10g，葛根10g，青皮6g，陈皮6g，桂枝3g，白芍15g，茯苓30g，柴胡10g，当归10g，薄荷3g，灵芝15g，炙甘草5g。14剂。

四诊：胸闷心悸好转，咽部不舒亦平，口腔溃疡已退，痰亦减少，唯右侧头部不舒，舌红，苔薄且干，有裂纹，脉结，为气阴不足、血脉不和之证。

处方：炙黄芪15g，南沙参10g，北沙参10g，麦冬10g，五味子6g，桂枝3g，柴胡10g，当归10g，白芍15g，薄荷3g，泽泻30g，苍术10g，白术10g，茯苓30g，灵芝15g，黄芩6g，川芎10g，炙甘草5g。14剂。

随访：药后2个月胸闷心悸好转，心电图复查示：T波改变。

按语： 李东垣的清暑益气汤出自《脾胃论》和《内外伤辨惑论》，是其为长夏湿热困胃而创的一首方剂，凡证属气阴两虚兼有湿热者，皆可用之。心脑血管疾病患者，有气阴不足表现者不在少数。根据异病同治理论，颜师常用清暑益气汤治疗心脑血管疾病证属气阴不足者。本例患者口干、胸闷、心悸，苔薄少，脉细，为气阴不足之证，故整个治疗过程以清暑益气汤为主加减化裁。黄芪补益元气，配以生脉饮敛阴生津；胸闷、心悸多因年老体弱，气血运行不畅，瘀血阻滞，不通则痛，故用泽泻、苍术、白术、葛根活血祛瘀；黄柏一味，滋阴降火，调和诸味热药，谨防药燥伤阴；频发口腔溃疡，乃阴虚火旺，虚火上炎，故予封髓丹治之。心者，君主之官，神明出焉，心与人的精神活动休戚相关，投一味薄荷，疏达散结、行气宽中，与柴胡相配以增解郁之功。茯苓配灵芝，为颜师常用养心安神药，对于心气虚弱，心神失养所致心悸兼有失眠者尤善。

案7：方某，男，45岁。

初诊日期：2009年11月18日。

主诉：神疲乏力，心悸唇青1年。

现病史：患者神疲乏力，心悸唇青1年，心率45次/分，血脂胆固醇偏高，胃纳一般，大便日畅，入夜难以入眠，手足发冷，入冬尤甚。

舌脉：舌胖，苔薄白腻，脉小迟。

检查：无。

实验室检查：心电图示：窦性心动过缓。

诊断：中医：心悸。

　　　　西医：心律失常。

辨证分析：阳虚血瘀。

治疗原则：温阳化瘀。

处方：熟附子5g，党参10g，苍术10g，白术10g，桂枝3g，炙黄芪15g，黄连3g，柴胡10g，枳实10g，赤芍10g，白芍10g，升麻6g，荷叶10g，片姜黄6g，生蒲黄（包煎）9g，石菖蒲15g，泽泻30g，炙甘草5g。14剂。

二诊：心率渐渐上升，58次/分，大便略干，四肢仍欠温，入夜平安，胃纳一般，舌红苔薄黄，脉缓，为心阳痹阻之证。

处方：熟附子5g，党参15g，杏仁10g，桃仁10g，生麻黄3g，桂枝3g，细辛3g，赤芍15g，白芍15g，石菖蒲15g，柴胡10g，枳实10g，黄连3g，川芎15g，丹参15g，苍术10g，白术10g，炙甘草5g。14剂。

随访：上方续调治1个月，心率稳定在55~60次/分，精神转振，睡眠亦见好转。

按语：心主血脉，心阳不振，气血运行艰涩不畅，则脉气不相顺接，心失所养，往往出现心神不宁、肢冷畏寒、唇青脉缓等虚寒证候，颜师在治疗心血管疾病时强调"有一分阳气，便有一分生机"。附子为通十二经纯阳之要药，专能振奋阳气，为心血管疾病首选药物。故本案方用附子剂以振胸中之阳气，选参附汤、麻黄附子细辛汤等加减；阳气虚弱，血行不利，导致瘀血为患，加用丹参、生蒲黄、桃仁等祛瘀通络；入苍术、升麻、荷叶取刘完素清震汤之意以升清降浊调血脂，全方配伍严谨，使心阳得温，瘀血得消，药到而症减。

案8：虞某，男，65岁。

初诊日期：2010年6月24日。

主诉：心慌胸闷反复发作10余年，加重2周。

现病史：患者既往有冠心病病史 10 余年。1 年前患者又因胸闷入院，诊断为急性心梗，行冠状动脉支架术，平时服西药控制症状。2 周前因情绪激动出现心慌加重，伴胸闷。心电图示：室性期前收缩，心肌缺血。Holter 示：室性期前收缩1598 次，三联律 8 串，心肌缺血。冠状动脉造影示：冠状动脉左前分支狭窄 40%。目前时感心悸，伴心前区闷痛，时发时止，性情急躁，入暮头晕，胃纳一般，大便不畅，寐差。

舌脉：舌红，苔黄腻，脉弦。

检查：无。

实验室检查：EKG 示室性期前收缩，心肌缺血。Holter 示室性期前收缩 1598 次，三联律 8 串，心肌缺血。冠状动脉造影示冠状动脉左前分支狭窄 40%。

诊断：中医：心悸。

西医：冠心病，心律失常。

辨证分析：肝气不舒，气滞血瘀，血行不畅，心血瘀阻，心神失养，而致心悸。

治疗原则：疏肝活血。

处方：柴胡 10g，当归 10g，赤芍 15g，白芍 15g，茯苓30g，甘松 6g，苍术 10g，白术 10g，丹皮 10g，黄连 3g，桂枝2g，决明子 15g，枳实 10g，桔梗 6g，石菖蒲 15g，生蒲黄（包煎）9g，龙齿 15g，炙甘草 6g。14 剂。

二诊：心悸、胸闷症状减轻，胃纳、二便正常，但仍寐差，舌红苔薄，脉弦。患者肝气渐疏，瘀血尚存，心神未安。拟遵原法，加强安神之效。

处方：柴胡 10g，当归 10g，赤芍 15g，白芍 15g，茯苓

30g，灵芝 15g，甘松 6g，苍术 10g，白术 10g，黄连 3g，桂枝 2g，桔梗 6g，枳壳 6g，石菖蒲 15g，生蒲黄（包煎）9g，龙齿 15g，炙甘草 6g。14 剂。用法同上。

药后胸闷症状明显减轻，寐安。守原法加减治疗 3 个月余，精神好转，诸症皆除，心电图示：窦性心律。

按语：《灵枢·邪客》谓："心者，五脏六腑之大主也，故悲哀忧愁则心动，心动则五脏六腑皆摇。"患者情志不舒，肝气郁滞，气为血帅，气滞则血凝，故临床症见心悸胸闷，情志抑郁，舌红苔薄，脉弦细结代。治拟疏肝理气、活血化瘀，取血府逐瘀汤合逍遥散加减。方中柴胡、白芍疏肝理气；生蒲黄、当归活血化瘀；桂枝配黄连取交泰丸之义，交通心肾，养心安神；苍术、白术健脾化湿。二诊时患者去枳实改用枳壳，与桔梗两药相配，一宣一降，宣通气机，增强理气之效，加灵芝、龙齿等安神之品以调心悸。三诊遵前法巩固疗效，病趋坦途。

案 9：张某，男，70 岁。

初诊日期：2011 年 3 月 15 日。

主诉：心慌 2 个月，加剧 2 天。

现病史：患者既往有高血压、高血脂病史 5 年，冠心病及心律失常史 1 年。2 个月前因阴雨连绵而发生心悸，伴唇紫，手冷，服"麝香保心丸"可缓解。每每辰时阵发，入夜难以入眠，大便畅。

舌脉：舌红，苔薄黄腻，脉弦。

检查：血压 160/90mmHg。

实验室检查：心电图示室性期前收缩频发，T 波低平倒置。

诊断：中医：心悸。

西医：冠心病，心律失常。

辨证分析：患者素体痰浊壅盛，缠绵难化，与胸痹之血脉不和而交结，出现心悸、舌红苔黄腻、脉弦、证属痰瘀交阻。

治疗原则：清热化痰，活血化瘀。

处方：黄连3g，桂枝2g，法半夏10g，青皮6g，陈皮6g，夏枯草15g，茯苓30g，丹参15g，川芎15g，葛根10g，苦参5g，赤芍15g，白芍15g，升麻6g，荷叶10g，片姜黄6g，生蒲黄（包煎）9g，怀牛膝15g，炙甘草5g。14剂。

二诊：药后心悸症状减轻，寐安，血压130/80mmHg，诸症明显好转，心电图示窦性心律，偶发室性期前收缩，继服原方加减。

处方：黄连3g，桂枝2g，法半夏10g，青皮6g，陈皮6g，夏枯草15g，茯苓30g，丹参15g，川芎15g，葛根10g，苦参5g，赤芍15g，白芍15g，升麻6g，荷叶10g，厚朴9g，生蒲黄（包煎）9g，怀牛膝15g，炙甘草5g。14剂。

守上方加减治疗半年，早搏明显减少，诸症平稳。

按语：《丹溪心法》中说："怔忡时作时止者，痰因火动"。气有余便是火，气滞既可使津停成痰，也可使血郁成瘀，致痰瘀交阻。临床症见心悸时发时止，胸闷胸痛，痛势彻背，气促痰多，舌红、苔黄腻，脉弦滑结代。治拟化痰活血，颜师每取桃红四物汤合黄连温胆汤加减。方中法半夏、青皮、陈皮、茯苓理气化痰；黄连清热活血；丹参、生蒲黄、川芎、葛根活血化瘀，可缓解胸闷胸痛诸症；苦参、夏枯草清心化痰；桂枝既可通阳，又能温阳，与活血之赤芍、白芍相配，可明显减轻心悸症状。

五、慢性心功能不全（1 例）

案：赵某，男，86 岁。

初诊：2011 年 1 月 13 日。

主诉：心悸伴下肢水肿数日。

现病史：患者有冠状动脉硬化性心脏病病史 10 余年，常服用扩冠药物。近 2 个月来出现精神萎软乏力，下肢水肿，心率偏慢。心电图提示：平均心率 45 次/分，T 波改变。西医建议安装心脏起搏器，虑其风险较大，患者选择中医治疗。诊时患者神疲乏力，动则气促，下肢水肿，畏寒肢冷，间有胸闷不舒，小便量少，胃纳一般，大便通畅，夜寐尚可。

舌脉象：舌淡，苔薄白，脉沉细而迟。

检查：心率约 40 次/分。

实验室检查：心电图提示：平均心率 45 次/分，T 波改变。

诊断：中医：心水。

西医：慢性心功能不全。

辨证分析：宗气不足，心阳式微，水湿内停，夹有瘀血。

治疗原则：遵升补宗气及"离照当空，阴霾自散"立法。

处方：生黄芪 30g，党参 15g，升麻 6g，苍术 10g，白术 10g，蔓荆子 15g，葶苈子（包煎）15g，熟附子 6g，赤芍 15g，白芍 15g，防风 10g，防己 10g，桂枝 3g，猪苓 15g，茯苓 15g，泽兰 15g，泽泻 15g，车前草 15g，川芎 15g，麻黄 6g，炙甘草 6g。14 剂。

二诊：进参附五苓法，切中病机，气促见平，下肢水肿有减，舌胖，苔白，脉沉细。证属阳虚血瘀，仍以温通为是。

处方：生黄芪 20g，党参 15g，升麻 6g，苍术 10g，白术 10g，蔓荆子 15g，葶苈子（包煎）15g，熟附子 3g，赤芍 15g，白芍 15g，防风 10g，防己 10g，桂枝 4.5g，猪苓 15g，茯苓 15g，泽兰 15g，泽泻 15g，益母草 30g，麻黄 6g，当归 10g，炙甘草 6g。14 剂。

上方加减治疗 1 个月余，患者心率达到 65 次/分，下肢水肿基本消退，精神转佳，原方基础上加减，继续巩固疗效。

按语：患者久患胸痹，宗气不足，累及心阳，阳不制水，水湿泛溢，加之病久有瘀，故以升补宗气为主，温阳活血为辅。取自拟益心汤（黄芪、党参、苍术、葶苈子、蔓荆子）升补宗气，合参附汤、麻黄附子细辛汤振奋心阳；取泽兰、泽泻、车前草、益母草等活血利水，使瘀从水道而去；黄芪、赤芍、防风三药合用，为王清任之黄芪赤风汤，益气活血，且防风有"风能渗湿"之功。宗气得升，心阳得振，水湿得利，药到而病减。

六、高血压病（5 例）

案1：庄某，男，44 岁。

初诊日期：2008 年 12 月 31 日。

主诉：头晕数日。

现病史：患者有高血压病史数年，平时服用降压药物，血压偶尔超过正常，但仍时感头晕头涨，伴目眩耳鸣，间有胸闷脘胀，泛酸，嗳气为快，体乏手麻，口干，胃口一般，大便略干，夜寐尚可。

舌脉：舌胖，色淡红，苔薄白腻，脉左关弦紧。

检查：血压150/90mmHg。

实验室检查：无。

诊断：中医：眩晕。

西医：高血压病。

辨证分析：肝阳化火，上犯清窍，中扰脾胃。

治疗原则：疏肝降火，健脾渗饮。

处方：柴胡10g，枳壳10g，川芎15g，青皮6g，陈皮6g，香附10g，泽泻30g，苍术10g，白术10g，黄芩6g，法半夏10g，白菊花6g，桑叶6g，黄连3g，桂枝2g，丹参15g，怀牛膝30g，生甘草5g。14剂。

二诊：头晕头涨、体乏手麻症减，耳鸣，大便略干，血压130/90mmHg，胸闷好转，时而泛酸，舌红苔白，口干，乃虚阳上浮失守之证。

处方：黄连3g，桂枝2g，枳实10g，法半夏10g，茯苓30g，黄芩6g，川芎15g，泽泻30g，苍术10g，白术10g，桑叶6g，赤芍15g，白芍15g，牡丹皮10g，丹参15g，怀牛膝30g，炙甘草5g。14剂。

药后头清目亮，目眩渐减。

按语：患者有眩晕病史多年，肝气郁结，疏泄不利，木郁克土，横犯脾胃，故见脘胀嗳气等症。脾失健运，水湿内停，输布失调，故见口干便干；清阳被遏，不能上煦于头，故见头冒目眩；正虚有饮，阳不充于筋脉，则体乏手麻。投以柴胡疏肝散疏肝理气，以柴胡、枳壳、香附理气为主，白芍、川芎和血为佐，再用甘草以缓之，系疏肝的正法。再投以泽泻汤健脾渗饮，泽泻汤见于《金匮要略·痰饮咳嗽篇》，以治疗心下有支饮、头目苦于冒眩为特长。颜师认为舌诊对此方的运用甚为重要。泽泻汤证的舌体，一般质厚而宽，肥大而异于寻常，且水饮病舌色必淡，如果水湿合邪则又出现白腻之苔。桑叶、菊花为颜师常用平肝药对，《神农本草经疏》谓"菊花专制风木"，《本草正义》谓菊花"摄纳下降，能平肝火，熄内风，抑木气之横逆"，《重庆堂随笔》则提出桑叶"息内风而除头痛"，两药合用，协调肝肺气机升降，既有清肺平肝之功，又无寒药耗伤阴液之弊。二诊时患者虚阳上浮之证明显，故以交泰丸交通心肾、潜降虚阳。辨证论治，其症乃解。

案2：周某，男，38岁。

初诊日期：2008年12月31日。

主诉：高血压10余年。

现病史：患者有高血压病史10余年，间有头晕，面赤潮热，入夜打鼾，胃口正常，大便日畅，夜尿1～2次，下肢不肿。

舌脉：舌胖，苔白，脉细弦。

检查：血压160/120mmHg。

实验室检查：无。

诊断：中医：眩晕。

西医：高血压病。

辨证分析：虚阳上浮，肝阳上亢。

治疗原则：温潜浮阳。

处方：生石决30g，珍珠母30g，桂枝3g，赤芍15g，白芍 15g，猪苓 15g，茯苓 15g，泽泻 15g，车前子 30g，天麻 15g，钩藤 18g，黄芩 9g，川芎 20g，羚羊角粉（吞服）0.6g，水牛角（先煎）30g，苍术 10g，白术 10g，怀牛膝 10g，生甘草 5g。14 剂。

二诊：面赤阵发，伴疲劳，大便顺畅，畏寒，舌红薄白，为胸痹，虚阳上浮证。处方：生石决 15g，生牡蛎 15g，黄芩 10g，川芎 10g，桂枝 3g，白菊花 10g，车前子 30g，杜仲 15g，夏枯草 15g，赤芍 15g，白芍 15g，羚羊角粉（吞服）0.6g，苍术 10g，白术 10g，五味子 15g，钩藤 18g，怀牛膝 30g，生甘草 5g。14 剂。

三诊：服上方，泄泻矢气，血压略有下降，家属代诊，舌脉不详，原方出入。

处方：熟附子 5g，肉桂 2g，吴茱萸 2g，生地 15g，熟地 15g，山萸肉 10g，山药 10g，泽泻 30g，丹皮 10g，茯苓 30g，丹参 30g，生牡蛎 15g，羚羊角粉（吞服）0.6g，苍术 10g，白术 10g，淮牛膝 30g，炙甘草 5g，车前子 15g。14 剂。

四诊：血压 160/100mmHg，头晕不明显，大便略干，胃纳可，畏热，下肢不肿，舌胖苔薄白，脉小弦，为虚阳上浮。

处方：熟附子 5g，生地 10g，龟甲 15g，黄柏 6g，羚羊角粉（吞服）0.6g，砂仁 6g，桂枝 5g，当归 9g，知母 9g，赤芍 15g，白芍 15g，桑寄生 15g，车前子 15g，怀牛膝 30g，炙甘草 5g。14 剂。

五诊：血压 150/95mmHg，血压偏高，劳累后腰酸，胃口一般，大便日畅，舌红苔薄白，脉细弦，为肝肾不足证，虚阳上浮之证。

处方：生地 15g，熟地 15g，山萸肉 10g，怀牛膝 30g，肉桂 3g，熟附子 3g，泽泻 30g，丹皮 10g，茯苓 30g，龟甲 15g，黄柏 6g，砂仁 6g，羚羊角粉（吞服）0.6g，杜仲 15g，车前子 30g，赤芍 15g，白芍 15g，炙甘草 5g。14 剂。

治以前法，测血压一般在 150/95mmHg 左右，后建议加服西药。

按语：患者为青年高血压，青年高血压发病多与遗传因素及不良生活方式有关。治疗以镇肝潜阳为主，疗后其血压虽未完全降至正常范围，但较初诊时已有改善，尤以舒张压改善明显。颜师体会到，对于高血压的治疗，桂枝与怀牛膝配伍，可潜降虚阳，附子与羚羊角粉配伍，温潜并用，可引火归元。此外车前子一味，《神农本草经》曰："利小便，久服轻身耐老"；《本草纲目》云："除湿痹，明目，去肝风热毒，止脑痛泪出，除心胸烦热"，《名医别录》称车前子能治"鼻衄、止烦、小便赤、下气"主治症状亦多符高血压病的病理表现，故可用于高血压病治疗。现代药理认为，钠的新陈代谢与高血压发病有关，车前子利尿的同时，亦排泄钠、钾，且车前草素能兴奋副交感神经，阻抑交感神经，由此使末梢血管扩张导致血压下降。

案 3：李某，男，56 岁。

初诊日期：2009 年 1 月 20 日。

主诉：头晕头痛三天。

现病史：高血压病史多年，常服降压药物。近日又感头晕头痛，颈强，伴有右胁胀痛，四肢麻木，心悸心烦，夜寐不安，胃纳正常，食入运迟。

舌脉：舌红，苔薄黄，舌缨线存在，脉细缓。

检查：血压 150/90mmHg。

实验室检查：无。

诊断：中医：眩晕。

　　　　西医：高血压病。

辨证分析：肝胃不和，郁而化火。

治疗原则：疏肝降火。

处方：柴胡 10g，黄芩 6g，法半夏 10g，葛根 10g，片姜黄 6g，丹参 15g，川芎 15g，桂枝 3g，龙齿 15g，枳实 10g，赤芍 15g，白芍 15g，青皮 6g，陈皮 6g，广木香 10g，苍术 10g，白术 10g，怀牛膝 30g，炙甘草 5g。14 剂。

二诊：血压 130/80mmHg。头晕头痛，心悸，唇部不舒连及颈部，四肢无力，入夜难以入眠，神萎口黏，舌红苔薄黄滑腻，脉细，为湿热弥漫，清阳不升之证。

处方：苍术 10g，白术 10g，升麻 6g，荷叶 10g，葛根 10g，丹参 15g，生薏苡仁 30g，泽泻 30g，黄芩 6g，川芎 15g，杏仁 10g，白蔻仁 6g，厚朴 10g，法半夏 10g，桂枝 3g，怀牛膝 30g，炙甘草 5g。14 剂。

三诊：头晕头痛好转，颈强，两肩部酸痛，手足麻木，胸闷气促，少腹作胀，舌红苔薄黄腻，脉细为湿热阻滞气机之证。

处方：苍术 10g，白术 10g，升麻 6g，荷叶 10g，片姜黄 6g，葛根 10g，秦艽 10g，蔓荆子 10g，丹参 15g，生薏苡仁 30g，杏仁 10g，白蔻仁 6g，黄芩 6g，厚朴 10g，桂枝 3g，怀牛膝 30g，炙甘草 5g。14 剂。

随访：上方又调治月余，头晕头痛好转。

按语："诸风掉眩，皆属于肝"，患者初诊时头晕心烦，右胁胀痛，舌缨线存在（颜师认为此证为肝气郁结重要指征），肝郁气滞化火，故投以柴胡加龙骨牡蛎汤疏肝泻热，重镇安神。二诊时，患者血压已趋正常，然口黏，四肢无力，舌红苔薄黄滑腻，为湿重之象。在六淫中，湿邪也是致眩晕的重要病因，不可不辨，《寿世保元》谓："湿则重滞，此四气乘虚而眩晕也"，故药随证转，投以三仁汤疏化中焦，祛湿化浊，清阳上升，眩晕即减。

案4：孟某，男，57岁。

初诊日期：2009年2月3日。

主诉：头晕目眩数月加剧1周。

现病史：患者有高血压病史数年，血压多在180～200/90～110mmHg。B超：肾上腺正常。平时服用氨氯地平（络活喜）和珍菊降压片，降压效果不理想。时感头晕乏力，头面汗出，下肢萎软。近日又感头晕阵发，颈强，面色潮红，口不干，大便通畅，小便清长，夜尿2～3次，胃纳正常。

舌脉：舌淡红，苔薄黄，脉细而小弦。

检查：血压180/110mmHg。

实验室检查：无。

诊断：中医：眩晕。

西医：高血压病。

辨证分析：虚阳上浮。

治疗原则：温潜浮阳。

处方：生石决明30g，天麻15g，钩藤18g，黄连3g，桂枝 3g，熟附子 5g，黄芩 6g，川芎 15g，车前草 15g，夏枯草 15g，莱菔子 10g，丹皮 10g，白芍 30g，杜仲 15g，怀牛膝 30g，炙甘草 5g，羚羊角粉（吞服）0.6g。14 剂。

二诊：头晕好转，颈强亦减，下肢有力，血压 160/100mmHg，口干，咽痒咳嗽，痰黄，入夜打鼾，大便不成形。舌红苔薄黄，脉弦，为肝郁血瘀之证。

处方：珍珠母 30g，生石决明 30g，天麻 15g，钩藤 18g，黄芩 9g，赤芍 15g，白芍 15g，川芎 15g，车前草 15g，莱菔子 10g，丹皮 10g，夏枯草 15g，桂枝 3g，葛根 10g，丹参 30g，怀牛膝 30g，炙甘草 5g，羚羊角粉（吞服）0.6g。14 剂。

三诊：血压 170/100mmHg，头晕心悸，口干，神疲，下肢水肿，不畏寒，胃纳一般，大便成形，舌红苔薄黄，脉细弦，为肝阳上亢之证。

处方：生石决明 15g，煅牡蛎 15g，天麻 15g，黄连 3g，桂枝 2g，夏枯草 15g，车前子 30g，补骨脂 10g，柴胡 10g，当归 10g，赤芍 15g，白芍 15g，丹皮 10g，茯苓 30g，苍术 10g，白术 10g，怀牛膝 30g，炙甘草 5g，羚羊角粉（吞服）0.6g。14 剂。

四诊：血压：170/105mmHg，头晕嗜睡，咽痒，痰灰，胃纳正常，腰酸，胃中嘈杂，舌红苔薄黄脉弦，为虚阳上浮之证。

处方：法半夏 15g，泽泻 30g，苍术 10g，白术 10g，天麻 15g，丹参 15g，肉桂 2g，黄连 3g，吴茱萸 2g，川芎 15g，杜仲 15g，桑寄生 15g，广木香 10g，赤芍 15g，白芍 15g，车前子 30g，怀牛膝 30g，炙甘草 5g，羚羊角粉（吞服）0.6g。

14 剂。

五诊：血压 155/95mmHg，颈强，清晨痰白，大便正常，神疲，夜尿多，舌红苔薄黄，口干，脉细，为少阳郁热，脾气不足之证。

处方：生黄芪 15g，防风 6g，防己 6g，苍术 10g，白术 10g，柴胡 10g，黄芩 9g，法半夏 10g，黄连 3g，肉桂 2g，吴茱萸 2g，党参 10g，茯苓 15g，羚羊角粉（吞服）0.3g，泽兰 15g，泽泻 15g，葶苈子（包煎）15g，怀牛膝 30g，炙甘草 5g。14 剂。

随访：患者血压稳步下降，后停服珍菊降压片，血压稳定在 150～160/80～90mmHg。

按语：中医认为，肝阳上扰，有虚有实。实则肝郁日久，火动风生，虚则久病伤阴，阴损及阳，虚阳上越。患者为顽固性高血压，虽多种药物联合使用，但血压控制不稳定。眩晕阵阵，面色潮红，疲乏无力，下肢萎软，小便清长，乃虚阳上浮之证。《症因脉治·内伤眩晕》："真阳不足，虚阳上浮，亦令人头目冒眩之症，此命门真火不足，而为虚阳上浮眩晕之症也。"治宜温潜浮阳。首诊用附子与羚羊角粉配伍，附子温阳散寒，羚羊角平肝熄风，二药合用，肝肾同治，温潜并用，可引火归元，导龙入海，于阳虚眩晕者颇为合拍。在邪与正斗争相持不下的情况下，需要用附子温壮正气，使邪正关系顷刻得到改变，但必须注意中病即止，不可过用。因此取效后，二诊复用桂枝与怀牛膝相配，亦取引火归元之效，颇有深意。方中曾重用泽泻，经药理研究，泽泻可降低血脂、胆固醇，可防治高血压、冠心病。

案 5：秦某，女，89 岁。

初诊日期：2009 年 11 月 4 日。

主诉：头晕伴恶心 4 个月。

现病史：有高血压病史数年，血压 150/90mmHg 左右，间断服用降压药物。今年 6 月出现头晕恶心，平卧后可见好转，头颅 CT 见脑梗死，颈动脉斑块。平素头部如裹，阵发头晕，胃纳一般，间有口干、咯痰，大便日畅成形，入夜易醒。

舌脉：舌红，苔少，脉细小弦。

检查：无。

实验室检查：头颅 CT 见脑梗死。

诊断：中医：眩晕。

西医：高血压病。

辨证分析：肝阳上亢，肾水不足。

处方：钩藤 9g，桑叶 6g，法半夏 10g，黄芩 6g，葛根 15g，川芎 15g，丹参 15g，麦冬 10g，茯苓 30g，陈皮 6g，生蒲黄（包煎）9g，女贞子 10g，料豆衣 10g，炙甘草 5g。14 剂。

二诊：脑梗死后，颈动脉斑块，颈部酸楚，下肢麻木，入夜难寐，大便日行三次，偶尔便稀，胃纳正常，舌红苔薄黄且干，脉细，为肝肾阴亏、气滞血瘀之证。

处方：钩藤 9g，桑叶 6g，白术 10g，法半夏 10g，白茯苓 30g，葛根 10g，丹参 15g，陈皮 6g，女贞子 10g，料豆衣 10g，黄连 3g，桂枝 2g，生蒲黄（包煎）9g，片姜黄 6g，泽泻 30g，炙甘草 5g。14 剂。

三诊：头晕，失眠略有好转，大便已成形，下肢麻木也平，胃纳一般，舌红苔薄白黄，脉细，仍有咳嗽咯痰，痰黄白相间，黏且量多，为痰浊夹瘀上扰清窍之证。

处方：钩藤9g，桑叶6g，黄连3g，枳实10g，泽泻30g，白术10g，黄芩6g，川芎10g，女贞子10g，料豆衣10g，法半夏15g，茯苓30g，桂枝2g，陈皮6g，丹参15g，炙甘草5g。14剂。

随访：眩晕已平，血压130/80mmHg左右，咯痰少，胃口、大便为常。

按语：肝为风木之脏，体阴而用阳，主升主动。患者年老体衰加之久病，以致肝肾阴亏，水不涵木，阴虚阳亢，风阳内扰清窍而发眩晕。患者亦有颈动脉斑块，血瘀征象明显，当属肝肾阴虚、肝阳夹瘀浊上扰清空之证。肝火扰动心神，肾阴亏耗，心肾不交则入夜难寐；肝郁化火，肝失疏泄则口干苦；肝病犯脾，脾失运化，内生痰浊，则咯痰。故颜师以平肝滋肾、化瘀祛痰之法标本同治，方取宋·许叔微《普济本事方》钩藤散化裁。以钩藤、桑叶清肝潜阳；黄芩、麦冬清热降火；陈皮、半夏、茯苓健脾化痰；葛根、川芎、丹参、蒲黄活血化瘀；女贞子、料豆衣为颜师常用药对，滋补肾阴，效堪比二至丸。二诊因患者入夜难寐加黄连、桂枝交通心肾。三诊时患者头晕已减，阴阳已有调和之象，但仍有咳嗽咯痰，痰瘀上扰成主要矛盾，故参以黄连温胆汤，清火热化痰湿，程序井然，步骤分明，使疾病有向愈之机。

七、失眠（5例）

案1：赵某，女，65岁。

初诊日期：2008年12月9日。

主诉：失眠伴有心悸 6 年余。

现病史：患者时有入睡困难或睡后易于惊醒，再眠困难，伴有心悸，畏寒，腰酸，面部黧黑斑，心烦易怒，思虑纷纭。平素依靠艾司唑仑（舒乐安定片）方能入睡。停经 10 余年。二便调。

舌脉：舌红，苔薄白且干，脉弦细。

检查：无。

实验室检查：无。

诊断：中医：不寐。

西医：失眠。

辨证分析：肝气有余，阴阳失衡。

治疗原则：养血柔肝，平衡阴阳。

处方：生晒参（另煎）90g，西洋参（另煎）90g，防风60g，赤芍 150g，白芍 150g，苍术 90g，白术 90g，当归 90g，茯苓 300g，远志 90g，酸枣仁 300g，广木香 60g，龙眼肉 90g，红枣 90g，柴胡 90g，薄荷 30g，夜交藤 150g，百合 90g，生地90g，熟地 90g，砂仁 60g，淮小麦 300g，黄精 90g，玉竹 90g，川牛膝 90g，桑寄生 90g，丹参 90g，川芎 90g，天冬 90g，麦冬 90g，法半夏 90g，青皮 60g，陈皮 60g，仙灵脾 90g，仙茅90g，巴戟天 90g，黄柏 60g，知母 90g，红花 60g，五味子60g，杏仁 60g，桃仁 60g，枳壳 60g，怀牛膝 60g，炙甘草50g。上方浓缩，加阿胶 90g、龟甲胶 90g、鹿角胶 30g、冰糖300g，收膏。

二诊：2009 年 11 月 22 日。膏方后数日患者尝试不服安定已能浅睡。今来诊，见面色黧黑斑减退明显，心悸心烦症状不显。但时有面赤潮红，口干，大便不畅，腰酸。舌红苔薄黄，脉缓。证属气阴不足，血脉内阻。原方加减化裁。

处方：生晒参（另煎）60g，西洋参（另煎）90g，生黄芪150g，防风60g，苍术90g，白术90g，党参90g，丹参300g，当归90g，茯苓300g，远志90g，酸枣仁300g，广木香60g，龙眼肉90g，山栀30g，丹皮90g，薄荷30g，柴胡90g，赤芍90g，白芍90g，水牛角150g，生地90g，百合90g，淮小麦300g，红枣90g，夜交藤150g，桂枝30g，黄连30g，香附90g，麦冬90g，五味子60g，煅龙骨150g，煅牡蛎150g，黄精90g，玉竹90g，仙灵脾90g，仙茅90g，巴戟天90g，黄柏60g，知母90g，红花60g，桃仁90g，炙甘草30g。上方浓缩，加阿胶90g、龟甲胶90g、鹿角胶30g、明胶50g、冰糖300g，收膏。

按语： 失眠一证与心、肝、肾关系最为密切。心为火脏，肾为水脏，二者失于交泰，则难以入寐；而肝主疏泄，若情志不遂，肝失条达，气血不和亦能失眠。本案肝郁气滞，相火内灼，水亏木旺，故制膏取逍遥散以疏肝，归脾汤、甘麦大枣汤、生地百合汤以养心，二仙汤以补肾，交泰丸以交通心肾。全方立足疏肝育阴，滋水涵木，交泰阴阳，使脏腑各司其职，阴阳各居其所，从而"调达气血，令其和平"。

案2： 徐某，女，50岁。

初诊日期：2009年1月13日。

主诉：失眠加剧1周。

现病史：患者工作繁忙，近年出现睡眠不安，或浅睡易醒，或难以入眠，或入夜早醒，甚则需用西药安眠药入睡。伴头晕，恶心。胃纳一般，大便不畅，或有胸闷，月经一月两行。

舌脉：舌红，苔薄白，脉左弱。

检查：无。

实验室检查：无。

诊断：中医：不寐。

西医：失眠。

辨证分析：肝郁血瘀。

治疗原则：疏肝活血。

处方：柴胡10g，当归10g，赤芍15g，白芍15g，茯苓30g，灵芝15g，薄荷3g，苍术10g，白术10g，柏子仁10g，法半夏10g，北秫米10g，葛根10g，丹参15g，泽泻30g，淮小麦30g，红枣10g，炙甘草5g。7剂。

随访：7剂后药后胸闷减轻，睡眠好转。

按语：颜师认为气血乖违皆能令人寤寐失度也。盖不寐患者每以情志变化为主因，又以失眠加剧五志之逆乱，气血为之失衡，故其治当以调畅脏腑气血为宜，肝主谋虑，主疏泄，主藏魂，与气血之调畅关系最密，故治肝为先。调畅气血枢机，乃治疗顽固性不寐有效方法。颜师禀气血理论，投以逍遥散疏肝活血，辅以半夏秫米汤化浊安神、甘麦大枣汤养心和中，切中病机，故一方而获显效。

案3：屠某，女，55岁。

初诊日期：2009年3月3日。

主诉：夜寐不安1年。

现病史：患者有冠心病史，近来失眠1年，间断服用安眠药物。平时多梦易醒，腰酸神疲，下肢乏力，时有脱发，自觉心悸心烦，胃纳一般，二便尚可。

舌脉：舌红，苔薄，脉缓。

检查：无。

实验室检查：无。

诊断：中医：不寐。

西医：失眠。

辨证分析：心脾不足。

处方：苍术 10g，白术 10g，党参 10g，炙黄芪 10g，当归 10g，薄荷 3g，茯苓 30g，远志 6g，酸枣仁 30g，广木香 6g，法半夏 15g，夜交藤 15g，合欢皮 6g，柴胡 10g，北秫米 10g，炙甘草 6g。14 剂。

二诊：睡眠略有好转，能入眠，或醒后亦能再眠，醒后口干，头痛，大便通畅，有时心烦易怒，舌红苔薄白，脉缓，原方参入血府逐瘀汤化裁。

处方：生地 15g，当归 10g，川芎 10g，生黄芪 10g，党参 10g，苍术 10g，白术 10g，茯苓 30g，酸枣仁 30g，桃仁 10g，红花 10g，赤芍 15g，白芍 15g，柴胡 10g，枳实 10g，桔梗 6g，川牛膝 6g，炙甘草 5g。14 剂。

三诊：失眠好转，能入眠，但有时早醒，口干脱发好转，心悸亦减，大便通畅，舌红苔薄黄白，脉细，为气滞血瘀之证。

处方：生地 10g，赤芍 15g，白芍 15g，川芎 10g，红花 10g，桃仁 10g，当归 10g，柴胡 10g，枳实 10g，桔梗 6g，川牛膝 6g，酸枣仁 30g，茯苓 30g，远志 10g，黄连 3g，肉桂 2g，

炙甘草5g。14剂。

药后睡眠增加，后原方化裁加减续治1个月，失眠得愈，生活如常人。

按语： 中老年人若年迈体虚，气血亏损或思虑过度，劳伤心脾，心之阴阳气血虚损，可致心神不安，神不守舍而不寐。这类患者常见多梦易醒，心悸健忘，体倦神疲，饮食无味，面色少华，舌淡苔薄，脉细。常用归脾汤合具有补益作用之安神药如酸枣仁、柏子仁、远志、龙眼肉、五味子等养心安神。患者睡眠不安，多梦易醒，属间断失眠，中老年人易发生这种情况，其主要特点为一眠数醒，颜师认为此症可从心神不宁论治。颜师体会：安神类药物可调整人体高级神经活动，使元神之腑阴阳平衡，而收改善睡眠质量之效。其中酸枣仁一味，既能安神定志，又具补养之功，对心神不宁之失眠尤为适用。

案4： 陈某，女，55岁。

初诊日期：2009年5月6日。

主诉：入夜难以入眠数周。

现病史：患者既往有胆囊炎病史，平素工作繁忙，精神紧张，时有心悸心烦，食多则胃胀，少气泛酸，口干，时而口腔溃疡。数周来，入夜难以入眠，伴有头痛，或有幻觉出现，大便不畅。

舌脉：舌红，苔薄，脉细弦。

检查：无。

实验室检查：无。

诊断：中医：不寐。

西医：失眠。

辨证分析：肝家气火有余。

治疗原则：理气解郁，清肝泻火。

处方：丹皮 10g，山栀 3g，杏仁 10g，桃仁 10g，丹参 30g，柴胡 10g，当归 10g，赤芍 15g，白芍 15g，薄荷 3g，茯苓 30g，灵芝 15g，枳实 10g，香附 10g，川芎 10g，青皮 6g，陈皮 6g，厚朴 10g，炙甘草 5g。14 剂。

二诊：腹部左侧略有不舒，入夜难寐略有好转，大便不畅，胃纳一般，舌红苔薄，脉细。

处方：丹皮 10g，山栀 3g，柴胡 10g，当归 10g，赤芍 15g，白芍 15g，薄荷 3g，茯苓 30g，枳实 10g，香附 10g，川芎 15g，青皮 6g，陈皮 6g，厚朴 10g，炙甘草 5g，决明子 15g，桔梗 6g，苍术 10g，白术 10g，灵芝 15g。14 剂。

三诊：睡眠明显转好，大便不畅，右胁不舒，舌红苔薄。上方加决明子 30g、广木香 10g。

随访：睡眠明显转好，右胁不舒亦减。

按语：患者由于工作繁忙，致精神紧张，入夜难以入眠，当责之情志因素。其失眠心烦、口腔溃疡、胃胀泛酸乃肝经郁热、肝木克土之证。故治以清肝火，调气机。方中丹皮、栀子清肝泻火，柴胡疏肝解郁，青皮、枳实行气消痞，香附、川芎调畅气血，陈皮理气和中，芍药柔肝缓急，茯苓、灵芝宁心安神。三诊时因右胁不舒，加之既往有胆囊炎病史，故加用广木香。颜师认为此药既能行气健脾又能疏肝利胆，为治胆囊疾患要药。

案 5：徐某，女，64 岁。

初诊日期：2009 年 12 月 29 日。

主诉：夜寐不安 7 年。

现病史：失眠 7 年，起源于情志不遂，以致入夜难眠，或醒后难以入眠，每晚睡 2~3 小时，乱梦纷纭。胃纳、二便正常，停经 4 年，入夜偶尔潮热。

舌脉：舌红，苔薄白，脉细弦。

检查：无。

实验室检查：无。

诊断：中医：不寐。

　　　西医：失眠。

辨证分析：心脾两亏，肝气郁结。

治疗原则：疏肝健脾，养心安神。

处方：苍术 10g，白术 10g，党参 10g，炙黄芪 10g，当归 10g，茯苓 30g，远志 10g，酸枣仁 30g，广木香 6g，柴胡 10g，薄荷 3g，赤芍 10g，白芍 10g，黄连 3g，肉桂 2g，淮小麦 30g，红枣 10 枚，甘草 5g。14 剂。

二诊：失眠好转，偶尔能入眠，但浅睡易醒，醒后不易入睡，后脑不舒，胃纳一般，大便日畅，舌紫苔薄白，舌缨线存在，脉弦，为气血乖违，方用血府逐瘀汤。

处方：生地 10g，赤芍 10g，白芍 10g，当归 10g，川芎 10g，红花 10g，桃仁 6g，柴胡 10g，枳壳 6g，桔梗 6g，川牛膝 6g，法半夏 15g，北秫米 10g，百合 10g，淮小麦 30g，红枣 10 枚，甘草 5g。14 剂。

三诊：已能入眠，偶伴心悸，大便略稀，一日三解。舌红苔薄，脉弦，为气血乖违，方用血府逐瘀汤出入。

处方：生地 10g，白芍 10g，当归 10g，川芎 10g，红花

10g，桃仁 6g，柴胡 6g，枳壳 6g，桔梗 6g，川牛膝 6g，黄连 3g，肉桂 2g，酸枣仁 30g，淮小麦 30g，红枣 10 枚，甘草 5g。14 剂。

随访：服上方后睡眠渐好，能连续睡 5～6 小时，烘热汗出减轻，精神转振，睡眠基本保持稳定状态。

按语：失眠，是指经常不能获得正常睡眠。在古代医籍中又称为"不寐""不得眠""目不瞑""不得卧"。失眠的临床表现不一，轻者仅表现为入睡困难，或睡眠不深、时睡时醒、醒后不能再睡，严重者则可通宵不睡。现代研究认为，失眠是指睡眠时间不足，或睡得不深、不熟，可分为起始失眠、间断失眠、终点失眠三症。终点失眠，是入睡并不困难，但持续时间不长，后半夜醒后即不能再入睡，老年人及高血压、动脉硬化、精神抑郁症患者，常有这类失眠。颜师认为此症可从痰瘀交结论治，常以血府逐瘀汤治之本案三诊时因患者大便溏薄而去赤芍。《医林改错》称血府逐瘀汤"夜不能睡用安神养血药治之不效者，此方若神。"颜师体会到，运用本方，患者除有失眠外，尚有四大指征，临床不可不察：①伴头痛，精神紧张；②妇女可见月经不调；③乱梦纷纭；④服用安眠药无效。若见上证，用血府逐瘀汤，其效更好。本方既能活血化瘀，又能调整气血平衡而治失眠，符合《黄帝内经》"疏其血气，令其条达而致和平"之意。

第二节　脑系病证

一、脑梗死（8 例）

案 1：贺某，男，70 岁。

初诊日期：2009 年 1 月 6 日。

主诉：右侧面颊及上肢麻木。

现病史：患者有脑梗死病史，颈动脉超声示：颈动脉斑块形成。自觉时有两侧面颊及右上肢麻木乏力，口秽，畏风，胃纳一般，大便日畅。

舌脉：舌淡红，苔薄白，脉弦。

检查：无。

实验室检查：无。

诊断：中医：中风。

　　　　西医：脑梗死后遗症。

辨证分析：气虚血瘀。

治疗原则：益气活血，方用黄芪桂枝五物汤。

处方：生黄芪 15g，桂枝 3g，赤芍 15g，白芍 15g，荆芥 6g，防风 6g，独活 10g，葛根 10g，丹参 15g，川芎 15g，柴胡 10g，当归 10g，薄荷 3g，苍术 10g，白术 10g，茯苓 30g，决明子 30g，蔓荆子 10g，炙甘草 5g。14 剂。

　　二诊：脑腔梗后，颈动脉斑块形成，右上肢麻木，痰多色白，夹有白沫，肩部牵掣不舒，入夜浅睡，胃纳二便为常，舌红苔薄白，脉小弦，为气虚痰阻脉络之证。

处方：生黄芪 15g，防风 10g，赤芍 15g，白芍 15g，桂枝 3g，苍术 10g，白术 10g，川芎 15g，丹参 15g，法半夏 15g，制南星 6g，茯苓 30g，陈皮 6g，黄连 3g，蔓荆子 10g，决明子 30g，北秫米 10g，炙甘草 5g。14 剂。

三诊：脑隙梗，面颊及右上肢麻木减，唇青，清晨咳痰量减，胃纳及二便为常，入夜平安，舌红苔薄白，脉小弦，为气虚血瘀之证。

处方：生黄芪 30g，当归 10g，赤芍 15g，白芍 15g，广地龙 15g，川芎 10g，红花 6g，桃仁 6g，决明子 15g，防风 10g，黄连 3g，桂枝 2g，法半夏 10g，蔓荆子 10g，威灵仙 15g，怀牛膝 15g，炙甘草 5g。14 剂。

随访：面颊及右上肢麻木减轻。

按语：《金匮要略》上讲："血痹，阴阳俱微，寸口关上微，尺中小紧，外证身不仁，如风痹状，黄芪桂枝五物汤主之。"患者肢体麻木不仁，活动无力，畏风，舌淡，符合黄芪桂枝五物汤方证，故投之。荆芥、防风、独活、蔓荆子一则祛风，二则引药上行；葛根、丹参、川芎活血并引血上脑；中医认为左侧面颊部属于肝，右侧面颊部属于肺，故投以逍遥散疏肝活血。二诊因患者痰多，考虑夹有痰瘀交阻之证，加法半夏、制南星祛痰。三诊加入地龙，并重用黄芪，合补阳还五汤之意，加强益气活血，效尚可。

案 2：沈某，男，53 岁。

初诊日期：2009 年 1 月 20 日。

主诉：右侧手足麻木作痛 1 年。

现病史：糖尿病，脑梗死 1 年，早年有脑出血史，右侧手足不遂，下肢肌肉麻木作痛，有高血压，神疲乏力，面赤唇红，入夜早醒，胃口一般。大便略干。

舌脉：舌淡红，苔薄白，脉左弱。

检查：无。

实验室检查：头颅 CT 示：右侧外囊腔隙灶；老年脑改变。

诊断：中医：血痹。

　　　　西医：脑梗死后遗症。

辨证分析：气虚血瘀。

治疗原则：益气活血通络。

处方：生黄芪 15g，桂枝 3g，赤芍 15g，白芍 15g，防风 10g，黄连 3g，黄芩 6g，黄柏 6g，葛根 10g，杏仁 10g，桃仁 10g，秦艽 10g，威灵仙 15g，羌活 6g，独活 6g，丹参 15g，川芎 10g，怀牛膝 30g，地锦草 30g。14 剂。

二诊：脑中风，左侧手足不遂，肢体麻木，大便通畅，空腹血糖：8.0mmol/L，血压 150/80mmHg，神疲乏力，胃口一般，夜尿 1 次/日，舌红，苔薄且胖，脉左弱，为气虚血瘀之证。

处方：生黄芪 30g，桂枝 3g，丹参 15g，红花 6g，杏仁 10g，桃仁 10g，川芎 10g，地龙 10g，防风 10g，黄连 3g，知母 10g，羌活 6g，白附子 6g，制南星 6g，苍术 10g，白术 10g，生蒲黄（包煎）9g，地锦草 30g。14 剂。

三诊：脑中风，糖尿病，左侧肢体乏力、麻木、神疲略有好转，大便日畅，言语清爽，舌胖苔薄白，脉细，为风邪入内，原方加桂枝汤。

处方：生黄芪 30g，桂枝 3g，赤芍 15g，白芍 15g，党参 10g，生麻黄 5g，防风 6g，熟附子 3g，黄芩 6g，当归 10g，川芎 10g，黄连 3g，知母 10g，生蒲黄（包煎）9g，杏仁 10g，桃仁 10g，怀牛膝 5g，地锦草 30g。14 剂。

四诊：中风，左侧肢体麻木疼痛略减，口不干，大便日畅，下肢畏寒，舌红苔薄黄，脉细，左属血，右属气，为气虚血瘀之证，原方加入活血之品。

处方：生黄芪 30g，桂枝 3g，赤芍 10g，白芍 10g，党参 10g，生麻黄 5g，红花 10g，川芎 15g，黄芩 6g，当归 10g，杏桃仁各 10g，熟附子 3g，黄连 3g，知母 10g，苍术 10g，白术 10g，怀牛膝 15g，地锦草 30g。14 剂。

随访：肢体麻木减轻。

按语：患者多次中风，遗留肢体麻木疼痛。麻木属气血病变，气虚失运，血虚不荣，风湿痹阻，痰凝胶着。治拟益气活血通络。《金匮要略》讲："血痹，阴阳俱微，寸口关上微，尺中小紧，外证身不仁，如风痹状，黄芪桂枝五物汤主之。"首诊方中黄芪补气益营，芍药和血养营，桂枝通阳护阳；再加羌活、秦艽、防风等风药，一为祛风药多具有辛散、行气、活血等功效，用于脑病能活血醒脑，二则祛风药能辛散上扬，引诸药入脑，起到了引经药的作用；辅以丹参、红花、川芎、蒲黄等活血化瘀；佐以白附子、南星祛痰，地锦草为血糖偏高而设。三诊加用附子、麻黄，合小续命汤加强扶正祛风，药后症状有所缓解。此证治疗非短时之功，需持之以恒，并可辅以功能锻炼，以求佳效。

案 3：何某，男，84 岁。

初诊日期：2009 年 3 月 3 日。

主诉：左侧肢体麻木数月。

现病史：患者既往有脑梗死病史，自感左侧肢体麻木乏力，头痛头晕，食入作呕，胃纳正常，大便干燥不畅，左侧手足畏寒。

舌脉：舌红，苔薄白，脉小弦，左侧涩，右侧虚。

检查：无。

实验室检查：无。

诊断：中医：中风后遗症。

西医：脑梗死后遗症。

辨证分析：气阴不足，血脉不舒。

治疗原则：益气补虚，活血通络。

处方：炙黄芪 20g，当归 10g，赤芍 15g，白芍 15g，防风 6g，川芎 10g，法半夏 15g，桂枝 3g，降香 3g，黄连 3g，苏叶 6g，苏梗 6g，厚朴 10g，丹参 15g，白蒺藜 15g，生蒲黄（包煎）9g，青皮 6g，陈皮 6g，怀牛膝 30g，炙甘草 5g。14 剂。

二诊：中风后左侧手足不遂，血压 140/80mmHg，头痛止，头晕减，面部木感，咳嗽痰白，皮肤瘙痒，大便不畅干燥，舌红苔薄白，脉缓，为气阴不足、血脉不舒之证。

处方：炙黄芪 15g，荆芥 6g，防风 6g，赤芍 15g，白芍 15g，桔梗 6g，生首乌 10g，当归 10g，法半夏 10g，丹参 15g，刘寄奴 15g，丝瓜络 10g，徐长卿 15g，川芎 10g，枳实 10g，厚朴 10g，黄柏 6g，炙甘草 5g，苍术 10g，白术 10g。14 剂。

三诊：中风，皮肤瘙痒，大便不畅，食入作呕，咳嗽痰白，左侧手足不遂，舌红苔薄白，脉细，为络脉瘀血内阻之证。

处方：炙黄芪 15g，荆芥 10g，防风 10g，赤芍 15g，白芍 15g，制川乌 3g，泽泻 30g，桑枝 15g，生首乌 10g，苍术 10g，白术 10g，当归 10g，枳实 10g，厚朴 10g，红花 10g，鸡血藤 15g，桂枝 3g，怀牛膝 30g，炙甘草 3g。14 剂。

随访：上方出入调治 2 个月余，左侧肢体麻木减轻，头痛止，头晕减。

按语：《黄帝内经》云："上气不足，脑为之不满，耳为之苦鸣，头为之倾，目为之眩"。颜师认为从临床特点分析，诸多脑病属本虚标实，无可非议。所谓本虚是以气血亏虚为主，标实是以脉络血瘀为主。颜师据《医林改错》"元气既虚，必不能达于血管，血管无气，必停留成瘀"的特点，大胆运用黄芪赤风汤加味治疗脑病，并重用黄芪，确收满意疗效。《医林改错》云：黄芪赤风汤"能使周身之气通而不滞，血活而不凝。"人之周身既能气通血活，何患诸疾不除。黄芪补益正气，"正气存内，邪不可干"；赤芍活血行滞；防风祛巅顶之风以逐外邪。临床还可灵活加减：食入作呕加黄连、苏叶；肢体瘙痒加首乌、徐长卿；手足不遂加桑枝、鸡血藤；虚阳上越头晕加桂枝、怀牛膝；肝肾不足加杜仲 15g、桑寄生 15g。

案 4：闻某，男，37 岁。

初诊日期：2009 年 7 月 29 日。

主诉：头晕目眩，左眼活动不利数月。

现病史：患者去年出现脑梗死，脑血管造影：右侧椎动脉闭塞。后遗留左眼活动不利，右侧手足麻木，沉重不仁。期间做过高压氧疗，注射过神经生长因子，均未见效。自觉头晕目眩，左眼重影，活动受限，视野缺损。胃口一般，入夜平安，血压 130/85mmHg。

舌脉：舌边紫，苔薄白，脉弦。

检查：无。

实验室检查：头颅血管造影：右侧椎动脉闭塞。生化：肾功能正常。甘油三酯：2.61mmol/L，高密度脂蛋白：0.73mmol/L，低密度脂蛋白：1.98mmol/L，载脂蛋白 A1：1.60g/L。

诊断：中医：中风后遗症。

西医：脑梗死后遗症。

辨证分析：从脑髓杂者钝立法。

治疗原则：清脑活血。

处方：柴胡 10g，赤芍 15g，白芍 15g，川芎 15g，红花 10g，桃仁 10g，当归 10g，白芷 3g，苍术 10g，白术 10g，薄荷 3g，茯苓 30g，丹参 15g，水蛭 3g，生蒲黄（包煎）9g，葛根 10g，藁本 10g，炙甘草 5g。14 剂。

二诊：头晕，右侧手足麻木，下肢不仁，胃口大便为常，入夜平安，不咳无痰，舌紫苔薄白黄，脉弦，为气滞血瘀、肝郁化火之证。

处方：当归 10g，川芎 15g，赤芍 15g，白芍 15g，红花 10g，桃仁 10g，白芷 3g，柴胡 10g，黄芩 6g，法半夏 10g，党参 15g，茺蔚子 10g，丹参 15g，苍术 10g，白术 10g，水蛭 3g，生蒲黄（包煎）9g，通天草 9g。14 剂。

三诊：左眼转动受限，右侧手足麻木，胃口较少，大便日畅，血压110/70mmHg，舌红苔薄白黄，脉小数，为气滞血瘀之证。

处方：当归10g，赤芍15g，白芍15g，红花10g，桃仁10g，川芎10g，白芷3g，柴胡10g，黄芩6g，法半夏10g，党参15g，葛根10g，丹参15g，车前子10g，枸杞子10g，炙甘草3g。14剂。

四诊：左眼略能活动，伴有右侧手足麻木，左眼重影，胃口及二便为常，舌紫苔薄白，舌缨线存在，脉细弦而小数，为血瘀阻脑络之证。

处方：当归10g，川芎10g，赤芍10g，白芍10g，红花10g，桃仁6g，白芷3g，生蒲黄（包煎）9g，桂枝2g，黄连3g，柴胡10g，黄芩6g，法半夏10g，茺蔚子10g，青皮10g，陈皮10g，怀牛膝15g，炙甘草5g。14剂。

随访：左眼渐能活动，视野逐渐恢复。

按语：《医参》谓："脑髓纯者灵，杂者钝"，脑位于颅内，由精髓汇聚而成，其性纯正无邪，不容外邪侵袭，一旦病邪犯脑，可引起气虚、气郁而导致血瘀，若瘀血随经脉流入于脑，与精髓错杂，致使清窍受蒙，灵机呆钝，则出现头痛头晕、半身不遂、视物模糊、痴呆神昏诸证。瘀血是导致诸多脑病的主要原因，瘀血不去，其害不除。本案首诊以桃红四物汤合逍遥散，疏肝郁调气血。其中薄荷一药，《唐本草》记述，能疗心腹胀满，宿食不消，刘河间谓其浊药轻投，薄荷功胜一筹，中风病常用的地黄饮子，即以薄荷作药引。二三诊加入茺蔚子、车前子、枸杞子等，取同形相趋，"子能明目"之意；

蒲黄、通天草、水蛭活血通络、祛除瘀血，俾气血畅通，脑得其养。

案5：何某，男，71岁。

初诊日期：2009年9月23日。

主诉：右侧肩关节痉挛，麻木数月。

现病史：患者既往有高血压病史，去年脑梗死，遗留右侧肢体活动欠利，肩关节痉挛，麻木，言语欠清，近日皮肤频发红色丘疹，干燥，瘙痒，大便不畅。

舌脉：舌前剥苔，脉小弦。

检查：血压130/60mmHg。

实验室检查：无。

诊断：中医：中风后遗症。

　　　　西医：脑梗死后遗症。

辨证分析：阴阳不足之证。

治疗原则：滋肾阴，补肾阳，逐血瘀。

处方：生地10g，熟地10g，砂仁6g，山萸肉10g，石斛15g，麦冬10g，五味子6g，石菖蒲10g，熟附子5g，桂枝3g，肉苁蓉10g，僵蚕10g，徐长卿15g，赤芍10g，白芍10g，丹皮10g，巴戟天10g，怀牛膝15g，炙甘草5g。14剂。

二诊：中风，频发红色丘疹已退，有肩关节牵掣麻木，胃纳尚可，大便日畅，下肢抽搐，舌红苔薄白，脉缓，为阴阳不足之证。

处方：生地10g，熟地10g，砂仁6g，山萸肉10g，石斛15g，麦冬10g，五味子6g，石菖蒲15g，天麻15g，羌活6g，独活6g，豨莶草15g，赤芍15g，白芍15g，丹皮10g，熟附子

3g，桂枝 3g，怀牛膝 15g，炙甘草 5g。14 剂。

三诊：中风，右侧手足麻木，下肢作胀，清晨咯痰量不多，胃纳及大便正常，入夜早醒，血压正常，舌红苔少，根部黄腻，脉缓，为阴阳不足、痰浊内阻之证，方用地黄饮子。

处方：熟地 10g，砂仁 10g，麦冬 10g，五味子 6g，石斛 15g，石菖蒲 15g，熟附子 3g，桂枝 3g，山萸肉 10g，天麻 15g，羌活 6g，独活 6g，川草薢 30g，白芍 20g，桑枝 30g，苍术 10g，白术 10g，炙甘草 5g。14 剂。

四诊：中风，右侧手足不遂，以牵掣麻木居多，血压 120/70mmHg，清晨痰少，咳嗽已平，口干，胃纳大便正常，入暮下肢略肿，入夜平安，舌红苔少，脉缓，为气阴不足，血脉不和之证。

处方：熟地 10g，砂仁 6g，石斛 15g，麦冬 10g，五味子 6g，山萸肉 10g，熟附子 3g，桂枝 3g，威灵仙 15g，秦艽 15g，羌活 6g，独活 6g，川草薢 30g，天麻 15g，石菖蒲 15g，苍术 10g，白术 10g，炙甘草 5g。14 剂。

上方调治数月，肢体活动恢复，麻木减轻，语言较前清楚。

按语：刘完素地黄饮子载于《素问宣明论方·卷二》。主治瘖痱、肾虚弱、厥逆、语声不出、足废不用、大小便或秘闭或失禁或正常。瘖痱为中风一种，中医之中风病，并非身受风邪，乃为病中风脏，相当于现代医学的脑血管意外。方用地黄以滋肾之真阴，砂仁防熟地滋腻碍胃，巴戟天、肉苁蓉、肉桂、附子、怀牛膝以追复真元之火，桂枝通利关节，白芍、炙甘草养阴止痉，石斛养胃安脾、滋阴敛液，山萸肉酸涩温肝而固精，菖蒲补心开窍而通肾脏，麦冬、五味子保肺养阴以滋水源，全方以温补下元、收纳浮阳为主，又兼有开心窍、祛痰浊、通心肾的作用。首诊因兼有皮肤丘疹，予僵蚕、徐长卿祛风，丹皮、赤芍凉血。三四诊因以肢体牵掣麻木为主，投天麻、羌独活、川草薢、威灵仙等，取天麻丸之意祛风舒筋、活血通络。药中肯綮，故效。

案 6：壅某，男，36 岁。

初诊日期：2009 年 12 月 30 日。

主诉：右侧手足不遂 1 个月。

现病史：患者有高血压病史 2 年，服药后血压尚平稳。今年 11 月 27 日出现右侧手足不遂，言语不清，查头颅 CT 示：左侧侧脑室旁脑梗死。经治疗，目前思维略差，言语困难，反应迟缓，工作受到影响。平时胃口一般，大便日畅，肢体活动尚可，痰白且白黏量多，夜寐安，打鼾。

舌脉：舌红，苔薄白，脉左弱。

检查：血压 130/60mmHg。

实验室检查：头颅 CT 示：左侧侧脑室旁脑梗死。

诊断：中医：中风后遗症。

　　　　西医：脑梗死后遗症。

辨证分析：痰瘀交阻。

治疗原则：益气活血，化痰通络。

处方：生黄芪 15g，党参 10g，当归 10g，白芍 10g，白附子 6g，石菖蒲 15g，羌活 6g，丹参 15g，远志 10g，法半夏 10g，制南星 6g，桂枝 2g，黄连 3g，黄芩 6g，怀牛膝 30g，炙甘草 5g。14 剂。

二诊：脑梗死，右侧手足不遂，语言困难，痰白量多，易于咳出，胃口一般，大便不畅，入夜打鼾，舌红苔薄黄，脉细，为痰气交阻、郁而化火之证。

处方：生黄芪 15g，防风 10g，赤芍 10g，白芍 10g，黄连 3g，葶苈子（包煎）15g，枳实 10g，法半夏 10g，白附子 6g，制南星 6g，羌活 6g，石菖蒲 15g，陈皮 6g，茯苓 30g，桂枝 3g，羌活 15g，僵蚕 10g，怀牛膝 30g，炙甘草 5g。14 剂。

三诊：中风，言语困难略有好转，唯表达能力时而不利，痰已减少，大便通畅，入夜打鼾，舌红苔薄白，脉细，为气虚血瘀痰阻之证。血压 120/70mmHg。

处方：生黄芪 15g，防风 10g，赤芍 10g，白芍 10g，益智仁 10g，乌药 10g，法半夏 10g，制南星 6g，白附子 6g，羌活 6g，石菖蒲 15g，僵蚕 10g，茯苓 30g，党参 10g，远志 10g，丹参 15g，炙甘草 5g。14 剂。

上方调治 3 个月余，言语渐清，思维亦清，基本可胜任工作。

按语：《素问·阴阳应象大论》谓："清阳出上窍，浊阴出下窍"，脑为清灵之脏，至清至静之地，不受邪侵，一旦受邪入侵，则脑神失用，神机不运而变生诸多病变，且邪之所凑，其气必虚，髓海不足，正气虚弱，则神机失养。患者中青年，肝阳偏亢，痰瘀阻窍，脑失涵养，正气不足，故见反应欠敏、言语欠清。治按《素问·阴阳应象大论》所提出"血实宜决之，气虚宜掣引之"的化瘀与补气治疗原则，投以黄芪赤风汤合三生饮。黄芪赤风汤方中黄芪补益正气，赤芍活血行滞，防风祛风逐邪，三药共用，使全身之气通而不滞，血活不停，气血通和。三生饮出自明·方贤所编《奇效良方》，原方为生草乌、生半夏、生南星，因临床无生品，故用白附子、法半夏、制南星代之，其效化痰通络，据实验研究，三生饮可通过提高抗凋亡基因表达，从而对脑缺血再灌注损伤起到一定的保护作用。

案7：张某，男，72岁。

初诊日期：2010年10月14日。

主诉：言语不利2年。

现病史：有高血压病、高脂血症病史10余年。2008年4月2日出现语言不清，口齿含糊，不知所云，右侧手足麻木，行动不利，查头颅CT示两侧基底节、左侧放射冠区多发性腔隙性脑梗死。近两年一直言语不利，伴咽部痰黏不壅，胃痞不舒，纳差，入夜平安，大便不畅。

舌脉：舌红，苔薄黄，脉弦。

检查：血压145/80mmHg。

实验室检查：头颅CT示两侧基底节、左侧放射冠区多发性腔隙性脑梗死。

诊断：中医：中风后遗症失语。

西医：脑梗死后遗症。

辨证分析：痰瘀阻肺，清窍受蒙。

治疗原则：祛风开窍，祛痰活血。

处方：黄连3g，法半夏10g，全瓜蒌30g，胆南星6g，黄芩5g，白附子6g，羌活5g，石菖蒲30g，薄荷6g，水蛭粉（吞服）3g，丹参15g，川芎15g，苍术10g，白术10g，枳实10g，桔梗6g，炙甘草3g。14剂。

二诊：言语略清，胃痞已减，大便畅，胃纳一般，仍右侧手足不遂，舌红苔黄腻，脉弦，治以前法。

处方：黄连 3g，法半夏 10g，全瓜蒌 30g，胆南星 6g，黄芩 5g，白附子 6g，羌活 5g，石菖蒲 30g，薄荷 6g，水蛭粉（吞服）3g，丹参 15g，川芎 15g，苍术 10g，白术 10g，枳实 10g，桔梗 6g，广地龙 10g，炙甘草 3g。14 剂。

上方出入治疗两个月，患者已可说"你好"等简单词语，肢体活动也较前有明显改善。

按语：《景岳全书》载："声由气而发，肺病则气夺，此气为声音之户也。"即强调肺与发声的重要关系。痰盛之人，风邪外中，夹痰上扰清窍，壅阻于肺而致金实不鸣。此案中风失语应从肺论治，颜师常以神仙解语汤出入。方中天麻、全蝎、胆南星、白附子等平肝熄风祛痰，黄连清心，配半夏辛开苦降，清热化痰，远志、菖蒲、木香等宣窍行气通络，羌活祛风。肺气主升，少入薄荷 6g 清轻宣散，"脾为生痰之源"苍术、白术同用，祛风燥湿，健脾化痰，以渍生痰之源，并以水蛭溶栓降纤。颜师临床喜用川芎，以其能行血中之气，祛血中之风，且上行头目。痰热为患则多配伍瓜蒌、黄芩。

案 8：何某，男，80 岁。

初诊日期：2011 年 2 月 22 日。

主诉：左侧肢体乏力加重半个月，伴头晕。

现病史：患者既往有高血压病病史、脑梗死病史，遗留有左侧肢体活动不利及言语不清等后遗症。现患者自诉受凉后出现左侧肢体乏力加重，牵掣不舒，活动后更甚，行走困难，伴言语不清，头晕嗜睡，视物旋转，以清晨为甚，口干，记忆力正常，胃纳可，二便如常，入夜平安。

舌脉：舌红，苔薄黄，脉小弦。

检查：血压150/90mmHg。

实验室检查：头颅CT示双侧基底节放射冠区腔隙性脑梗死，老年脑改变。

诊断：中医：中风后遗症。

西医：脑梗死后遗症，高血压病。

辨证分析：风邪外袭阻络，本虚标实。

治疗原则：祛风逐邪，温经活络。

处方：炙麻黄3g，桂枝2g，当归10g，赤芍15g，白芍15g，川芎15g，黄芪6g，苍术10g，白术10g，茯苓30g，秦艽15g，防风10g，防己10g，水蛭3g，石菖蒲15g，生蒲黄（包煎）9g，黄连3g，怀牛膝15g，生甘草3g。14剂。

二诊：左侧肢体牵掣不舒感好转，言语渐清，头晕亦减，舌红苔薄黄，脉细而小弦，血压140/80mmHg。祛风温经初显功效，故减轻祛风之品，增活血方药以活络通窍。

处方：炙麻黄3g，桂枝2g，当归10g，赤芍15g，白芍15g，川芎15g，黄芪6g，苍术10g，白术10g，茯苓30g，水蛭3g，石菖蒲15g，生蒲黄（包煎）9g，葛根15g，丹参15g，生甘草3g。14剂。

三诊：左侧肢体较前明显好转，偶有不舒，行走较前轻松，头晕不显，言语清晰，舌红苔薄，脉细弦，血压130/80mmHg，在原法基础上加黄芪15g、党参10g、独活10g以善其后。

1个月后随访，患者肢体牵掣感及头晕嗜睡已无，诸症皆明显好转，血压控制在正常范围。

按语：患者左侧肢体乏力、嗜睡等症为正气亏虚、气血不和、寒瘀阻络所致，肢体牵掣不舒、言语不利、头晕等属风邪入中之象，故以小续命汤为主方。其中麻黄、桂枝温经通阳，防风、防己合用，祛风邪，行经脉，二药相伍，可有效缓解中风后肢体拘挛不舒等症状；苍术、白术二药配伍，以增祛痰止眩之力；配以生蒲黄、川芎等以增通窍活血之力。二诊加葛根、丹参，葛根滋润筋脉，丹参活血祛瘀，诸药合用，筋脉通，肢体健，言语利，头晕止，待证情稳定，加黄芪、党参固本清源，疗效颇著。

二、脑出血后遗症（2例）

案1：盛某，男，71岁。

初诊日期：2009年7月14日。

主诉：左侧肢体麻木乏力数月。

现病史：患者半年前中风，当时头颅CT示：脑出血。经治疗后遗留头晕、左侧肢体活动无力。现患者左侧手麻，左侧面颊有灼热感，肩部牵掣酸胀，眼睑沉重，口苦，口中涎沫增多，胃纳及大便为常。

舌脉：舌红苔薄黄腻，脉小弦。

检查：无。

实验室检查：无。

诊断：中医：中风后遗症。

　　　　西医：脑出血后遗症。

辨证分析：风邪入络。

治疗原则：扶正祛风。

处方：生麻黄 5g，桂枝 3g，黄芩 6g，川芎 15g，熟附子 3g，杏仁 10g，党参 10g，防风 10g，防己 10g，生黄芪 15g，当归 10g，赤芍 15g，白芍 15g，黄连 3g，丹参 15g，法半夏 15g，茯苓 30g，炙甘草 5g。14 剂。

二诊：患者左侧牵掣麻木作胀，右下肢酸楚，口唾增多，胃纳及大便如常，神疲乏力，汗出多，鼻疖，舌红苔薄黄，脉弦而数，为痰热之证。

处方：黄连 3g，枳壳 10g，桂枝 3g，赤芍 15g，白芍 15g，法半夏 10g，白芥子 6g，青皮 6g，陈皮 6g，茯苓 30g，苍术 10g，白术 10g，蔓荆子 10g，羌活 6g，独活 6g，木瓜 15g，丹参 19g，川芎 10g，川牛膝 15g，炙甘草 5g。14 剂。

三诊：患者左上肢麻木略减，口角流涎，大便略多，胃纳尚可，舌红苔薄黄，脉弦而小数，为痰瘀交阻之证。

处方：当归 10g，白芍 15g，川芎 10g，枳壳 6g，郁金 10g，天麻 15g，独活 10g，川萆薢 15g，益智仁 10g，黄连 3g，桂枝 3g，法半夏 10g，茯苓 30g，陈皮 6g，怀牛膝 15g，炙甘草 5g。14 剂。

上方化裁调治两个月余，肢体麻木症减。

按语：肢体麻木是脑卒中的常见后遗症。中风后患侧肢体肌力虽会有所恢复，但麻木感仍会存在很长时期，临床治疗较为棘手。颜师认为这些病程较长，麻木固定一处，顽木无知，或半身麻木，伴有头晕目眩者，多属顽痰死血阻滞经络，深入关节筋脉为患，正如《张氏医通》中说："木则全属湿痰死血"。本患者临床表现以肢体顽木为主，病程相对较长，兼眼睑沉重，苔薄黄腻等湿困之象，治疗当以化痰活血、清热祛湿为主。纵观治疗过程，层次分明，先投小续命汤扶正祛风，用麻黄、桂枝、防风、防己入太阳之经祛风逐湿，以开其表；次投黄连温胆汤清化痰热；三诊增加活血化瘀药以通其络，川草薢一味，《本草正义》谓其"性能流通脉络而利筋骨"，《滇南本草》谓其"治风寒，温经络，腰膝疼，遍身顽麻"，颜师尤喜用其治麻木之证，常与天麻、独活等同用，多有效应。

案2：曹某，女，64岁。

初诊日期：2009年10月9日。

主诉：左侧手足不遂两周。

现病史：患者既往有高血压病病史。两周前突发左侧肢体活动不利，头颅CT示：右侧丘脑出血，两侧大脑深部多发腔梗。目前神志清，口干，脾气急躁，左侧肢体活动不利，间有头晕乏力，夜寐欠安，胃纳一般，两便尚畅。

舌脉：舌痛，舌红，苔薄黄，脉弦。

检查：血压140/80mmHg。

实验室检查：2009年10月6日头颅CT示：右侧丘脑出血，与2009年9月19日头颅CT比较高密度明显吸收，两侧大脑深部多发腔隙性脑梗死灶同前。

诊断：中医：中风。

西医：脑出血后遗症。

辨证分析：痰热内扰兼有瘀血。

治疗原则：从脑病宜清立法。清热化痰，活血祛瘀。

处方：黄连3g，枳实10g，法半夏10g，水蛭3g，苍术10g，白术10g，黄芩6g，厚朴10g，丹参15g，杏仁10g，桃仁 10g，决明子 15g，陈皮 6g，茯苓 30g，生蒲黄（包煎）9g，石斛 15g，怀牛膝 15g，炙甘草 5g。14 剂。

二诊：中风，左侧手足不遂，且肩关节作痛，连及面颊，口干，大便干，舌尖红苔黄腻，血压不稳定，130/85mmHg，脉弦，为痰热夹肝阳之证。

处方：黄连 3g，桂枝 2g，竹茹 6g，法半夏 10g，黄芩 6g，茯苓 30g，陈皮 6g，枳实 10g，杏仁 10g，桃仁 10g，决明子 30g，威灵仙 15g，秦艽 15g，独活 15g，厚朴 10g，怀牛膝 15g，炙甘草 5g。14 剂。

三诊：脑中风，左侧面颊及手足麻木作痛，伴有左侧头痛，测血压正常，大便已通畅，胃口一般，入夜平安，舌红苔薄黄，血压 135/80mmHg，脉缓，为痰热之证。

处方：黄连 3g，桂枝 3g，赤芍 15g，白芍 15g，法半夏 10g，杏仁 10g，桃仁 10g，决明子 30g，黄芩 6g，川芎 15g，丹参 30g，白芷 3g，陈皮 6g，茯苓 30g，秦艽 15g，苍术 10g，白术 10g，黄柏 5g，炙甘草 5g。14 剂。

四诊：脑中风，左侧面颊抽搐，左侧手足肌力略恢复，言语欠清，大便已畅，胃口一般，血压 140/80mmHg，舌红苔黄腻，脉细，为肝火夹痰湿瘀血之证。

处方：黄连 3g，黄芩 6g，黄柏 6g，山栀 3g，羚羊角粉（冲服）0.6g，苍术 10g，白术 10g，白芷 3g，法半夏 10g，制南星 6g，夏枯草 15g，决明子 15g，白附子 6g，石菖蒲 15g，桂枝 2g，僵蚕 10g，怀牛膝 15g，炙甘草 5g。14 剂。

随访：上方调治半年余，言语渐清，左侧手足肌力略恢复，血压稳定。

按语： 颜师认为"脑喜静谧"，脑血管疾病的基本病机是"脑髓纯者灵、杂者钝"，故提出"脑病宜清"的思路。本患者脑出血后，肢体活动不利，情绪急躁，夜寐欠安，时大便干，舌红苔薄黄，系痰火上扰清阳、瘀阻经络。故治以清热化痰、活血祛瘀，投以黄连温胆汤化裁。初诊参以桃仁、蒲黄、水蛭化瘀通络，其中蒲黄一味，《本草正义》谓之"专入血分，以清香之气，兼行气分，故能导瘀结而治气血凝滞之痛。"二诊因关节作痛，加威灵仙、秦艽、独活通痹止痛；三诊加桂枝，合黄连取交泰丸之意潜降虚阳治头痛；四诊因血压偏高，予羚羊角粉冲服，白附子、僵蚕治中风后口颊歪斜。本病治疗贵在坚持，祛除痰瘀，俾气血流通，脑得其养，功能渐复。

三、老年性痴呆症（3 例）

案 1： 陈某，男，89 岁。

初诊日期：2009 年 4 月 7 日。

主诉：情感不稳，吵闹不安加剧 1 个月。

现病史：患者有脑梗死，帕金森症多年，遗留肢体活动欠利，言语艰涩。近期记忆力衰退，近一个月来情感不稳，吵闹不安，手舞足蹈，甚至打人骂人，面赤，夜寐不安，大便常干。

舌脉：舌红，苔薄黄腻，脉弦数。

检查：无。

实验室检查：无。

诊断：中医：痴呆。

西医：混合型痴呆。

辨证分析：心肝火旺，上逆冲脑。

治疗原则：清心化痰，醒脑开窍。

处方：水牛角（先煎）30g，黄连3g，黄芩6g，黄柏6g，山栀3g，生黄芪15g，防风10g，赤芍15g，白芍15g，厚朴10g，丹皮10g，杏仁10g，桃仁10g，青皮6g，陈皮6g，丹参15g，炙甘草5g。14剂。

二诊：吵闹不安明显好转，大便略通畅，觉心烦多梦，胃纳一般，舌红苔黄腻，脉弦，为心火上亢之证。

处方：水牛角（先煎）30g，黄连3g，黄芩9g，黄柏6g，山栀3g，赤芍15g，生地15g，丹皮10g，厚朴10g，苦参10g，生大黄6g，肉桂2g，法半夏15g，苍术10g，白术10g，炙甘草5g。14剂，煎服法同前。

三诊：药后神志渐安，大便通畅，痰明显减少，夜寐有改善，唯食后作呃，舌红苔薄白，脉弦，为心火上炎，气虚血瘀之证。

处方：生地15g，赤芍15g，白芍15g，牡丹皮10g，法半夏15g，旋覆梗10g，代赭石15g，党参15g，酸枣仁15g，石菖蒲15g，黄连3g，黄芩9g，黄柏6g，山栀3g，生大黄6g，丹参30g，炙甘草5g。14剂。

随访：药后余症次第减轻。

按语： 老年痴呆是一组原因未明的慢性进行性全身各组织和器官衰退的疾病，它引起后天获得的智力、记忆力和人格的全面损害，病机复杂，治疗棘手。颜师认为脑为元神之府，主宰五脏之志，老年痴呆以内因为主，病位在脑，其病理特点为本虚标实，痰瘀交阻。患者记忆力衰退、情感不稳、手舞足蹈、吵闹打人等精神行为障碍，均由痰瘀浊毒损伤脑络，脑窍壅塞，神机失统导致。面赤、大便干、舌红苔薄黄腻、脉弦数等症均由肝郁化火，上扰心神所致。故以清心化痰开窍法。方用黄连、黄芩、黄柏清三焦之火，水牛角（先煎）30g清热开窍定惊，黄芪赤风汤补气活血、祛风通络，半夏、石菖蒲化痰醒脑。全方合清热祛痰、开窍醒脑、益气化瘀于一炉，使痰热清而心脑明，毒瘀去而脑络通，药对其症，故症情好转。

案2：董某，男，83岁。

初诊日期：2009年10月21日。

主诉：下肢乏力，记忆力下降半年。

现病史：患者去年不慎跌仆，当时头颅CT示：脑梗死，脑萎缩。经治疗后，步伐困难，下肢乏力，共济失调，言语不多，动作缓慢，反应迟缓，胃纳一般，大便尚畅，认人功能尚正常，生活尚能自理，嗜睡。

舌脉：舌红，苔黄腻，脉右弱。

检查：无。

实验室检查：无。

诊断：中医：虚劳。

　　　　西医：脑萎缩、老年性痴呆。

辨证分析：气虚血瘀。

治疗原则：益气补肾，活血祛瘀。

处方：炙黄芪20g，防风10g，赤芍10g，白芍10g，肉苁蓉10g，巴戟天10g，仙灵脾10g，仙茅10g，黄柏6g，知母10g，独活10g，川断15g，川杜仲15g，当归10g，柴胡10g，茯苓 30g，苍术 10g，白术 10g，炙甘草 5g。14 剂。

二诊：脑萎缩，下肢乏力，小便失禁，大便行之乏力，记忆力下降，入夜平安，舌红苔薄黄腻，且润，脉右寸弱，为肺气不足之证。

处方：炙黄芪 15g，党参 15g，苍术 10g，白术 10g，升麻 6g，柴胡 10g，当归 10g，陈皮 6g，益智仁 15g，乌药 10g，肉苁蓉 15g，决明子 15g，怀牛膝 15g，川芎 15g，白芷 3g，丹参 15g，炙甘草 5g。14 剂。

三诊：脑梗死萎缩，近期记忆力下降，两下肢乏力，大便二日一解，小便失禁，畏寒，入夜平安，胃纳一般，舌红苔薄黄，两手尺脉沉细，为肾阳不足之证。

处方：熟附子 5g，肉桂 3g，生地 10g，熟地 10g，砂仁 6g，山萸肉 10g，山药 10g，丹皮 10g，泽泻 30g，茯苓 30g，白芷 3g，细辛 3g，杜仲 15g，丹参 15g，苍术 10g，白术 10g，黄柏 5g，炙甘草 5g。14 剂。

四诊：脑萎缩，大便略艰涩，小便失禁，胃纳尚可，入夜平安，寐多，舌红苔薄黄腻，右手迟脉沉细，为肾阳不振之象，方用地黄饮子。

处方：熟附子 5g，肉桂 3g，生地 10g，熟地 10g，山萸肉 10g，麦冬 10g，五味子 6g，巴戟天 10g，石菖蒲 15g，肉苁蓉 10g，茯苓 9g，白芷 3g，益智仁 10g，乌药 10g，苍术 10g，白术 10g，黄柏 6g，川芎 15g，炙甘草 5g。14 剂。

随访：服药期间记忆力无下降，肢体乏力症减，维持小康之局。

按语：脑萎缩是指由于各种原因导致脑组织本身发生器质

性病变而产生萎缩的一类神经精神性疾病，起病较为缓慢，呈进行性加重。从脑萎缩的临床表现来分析，可分为两大类，一是大脑功能衰减，表现为头晕、头痛、失眠、记忆力差、手足发麻、情绪抑郁等；二是痴呆等智能减退，表现为认知及社会适应能力的障碍，如记忆力、理解力、判断力、计算能力的减退，以致发生痴呆。中医认为脑萎缩属"虚劳""震颤""痿证"等范畴。其病因病机主要是年高体弱或七情内伤，导致心、肝、脾、肾功能失常，阴阳平衡失调，气血不足，痰瘀阻痹脑络，精血亏虚，脑失所养，神明失聪。肾气实则脑髓充实，痰瘀化则脑神复，治疗常用补肾健脾、益气养血、活血祛瘀、涤痰开窍等方法，本案先后投以黄芪赤风汤、桂附地黄丸、地黄饮子加减化裁，既益气活血，开窍化痰，又滋肾阴补肾阳，填精益髓，切中病机，故能有效。另外，实验发现地黄饮子可激发下丘脑—垂体—肾上腺轴的功能，改善机体神经内分泌调节，明显促进下丘脑正中隆突与垂体门脉的血循环，使肾上腺皮质有较为明显的增殖，类固醇激素有较明显的释放，故而可对脑梗死性缺血中风起治疗作用。

案3：徐某，男，75岁。

初诊日期：2010年12月8日。

主诉：记忆力下降2年。

现病史：患者否认高血压病、脑梗死病史。近两年来记忆力下降，反应迟钝，头晕嗜睡，性格内向，不欲言语，不愿交流，入夜平安，纳食一般，大便不畅。

舌脉：舌红，苔薄白，脉细弦。

检查：血压130/80mmHg，简明精神状态量表（MMSE）：

19 分。

实验室检查：头颅 CT 示脑萎缩。

诊断：中医：痴呆。

西医：阿尔茨海默病早期。

辨证分析：肝气郁结，心神失养。

治疗原则：疏肝解郁，清心开窍。

处方：柴胡 10g，当归 15g，赤芍 15g，白芍 15g，薄荷 5g，苍术 10g，白术 10g，茯苓 30g，党参 10g，石菖蒲 15g，远志 10g，川芎 15g，蔓荆子 10g，黄连 3g，莲子心 3g，决明子 30g，枳实 10g，厚朴 10g，通天草 9g。14 剂。并嘱患者多参加社区活动，多与外界交流。

二诊：药后头晕症减，但下午仍有嗜睡，胃纳一般，两便日畅，续以原方化裁。

处方：柴胡 10g，当归 15g，赤芍 15g，白芍 15g，薄荷 5g，苍术 10g，白术 10g，茯苓 30g，党参 10g，石菖蒲 15g，远志 10g，川芎 15g，蔓荆子 10g，黄连 3g，防风 6g，细辛 3g，决明子 30g，枳实 10g，通天草 9g。14 剂。

上方化裁出入 3 个月余，患者记忆力下降好转，头脑渐清，简明精神状态量表（MMSE）：21 分。

按语：阿尔茨海默病又称老年性痴呆，颜师认为其神志失常虽总归于心，但与肝的疏泄功能密切相关，本病早期应用疏肝理气法开发郁结，解除抑郁症状，阻止其发展。方中党参、茯苓、石菖蒲、远志为定志丸出入，与黄连、莲子心同用，共同发挥清心开窍之功，可改善记忆力下降；枳实、桔梗增加胃肠蠕动而通便；川芎、蔓荆子、防风、细辛等祛风药，可以改善脑供血，对嗜睡有效。

四、椎动脉供血不足症（5例）

案1：郭某，男，62岁。

初诊日期：2009年1月20日。

主诉：头晕目胀1周。

现病史：患者有椎动脉供血不足病史，颈动脉超声检查示颈动脉斑块形成。头晕目眩且胀，入夜早醒，在2点时即醒，伴有心烦易怒，胃纳一般，大便略艰。血压正常。

舌脉：舌红苔薄黄，脉右弱左弦。

检查：无。

实验室检查：无。

诊断：中医：眩晕。

　　　　西医：椎基底动脉供血不足。

辨证分析：气虚肝郁。

治疗原则：益气疏肝。

处方：生黄芪15g，防风10g，赤芍15g，白芍15g，柴胡10g，黄芩6g，法半夏10g，桂枝2g，杏仁10g，桃仁10g，川芎15g，葛根10g，丹参15g，苍术10g，白术10g，当归10g，薄荷3g，茯苓30g，炙甘草5g。14剂。

二诊：头晕，偶有心悸，睡眠渐安，泛酸，胃中嘈杂，入暮尤甚，大便不畅，心烦易怒，舌红苔薄黄，脉细弦，为肝胃不和之证。

处方：生黄芪15g，防风10g，赤芍15g，白芍15g，黄连3g，吴茱萸2g，广木香10g，柴胡10g，枳壳10g，香附10g，青皮 6g，陈皮 6g，川芎 15g，黄芩 6g，泽泻 30g，苍术 10g，白术 10g，黄柏 5g，炙甘草 3g。14 剂。

随访：头晕减轻，睡眠渐安。

按语：本例属中医"眩晕"范畴，患者病久气虚，血行不畅故眩晕，颜师从气虚血瘀肝郁而论，以黄芪赤风汤为主方益气活血，该方由黄芪、赤芍、防风三药组成，其中黄芪补气升阳，赤芍凉血散瘀，防风祛风止痛，颜师认为三药合用，可使脑窍之气血运行和谐，眩晕自除。兼用柴胡桂枝汤疏肝解郁，调和营卫，改善睡眠。柴胡桂枝汤对脑部神经元的缺血性损伤有保护作用，同时可促进血液循环，增加脑血流量，有良好的改善脑缺血的功能。二诊用柴胡疏肝散疏肝和胃，以治肝胃不和之腹胀纳差。诸方合用，灵活施治，收效颇丰。

案 2：顾某，男，57 岁。

初诊日期：2009 年 6 月 3 日。

主诉：头晕 1 周。

现病史：患者既往体健，近来头晕 1 周，时感下肢乏力，入暮抽搐，两眼睑水肿，口干，下肢亦肿，夜尿不多，大便尚畅，胃纳欠佳。

舌脉：舌红，苔薄白且干，脉弦。

检查：无。

实验室检查：无。

诊断：中医：眩晕。

　　　　西医：椎基底动脉供血不足。

辨证分析：气阴不足。

处方：生黄芪 15g，党参 10g，猪苓 15g，茯苓 15g，泽泻

15g，泽兰 15g，桂枝 3g，黄连 3g，麦冬 10g，五味子 6g，法半夏 10g，葛根 10g，丹参 15g，升麻 6g，苍术 10g，白术 10g，柴胡 6g，黄柏 5g，炙甘草 5g。14 剂。

二诊：头晕症减，下肢入暮抽搐好转，但近日四肢频发红色风团，瘙痒，大便略稀，舌红苔薄黄，脉细缓，为气阴不足之证。

处方：生黄芪 15g，党参 10g，麦冬 10g，五味子 6g，赤芍 10g，白芍 10g，丹皮 10g，僵蚕 10g，蝉衣 6g，苍术 10g，白术 10g，法半夏 10g，泽泻 30g，青皮 6g，陈皮 6g，升麻 6g，荆芥 6g，防风 6g，黄柏 5g，炙甘草 5g。14 剂。

随访：头晕症减，风团消退，胃纳、二便正常。

按语：患者虽以头晕为主症，但余症颇为复杂，一为乏力、肢体困倦，舌红且干为气阴耗伤之状；二为眼睑及下肢水肿、口干、夜尿不多，为水湿内停气化不行，水津不能上承之证。故初诊投以清暑益气汤益气化湿生津，再以五苓散化气利水，桂枝用量颇费心机，仅取 3g 通阳化气，以防量大反耗其阴。方中升麻、柴胡解肌升清，猪苓、泽泻利水渗湿，升中有降，降中有升，升降有序，出入有节，气行水化，气行则血行，血至气亦至，气血调和，阴平阳秘，眩晕自撤。二诊因出现皮肤风疹，故加僵蚕、蝉衣、荆芥、防风、赤芍祛风凉血。

案 3：沈某，女，61 岁。

初诊日期：2009 年 6 月 23 日。

主诉：头晕乏力数月。

现病史：患者有糖尿病史多年，近来时感头晕乏力，阵发汗出，午后面赤，心悸口干，频频发作，以入暮时而发居多，胃纳一般，大便如常，入夜平安。

舌脉：舌红，苔薄，脉弦。

检查：无。

实验室检查：空腹血糖 6.6mmol/L。

诊断：中医：眩晕、消渴。

西医：椎基底动脉供血不足、糖尿病。

辨证分析：气阴不足。

治疗原则：益气养阴。

处方：炙黄芪 15g，党参 10g，麦冬 10g，五味子 6g，泽泻 30g，苍术 10g，白术 10g，法半夏 10g，青皮 6g，陈皮 6g，葛根 10g，黄连 3g，桂枝 2g，赤芍 10g，白芍 10g，黄芩 6g，黄柏 6g，地锦草 60g。14 剂。

二诊：郁冒症状消失，头晕神疲减，无心悸，胃纳、二便如常，口苦，舌红苔薄白，脉弦，为气阴不足之证。血压 160/90mmHg。

处方：炙黄芪 15g，党参 10g，麦冬 10g，五味子 6g，泽泻 30g，苍术 10g，白术 10g，青皮 6g，陈皮 6g，升麻 6g，香附 10g，法半夏 10g，葛根 10g，黄连 3g，怀牛膝 30g，桂枝 2g，黄柏 5g，地锦草 60g。14 剂。

三诊：近日心烦易怒，头晕，胃纳、二便如常，口苦，神疲乏力，入夜平安，血压 140/70mmHg。舌红苔黄腻，脉弦，为气虚肝郁之证。

处方：生黄芪 15g，党参 10g，苍术 10g，白术 10g，升麻 6g，柴胡 10g，当归 10g，青皮 6g，陈皮 6g，黄芩 6g，法半夏 10g，香附 10g，山栀 3g，淡豆豉 3g，桂枝 2g，怀牛膝 30g，地锦草 60g。14 剂。

药后口干苦减轻，舌苔薄，血糖 6.1mmol/L。

按语：患者有糖尿病史多年，时感乏力口干，气阴两虚为本；阵发汗出，午后面赤，为虚阳上扰之象。故以黄芪补益元气，生脉饮益气养阴；泽泻、苍术、白术、葛根、赤芍化瘀祛浊；青皮、陈皮疏肝理气，取气行血活之效；黄连、黄芩、黄柏滋阴降火，且黄连与桂枝相配，交通心肾，潜降虚阳；地锦草 60g 专为血糖高而设，效专而力宏。三诊因心烦易怒、苔黄腻、脉弦等肝郁之证，随证化裁，参以柴胡、香附、山栀、淡豆豉等理气除烦之品。

案 4：朱某，女，53 岁。

初诊日期：2009 年 8 月 11 日。

主诉：头晕阵发数日。

现病史：患者有颈性眩晕史，近来因情志不畅而头晕阵发，伴有恶心汗出，神疲乏力。潮热汗出，入夜尤甚，心烦易怒，胃纳一般，大便日畅。西医经脑血流图诊断：椎基底动脉供血不足，脑动脉硬化。曾服用阿司匹林、复方丹参片等药，病情时发时止。

舌脉：舌红，苔薄白，舌缨线存在，脉小弦。

检查：无。

实验室检查：脑血流图诊断：椎基底动脉供血不足，脑动脉硬化。

诊断：中医：眩晕。

西医：椎基底动脉供血不足。

辨证分析：肝家气火有余之证。

治疗原则：疏肝理气。

处方：丹皮 10g，山栀 3g，柴胡 10g，葛根 10g，丹参 15g，当归 10g，赤芍 10g，白芍 10g，薄荷 3g，地骨皮 10g，苍术 10g，白术 10g，茯苓 30g，泽泻 30g，灵芝 15g，蔓荆子 10g，香附 10g，炙甘草 5g。14 剂。

二诊：头晕好转，潮热汗出，心烦易怒略减，胃纳大便如常，舌红苔薄黄，脉小弦，为肝家气火有余之证。

处方：丹皮 10g，山栀 3g，柴胡 10g，黄芩 6g，女贞子 10g，料豆衣 10g，当归 10g，淡豆豉 3g，白芍 15g，苍术 10g，白术 10g，茯苓 30g，薄荷 3g，丹参 15g，桂枝 2g，怀牛膝 15g，炙甘草 5g。14 剂。

上方续服 1 个月余，舌缨线消失，诸证皆减。

按语：肝为风木之脏，性喜条达，若有怫郁，百病生焉。患者适值绝经期，阴血内亏，阴不维阳，肝阳时而上扰，加之情志不畅，气有余便是火，上扰清空，故头晕阵发。案中，舌缨线的出现是辨证的一个主要依据。颜师体会，舌缨线可以认为是情志变化的"晴雨表"，正如陆定圃《冷庐医话》所说："临症视舌，最为可凭。"舌缨线系患者舌面上从舌尖到舌根，距舌边 0.5～1.0cm 处由唾液泡沫堆积而成的白线，通过它可判测受七情刺激而致脏腑阴阳气血紊乱失调所致病证。患者舌缨线存在，更说明肝郁气滞为基本病机。治疗以丹栀逍遥散为主，方中当归、白芍养血活血柔肝；柴胡、香附疏肝理气；丹皮、山栀、薄荷、豆豉清热除烦；茯苓、白术健脾除湿，女贞子与料豆衣配伍，滋补肝阴，诸药配伍，正中病的，则诸证霍然。

案 5：吕某，女，60 岁。

初诊日期：2009 年 11 月 18 日。

主诉：头晕阵发 10 日。

现病史：患者既往有高脂血症，动脉超声检查提示：颈动脉毛糙，股动脉软斑块。平时头晕阵发，下肢麻木乏力，胸闷如塞，甚则胸痛，胃纳一般，大便隔日而行，质干，入夜难寐，乱梦纷纭。

舌脉：舌红，苔少薄白，左脉寸弱，关弦。

检查：无。

实验室检查：动脉超声检查提示：颈动脉毛糙，股动脉软斑块。

诊断：中医：眩晕。

西医：椎基底动脉供血不足。

辨证分析：气阴不足，肝气有余之证。

治疗原则：益气疏肝。

处方：炙黄芪 15g，党参 10g，麦冬 10g，五味子 6g，生地 10g，赤芍 15g，白芍 15g，川芎 10g，红花 10g，当归 10g，桃仁 10g，枳实 10g，桔梗 6g，川牛膝 6g，苍术、白术 10g，生蒲黄（包煎）9g，炙甘草 5g。14 剂。

二诊：颈性眩晕，胸闷阵发，大便隔日而行，入夜浅睡，逢寒则小发，时而心烦，舌红苔薄白，脉左已起，为中气不足、肝家有余之证。

处方：炙黄芪 15g，防风 10g，赤芍 10g，白芍 10g，柴胡 10g，当归 10g，薄荷 3g，苍术 10g，白术 10g，泽泻 30g，茯苓 30g，葛根 10g，枳壳 6g，桔梗 6g，川芎 15g，丹参 15g，生

蒲黄（包煎）9g，生甘草 5g。14 剂。

三诊：眩晕好转，唯清晨鼻干唇燥，大便三日一行，入夜多梦，或浅睡，胃口一般，舌红苔薄黄，脉缓，为气阴不足之证。

处方：炙黄芪 15g，南沙参 10g，北沙参 10g，麦冬 10g，五味子 6g，防风 6g，赤芍 15g，白芍 15g，黄芩 6g，川芎 15g，葛根 10g，丹参 15g，杏仁 10g，桃仁 10g，柏子仁 10g，酸枣仁 15g，枳实 10g，桔梗 6g，炙甘草 5g。14 剂。

随访：头晕胸闷见好转，入夜睡眠也见好转，大便渐畅，舌红苔薄白，脉细弦。再以上方化裁调治。

按语： 女性在绝经后，肝肾不足，精血渐少，肝失濡养，阴不制阳，阳气偏亢，条达太过，导致肝气逆乱，上扰清阳，发为眩晕；气逆盛则化热化火，反过来又耗气伤阴血，进而加剧了阴血不足的矛盾，同时由于此时人体处于由壮转衰的转变期，生理功能活力下降，正气不足，故易出现倦怠乏力、失眠、舌淡红少苔、脉细弱等气阴不足之状。患者超声示有动脉斑块形成，提示亦有血瘀之证。治疗宜采用疏肝理气、气阴双调、活血化瘀法。首诊以生脉饮益气养阴，桃红四物汤活血，因恐柴胡劫肝阴，故投以枳实、桔梗配伍以调畅气机；二诊气阴得调，参以黄芪赤风汤，益气活血。三诊取桃仁、柏子仁、酸枣仁安神活血通便。

五、脑垂体瘤（1 例）

案： 陈某，女，20 岁。

初诊日期：2009 年 6 月 11 日。

主诉：右眼偏盲 4 个月。

现病史：2009 年 2 月患者出现视力下降，后检查发现脑部鞍区长 2cm×2.4cm 大小垂体瘤，已经鼻窦手术切除。术后 1 周左眼失明。后服用大剂量激素（甲强龙、地塞米松）及甘露醇。现视力有所恢复，但视野缺损。目前间有头痛，左眼偏盲，右眼亦有。平素痰多，痰黏，不易咳出。自觉学习时记忆力有所下降，胃纳正常，大便日畅，月经正常，不痛经，但经前有乳胀，难入眠。

舌脉：舌红，苔薄黄腻，脉细而数。

检查：无。

实验室检查：无。

诊断：中医：虚损。

　　　　西医：垂体瘤术后偏盲。

辨证分析：痰瘀交阻脑络之证。

治疗原则：祛瘀化痰。

处方：法半夏 15g，制南星 10g，白芥子 6g，苏子 15g，莱菔子 6g，柴胡 10g，当归 10g，赤芍 15g，白芍 15g，薄荷 3g，茯苓 30g，陈皮 6g，苍术 10g，白术 10g，黄芩 6g，川芎 10g，茺蔚子 10g，甘草 5g。14 剂。

二诊：无头痛，记忆力略有好转，痰多色白且黏，胃口一般，大便日畅，月经如期而至，有血块，舌红苔薄白，脉细缓，治以疏肝化痰为主。

处方：法半夏 10g，制南星 6g，白芥子 10g，柴胡 10g，黄芩 6g，桂枝 3g，茯苓 30g，苍术 10g，白术 10g，白芍 10g，苏子 15g，白附子 3g，香附 10g，煅牡蛎 15g，郁金 10g，甘草

5g，青皮、陈皮10g。14剂。

三诊：偏盲略有好转，痰黏色白，不易咳出，胃口一般，大便略稀，入夜平安，舌红苔黄腻，脉细，为痰瘀交阻之证。

处方：法半夏10g，白芥子6g，制南星6g，白附子6g，茺蔚子10g，柴胡10g，黄芩6g，苍术10g，白术10g，厚朴10g，青皮6g，陈皮6g，川芎10g，僵蚕10g，煅牡蛎15g，桂枝3g，防风10g，炙甘草5g。14剂。

四诊：头痛平，右眼偏盲明显好转，左眼仍有，清晨咳痰色白，量不多，胃口一般，舌红苔薄黄，脉细，为气虚血瘀肝郁之证。

处方：法半夏10g，制南星6g，苏子6g，生黄芪15g，防风10g，防己10g，赤芍10g，白芍10g，柴胡10g，黄芩6g，党参10g，白附子6g，车前草10g，茺蔚子10g，丹参15g，苍术10g，白术10g，炙甘草5g，白芥子6g。14剂。

随访：头痛已平，右眼偏盲明显好转，左眼视野有所恢复。

按语：垂体瘤在古书中并未记载，颜师根据气血理论，尊先贤述"怪病多瘀，怪病多痰"，认为本病多属痰浊瘀血为患，痰湿内蕴，瘀血内停，上扰脑窍，阻于脑络，不通则痛，而见头痛、头涨，双目模糊或不明。对于痰浊偏盛者，治以化痰散结，药用生半夏、生南星、苏子、白芥子、莱菔子等；以瘀血为著者，治当活血散结，药用川芎、丹参、赤芍等。对于双目偏盲，视野缺损者，喜用植物种子入药，取同形相趋，"子能明目"之意，常用茺蔚子、楮实子、菟丝子、苏子、车前子、青葙子等入药，临床实践可收一定效果。

第三节　肺系病证

一、上呼吸道感染（2例）

案1：陈某，女，46岁。

初诊日期：2009年2月17日。

主诉：咽痒咳嗽1周。

现病史：初起感冒发热，继而出现咽痒咳嗽，痰少色白且黏，动则气促，胃纳一般，大便不畅。

舌脉：舌红，苔薄黄，脉细。

检查：无。

实验室检查：无。

诊断：中医：咳嗽。

　　　　西医：上呼吸道感染。

辨证分析：肺失宣肃之证。

治疗原则：宣肺止咳。

处方：炙麻黄5g，杏仁10g，生石膏（先煎）15g，葶苈子（包煎）15g，桔梗6g，法半夏10g，五味子6g，僵蚕10g，蝉衣6g，徐长卿15g，炙百部10g，青皮6g，陈皮6g，茯苓30g，苍术10g，白术10g，厚朴10g，炙甘草6g。7剂，嘱患者将药汁徐徐吞服。

随访：服药5天，咽痒咳嗽止。

按语：肺居高位，其气以降为顺。如肺气不利，肃降受阻，则气逆而上，见咳嗽气促。此时肃肺祛痰当为首务。颜师常用麻杏石甘汤宣肺止咳，并加葶苈子等化裁治之。颜师体会，麻杏石甘汤的方证如下：①发热，呛咳，口干渴，烦躁；②呼吸气促，咽喉或痛或痒，痰黄；③舌红，苔黄或黄腻、薄黄，脉数，浮，滑弦。葶苈子功能祛痰止咳，主治痰热壅肺之咳嗽，是为圣药。再配伍半夏燥湿化痰，五味子敛肺止咳，可防肺气宣散太过之弊。此外，外感咳嗽常见咽痒的症状。痒属风，故风咳、风寒咳、风热咳初起，外邪袭肺，都可见咽痒，祛风药如荆芥、防风、薄荷、牛蒡子、蝉衣都可以止咽痒，甚者可用僵蚕、蜂房，祛其风，清其热，则火平风熄咽痒可止。

案 2：闵某，男，49 岁。

初诊日期：2009 年 7 月 15 日。

主诉：咳嗽咯痰 3 日。

现病史：患者近日吹空调不慎，出现低热，鼻塞流涕，或有黄色分泌物，略畏寒，恶空调，自服抗生素，但仍有咽痒咳嗽，痰黄量多，头痛加重，胸闷心悸，恶风，汗出不畅，心率偏快，胃纳不振，大便不畅。

舌脉：舌红，苔薄白腻，脉紧。

检查：无。

实验室检查：无。

诊断：中医：咳嗽。

　　　　西医：上呼吸道感染。

辨证分析：风寒表证。

治疗原则：疏风解表散寒。

处方：荆芥 6g，防风 6g，枳壳 10g，桔梗 6g，羌活 6g，独活 6g，生石膏（包煎）10g，柴胡 10g，前胡 10g，法半夏

10g，陈皮 6g，生麻黄 5g，茯苓 10g，焦山楂 10g，焦神曲 10g，黄芩 6g，辛夷花 6g，杏仁 10g，炙甘草 3g。7 剂。

二诊：外感已退，咽痒咳嗽痰少，清晨血压偏高，心悸，期前收缩，入夜难眠，或易早醒，胃纳欠佳，大便不畅，口干，舌红苔黄腻，脉缓，湿热中阻，方用三仁汤。

处方：生薏苡仁 30g，杏仁 10g，白蔻仁 6g，黄芩 6g，厚朴 10g，法半夏 10g，夏枯草 10g，党参 10g，茯苓 30g，苍术 10g，白术 10g，陈皮 6g，酸枣仁 15g，合欢皮 6g，合欢花 6g，丹参 15g，灵芝 15g，炙甘草 5g。7 剂。

随访：药后咳嗽愈，口干亦减，舌淡红苔薄黄。

按语：患者外感初起，有恶风畏寒表证，但也有咳嗽痰黄里热之证，此为因风寒客表，邪热壅肺，热被寒遏，不得透发，而形成的表里寒热互相错杂的证候。首诊投以荆防败毒散于败毒散去参、姜、薄，再加荆、防，故解表发散之力增强，再辅以麻杏石甘汤宣肺清热。二诊体温已平，但发病时正值 7 月，为长夏之湿气当令，湿为阴邪，内蕴于肺，加之服用抗生素后损耗脾气，出现胃纳不振、口干、苔黄腻等湿浊阻于中焦之证，湿邪久留不去，肺失清肃，则咳嗽、咳痰未除，故投以三仁汤宣化条达，畅顺气机而除湿，并酌加黄芩、茯苓、陈皮、苍术、白术清热止咳，健脾化痰，再以酸枣仁、合欢皮花、灵芝宁心安神。诸药合用，使风湿得除，郁热得清，咳嗽自止，他证亦减。

二、支气管炎（3 例）

案 1：陈某，女，60 岁。

初诊日期：2009 年 5 月 6 日。

主诉：发热 4 天，伴有咳嗽。

现病史：患者既往有风湿性心脏病病史，时感心悸，胸闷。近期发热 4 天，伴有咳嗽痰黄，血象不高，咽痒而咳，大便干结，胃纳一般。

舌脉：舌红，苔薄黄，脉滑。

检查：无。

实验室检查：心电图：房颤，ST－T 改变。

辨证分析：痰热犯肺。

治疗原则：清肺化痰。

处方：炙麻黄 5g，杏仁 10g，桃仁 10g，生石膏（先煎）15g，葶苈子（包煎）15g，薏苡仁 30g，冬瓜仁 10g，芦根 15g，枳实 10g，桔梗 6g，柴胡 10g，赤芍 15g，白芍 15g，茵陈 15g，丹参 15g，僵蚕 10g，徐长卿 15g，炙甘草 5g。14 剂。

诊断：中医：咳嗽。

西医：支气管炎。

二诊：进中药好转，咳嗽已减，痰黄渐稀，大便日畅，头晕，心悸，胸闷，胃纳一般，入夜平安，舌红苔薄黄，口干，脉细涩，有房颤史，为痰热阻肺之证。

处方：瓜蒌皮 15g，枳实 10g，黄芩 6g，白芥子 6g，苏子 10g，莱菔子 10g，葶苈子（包煎）15g，僵蚕 10g，蝉衣 6g，桔梗 6g，柴胡 10g，赤芍 15g，白芍 15g，当归 10g，薄荷 3g，法半夏 10g，炙甘草 5g。14 剂。

三诊：清晨咯痰黄腻，头晕胸闷好转，胃纳一般，大便通畅，入夜平安，舌红苔薄黄，脉细，为气虚湿热之证，方用当归六黄汤。

处方：生黄芪 10g，生地 10g，熟地 10g，砂仁 6g，黄连 3g，黄芩 6g，黄柏 6g，桂枝 2g，白芍 9g，煅龙骨 15g，煅牡蛎 15g，当归 10g，法半夏 10g，陈皮 6g，茯苓 30g，苍术 10g，白术 10g，丹参 15g，炙甘草 5g。14 剂。

药后黄黏痰消失，咳嗽少，头晕胸闷也见好转，胃纳大便正常。

按语：肺为清虚之体，且居高位，其气以下降为顺。如肺气不利，治节失常，肃降受阻，则气逆而上，风痰上扰，气机闭塞。此时宜降不宜升，肃肺祛痰当为首务。颜师常用麻杏石甘汤加葶苈子及祛风药。葶苈子辛、苦、大寒而入肺经，功能祛痰止咳，主治痰热壅肺之咳嗽，是为圣药，故临证凡见痰热所致咳嗽上气，颜师处方中辄加葶苈子一味，泻肺清热，症状随解。

案 2：孙某，男，81 岁。

初诊日期：2009 年 11 月 18 日。

主诉：咳嗽咯痰数日。

现病史：患者有慢支病史数年。今年 10 月份因肺炎后咳嗽，咽痒而作，痰白黏，易于咳出，入夜尤甚，神疲乏力，动则气促，入夜打鼾，兼有头痛，无恶寒发热，胃纳一般，大便日畅。

舌脉：舌红，苔薄黄，脉左弱。

检查：无。

实验室检查：无。

诊断：中医：咳嗽。

西医：慢性支气管炎。

辨证分析：气虚痰阻。

治疗原则：清肺化痰，扶正固本。

处方：苏子 15g，白芥子 6g，莱菔子 10g，生黄芪 15g，党参 10g，苍术 10g，白术 10g，升麻 6g，柴胡 6g，当归 10g，陈皮 6g，葶苈子（包煎）15g，川芎 15g，荆芥 10g，防风 10g，杏仁 10g，桃仁 10g，黄柏 5g，炙甘草 5g。14 剂。

二诊：头痛，咳嗽，痰白量多，一咳即出，神疲，胃纳一般，大便日畅，入夜平安，打鼾减少，舌红苔薄黄且润，脉细，为中气不足、痰热中阻之证。

处方：苏子 15g，白芥子 6g，莱菔子 10g，生黄芪 15g，防风 10g，赤芍 15g，白芍 15g，桂枝 5g，白茯苓 30g，法半夏 15g，陈皮 6g，黄芩 6g，川芎 15g，杏仁 10g，桃仁 10g，葶苈子（包煎）15g，桔梗 6g，炙甘草 5g。14 剂。

药后咳嗽减少，痰已稀，气促症减，胃口一般，大便见畅。

按语：三子养亲汤出自《韩氏医通》，用三种果实组方以治老人喘嗽之疾，寓"子以养亲"之意，原书云："二士人求治其亲，高年咳嗽，气逆痰痞，甚切。予不欲以病例，精思一汤，以为甘旨，名三子养亲汤，传梓四方。"正如吴鹤皋云："奚痰之有飞霞子此方，为人事亲者设也。"（《医方考》）故以"三子养亲汤"为名矣。方中选用白芥子温肺利气，快膈消痰；紫苏子降气行痰，使气降而痰不逆；莱菔子消食导滞，使气行则痰行。"三子"均系行气消痰之品，根据"以消为补"的原则，合而为用，各逞其长，可使痰消气顺，喘嗽自平。葶苈子能泻肺平喘、利水消肿，对于痰饮内停于肺者效捷，临床用苏子、白芥子、莱菔子、葶苈子（又名为四子养亲汤）为基本方治疗慢支，可达到"既病防变"的目的。本案患者咳嗽痰多，动则气促，故应用四子养亲汤祛痰平喘，但虑四子性主疏泄，能耗气伤正，故在应用时以补中益气汤扶正固本，防"四子"耗气伤正，并酌加陈皮、苍术、白术、茯苓健脾祛湿，加强祛痰化湿之功，以绝"痰之源"，故药后诸症皆平。

案3：郑某，男，72岁。

初诊日期：2010年3月24日。

主诉：咳嗽两周。

现病史：患者既往有高血压、心功能不全病史，两周前外感，目前无发热，略畏寒，时感咽痒咳嗽，痰白且黏，咯之不爽，动则气促，胃口大便为常，入夜尚安。

舌脉：舌红，苔薄黄，脉弦紧。

检查：血压105/75mmHg。

实验室检查：无。

诊断：中医：咳嗽。

　　　　西医：支气管炎。

辨证分析：心肺阳虚。

治疗原则：宣肺散寒。

处方：炙麻黄3g，桂枝3g，干姜3g，白芍15g，细辛3g，法半夏10g，五味子6g，桔梗6g，枳实10g，厚朴10g，杏仁10g，丹参15g，葶苈子10g，车前子（包煎）30g，炙甘草5g。7剂。

随访：3 剂后，咳嗽明显减轻，咯痰亦爽。7 剂尽，咳嗽止。

按语：患者外感后，表证已解，邪伏于肺，致久咳不已，用消炎药疗效并不理想。咳不已者，乃病位在肺；脉弦紧，乃寒邪郁伏，故法取宣肺散寒，小青龙汤主之。《重订通俗伤寒论》云："风寒外搏，痰饮内伏，发为痰嗽气喘者，必须以小青龙加减施治。盖君以麻、桂辛温泄卫，即佐以芍、草酸甘护营；妙在干姜与五味拌捣为臣，一温肺阳而化饮，一收肺气以定喘；又以半夏之辛滑降痰，细辛之辛润行水，则痰饮悉化为水气，自然津津汗出而解。"麻黄不仅可散太阳在表之寒，亦可入肺，散伏郁于肺的在里之寒，且宣肺止咳平喘，其效甚著。颜师体会，若寒邪客脉，内阻心阳，心脉泣而不通致胸痹心悸者，小青龙亦可用之。本案患者以往有心功能不全病史，动则气促，咳与喘，病机相通，皆由肺失宣降所致，故方中参以桂枝加厚朴杏子汤，桂枝汤辛甘化阳、酸甘化阴、轻补阴阳、调和营卫，扶正以祛邪，加厚朴、杏仁、葶苈子以降肺气。

三、肺炎（1 例）

案：王某，女，53 岁。

初诊日期：2010 年 3 月 1 日。

主诉：咳嗽 1 周余。

现病史：患者近两周来阵发性咳嗽，神疲乏力，痰多，以清晨居多，色黄白相间，遇冷风发作时咳嗽不止，咳甚则胸痛，连及背部。大便一日一行，胃口尚可，入夜浅睡，汗出不多，略畏寒。

舌脉：舌红，苔薄黄，脉细。

检查：血压 130/80mmHg。

实验室检查：胸部 CT 示：右肺慢性炎症，与 2 月 15 日检查结果相像。2 月 15 日胸部 CT 示：右肺下叶背段慢性炎症。胸部 X 片示：两肺纹理增深，右肺门区见陈旧条索灶。

诊断：中医：咳嗽。

　　　　西医：肺炎。

辨证分析：风邪犯肺，肺失清肃。

治疗原则：疏风宣肺，止咳化痰。

处方：荆芥 10g，防风 10g，桔梗 6g，白前 10g，柴胡 10g，炙百部 10g，黄芩 6g，瓜蒌皮 10g，枳壳 6g，陈皮 6g，苍术 10g，白术 10g，白芍 10g，海蛤壳 10g，象贝母 10g，红枣 10g，炙甘草 5g。5 剂。

二诊：咳嗽有减，咽喉部畏寒，连及背部，痰多见黄色泡沫痰，大便稀泻，泻前无腹痛，面色萎黄，目痒好转，入夜打鼾，舌红苔薄黄，脉细，为风寒犯肺，郁而化火之证。

处方：炙麻黄 5g，桂枝 2g，白芍 15g，干姜 2g，细辛 3g，法半夏 10g，五味子 6g，生石膏（先煎）15g，炙款冬花 10g，葶苈子（包煎）15g，杏仁 10g，防风 10g，陈皮 10g，茯苓 30g，厚朴 10g，炙甘草 5g。7 剂。

三诊：咳嗽已平，头晕乏力，大便日行 2 ~ 3 次，先干后稀，咽部作痛且干，入夜浅睡，舌红苔薄黄且干，脉细弦，为气阴不足之证。

处方：生黄芪 15g，南沙参 10g，北沙参 10g，麦冬 10g，黄连 3g，藿香 10g，黄芩 6g，辛夷花（包煎）6g，防风 10g，陈皮6g，苍术10g，白术10g，白芍10g，柴胡10g，法半夏10g，白及10g，桔梗6g，炙甘草5g。7剂。

按语：患者起病为阵发性咳嗽，遇冷风易诱发，为风邪犯肺，肺气上逆而为咳，肺之肃降功能不利则有痰。故首诊治当疏风宣肺，止咳化痰。二诊咳减，但咽喉部畏寒，痰黄有泡沫，便稀，苔薄黄，为风寒犯肺，郁而化火之证，故以小青龙汤合麻杏石甘汤加葶苈子。葶苈子能疗肺壅上气咳嗽，止喘促，除胸中痰饮，集降气、消痰、平喘诸作用于一身，凡宜肃降肺气者，不必见痰壅热盛，即可投之。三诊咳嗽已平，但有气阴不足之证，故以益气养阴法收功。

第四节　脾胃系病证

一、慢性胃炎（5例）

案1：陈某，男，51岁。

初诊日期：2007年12月7日。

主诉：反复胃脘部嘈杂，疼痛30余年。

现病史：患者有慢性胃炎病史30余年，反复胃脘部嘈杂，疼痛。平素饮食不规律，空腹或不能及时进餐则发胃痛，得温或食后痛缓，喜按，泛酸，易腹泻。纳眠可，夜寐安。

舌脉：舌红，苔薄白，脉细缓。

检查：血压130/80mmHg，中腹按之不适。

实验室检查：胃镜诊示胃及十二指肠溃疡。

诊断：中医：胃脘痛。

西医：慢性胃炎。

辨证分析：脾胃不足，中宫虚寒。

治疗原则：治以健运脾胃。

处方：生晒参（另煎）90g，西洋参（另煎）90g，炙黄芪150g，桂枝30g，赤芍90g，白芍90g，红枣90g，柴胡90g，枳实90g，香附90g，川芎90g，青皮60g，陈皮60g，当归90g，薄荷30g，茯苓300g，苍术90g，白术90g，黄连30g，吴茱萸20g，广木香60g，法半夏90g，苏子60g，莱菔子90g，白芥子60g，生地90g，熟地90g，砂仁60g，山萸肉90g，山药150g，丹皮90g，泽泻90g，黄精90g，玉竹90g，天冬90g，麦冬90g，五味子90g，柏子仁90g，桑葚子90g，女贞子90g，料豆衣90g，怀牛膝90g，黄柏60g，生薏苡仁300g，炙甘草30g。上方浓缩，加龟甲胶60g、鳖甲胶90g、鹿角胶30g、冰糖250g、饴糖250g收膏。

二诊：2008年11月28日。服上药后胃脘部嘈杂感明显减轻，大便已转实。但仍偶有泛酸，空腹时胃脘痛仍有小发。舌红苔薄白，脉细缓。拟以脾肾同治。

处方：生晒参（另煎）90g，西洋参（另煎）90g，炙黄芪150g，桂枝30g，赤芍150g，白芍150g，红枣90g，龙眼肉90g，菟丝子90g，生薏苡仁300g，柴胡90g，枳壳60g，香附90g，青皮60g，陈皮60g，仙灵脾90g，广木香90g，生地90g，熟地90g，砂仁60g，山萸肉90g，山药90g，丹皮90g，巴戟天90g，泽泻90g，茯苓300g，黄精90g，玉竹90g，川断90g，杜仲90g，桑寄生90g，怀牛膝150g，天冬90g，麦冬

90g、五味子90g，女贞子90g，柏子仁60g，料豆衣90g，黄柏60g，知母90g，丹参90g，川芎90g，法半夏90g，炙甘草30g。上方浓缩，加龟甲胶60g、鳖甲胶90g、鹿角胶30g、冰糖200g、饴糖300g收膏。

三诊：2009年11月22日。今年胃脘痛症状发作次数及疼痛程度均较前减轻，但时有大便稀薄。舌红苔薄白，脉细缓。仍以补肾健脾，原方加入炮姜30g、补骨脂30g、延胡索90g、白蔻仁60g。

按语：本例患者中宫虚寒，治以黄芪建中汤温振中阳；再遵循"六腑以通为用""痛则不通"的原则，辅以左金丸，柴胡疏肝饮等调肝和胃、行气止痛之常法。后遵循"肾为胃之关"的理论，加入温补肾阳之属，以期"温肾阳以助脾阳"。全方肝、脾、肾兼顾，通补兼施，动静结合，故而收效迅捷。

案2：潘某，女，62岁。

初诊日期：2009年4月7日。

主诉：胃脘隐痛1周。

现病史：患者既往有慢性胃炎病史，近日因进食生冷油腻之品，感上腹部胀满，胃脘隐痛，空腹尤甚，食后痛减，伴嗳气，胃脘部感寒，大便略稀，一日数次。

舌脉：舌质淡红，苔薄黄，舌缨线存在，脉细。

检查：无。

实验室检查：无。

诊断：中医：胃痞。

　　　　西医：慢性胃炎。

辨证分析：中焦虚寒，肝胃不和。

治疗原则：温中和胃，疏肝健脾。

处方：炙黄芪 15g，桂枝 3g，白芍 15g，蒲公英 15g，香附 10g，柴胡 10g，枳壳 10g，炮姜 2g，青皮 6g，陈皮 6g，黄连 3g，广木香 15g，白蔻仁 6g，黄连 3g，佛手 10g，象贝母 10g，乌贼骨 10g，炙甘草 5g。7 剂。

二诊：上腹部嘈杂减而未已，胃痛也减，胃纳一般，大便日畅，时发丘疹，瘙痒不已，为中气不足之证。

处方：炙黄芪 15g，桂枝 2g，白芍 15g，乌贼骨 10g，象贝母 10g，党参 10g，苍术 10g，白术 10g，茯苓 30g，炮姜 3g，黄连 3g，柴胡 10g，枳壳 6g，白蔻仁 6g，青皮 6g，陈皮 6g，香附 10g，炙甘草 5g。7 剂。

药后胃中嘈杂消失，胃痛已止，大便通畅。

按语： 患者素有胃疾，脾胃虚弱；加之饮食失节，贪食冷饮而伤及脾胃，脾阳不足，中焦虚寒；胃为五脏六腑之大源，主受纳及腐熟水谷，脾阳不足，伤及胃气，胃失温养，脾胃虚寒，"不荣则痛"，故胃痛隐隐；脾胃虚寒则胃运化受纳失常，故纳差、腹胀；胃虚得食则阳助产热以抗邪，所以进食后痛缓；脾胃生湿下注肠道，故大便稀薄；舌质淡红、苔薄黄、舌缨线存在为肝胃不和、湿浊内阻之象。故投黄芪建中汤温中和胃以补虚，柴胡疏肝散疏肝健脾以祛湿，标本同治，组方有度。而白蔻仁一味温脾健胃，行气除湿，止胃痛有奇效，宜深记之。

案 3： 王某，女，58 岁。

初诊日期：2009 年 5 月 6 日。

主诉：上腹部隐痛数日。

现病史：患者既往有冠心病、慢性胃炎病史多年。经中药调治，胸闷、期前收缩好转，但近日出现上腹部隐痛，嗳气不舒，泛酸，胃纳尚可，大便略稀。

舌脉：舌暗红，苔薄黄，脉细弦。

检查：无。

实验室检查：无。

诊断：中医：胃痞。

西医：慢性胃炎。

辨证分析：肝胃不和。

治疗原则：疏肝理气。

处方：柴胡10g，枳壳10g，赤芍10g，白芍10g，香附10g，青皮6g，陈皮6g，川芎10g，黄连3g，吴茱萸2g，木香10g，当归10g，薄荷3g，茯苓30g，苍术10g，白术10g，乌贼骨10g，灵芝15g，炙甘草5g。7剂。

二诊：药后胃痛渐减，嗳气仍作，大便先干后溏，肠镜示，肠痉挛，舌红苔薄，舌缨线存在，脉缓，肝胃不和。

处方：柴胡10g，枳实10g，厚朴10g，莱菔子10g，当归10g，赤芍10g，白芍10g，薄荷3g，苍术10g，白术10g，茯苓30g，黄连3g，吴茱萸2g，广木香10g，乌贼骨10g，藿香10g，灵芝15g，炙甘草5g。7剂。

三诊：胃痛已减，或有嘈杂、泛酸，胃纳一般，大便不成形，一日一解，舌紫苔薄根部黄腻，脉小迟，脾虚肝旺，痰瘀化火之证。

处方：黄连3g，桂枝2g，吴茱萸2g，广木香10g，白芍10g，炮姜2g，枳壳6g，法半夏10g，青皮6g，陈皮6g，茯苓

30g，石菖蒲 10g，生蒲黄（包煎）10g，丹参 15g，苍术 10g，白术 10g，川芎 10g，炙甘草 5g。14 剂。

药后胃痛脘胀皆愈，精神亦佳。

按语： 胃脘痛是消化系统的主要症候之一，其病变脏腑主要在脾胃，主要病理表现是受纳、运化、升降、统摄等功能的失常。脾胃为后天之本，脾主运化，胃主受纳，肝主疏泄，脾、胃与肝，三者一气相通，则升降有度，纳化有常，共同完成饮食的受纳、消化、吸收、运化功能，是气血生化之源。若肝失疏泄，气机郁滞就会影响脾的运化功能。颜师根据患者嗳气泛酸、脘胀、脉弦等证，断为肝胃不和之证，故投逍遥散合左金丸化裁。方中柴胡、香附、青皮、陈皮疏肝理气解郁；白术、茯苓健脾祛湿；白芍药养血柔肝，缓急止痛，与炙甘草配伍常用以缓急止痛。患者胃病日久，舌紫色暗，按叶天士"久病入络"之论，辅以川芎、丹参、生蒲黄，活血散瘀，行气止痛，用之取效。

案 4： 蒋某，女，33 岁。

初诊日期：2010 年 3 月 24 日。

主诉：上腹部作胀作痛 3 日。

现病史：患者近来工作紧张，常因情志不遂而出现期前收缩，伴有心悸不适。近 3 日又自感上腹部作胀作痛，食后尤甚，胃口不振，无泛酸，喜热饮，大便日畅，适值月经来潮。

舌脉：舌红，苔薄白，脉细而小数。

检查：无。

实验室检查：无。

诊断：中医：胃痞。

西医：慢性胃炎。

辨证分析：肝郁气滞，肝胃不和。

治疗原则：疏肝理气，温通胃阳。

处方：柴胡10g，当归10g，白芍10g，薄荷3g，茯苓30g，苍术10g，白术10g，枳实10g，香附10g，川芎10g，青皮6g，陈皮6g，广木香10g，附子3g，酸枣仁15g，灵芝15g，丹参15g，炙甘草5g。7剂。

二诊：无胃痛，间有胃胀，两便调畅，口腔溃疡，经前乳胀，舌红苔薄白，脉细，为肝家气火有余之证。

处方：柴胡10g，当归10g，白芍10g，薄荷3g，茯苓30g，苍术10g，白术10g，枳实10g，香附10g，川芎10g，青皮6g，陈皮6g，橘核10g，丝瓜络15g，桔梗9g，黄柏6g，砂仁6g，炙甘草5g。7剂。

随访：药后3天，胃胀明显减轻，胃纳渐振。

按语：情志失调可损及胃腑，使胃气失和，气机郁滞而胃脘作痛。颜师承颜德馨教授气血学说，认为治疗胃病必须调和气血，故投逍遥散疏调气机，以解肝郁，立收止痛之效。尤值称道的是方中附子之运用，颜师宗《黄帝内经》之旨，尝谓"五脏六腑皆分阴阳，独胃腑无阳乎?"临床十分重视胃阳之作用，故凡见水谷积滞胃腑，阻遏不通而致胃胀、恶心呕吐诸症，多责之于胃阳不振、浊阴潜踞所致，法以釜底加薪，温通胃阳，常用附子、吴茱萸、半夏等品。诸药合用，具有疏肝理气、温胃止痛之功效，药证相符，故能取得较好疗效。二诊投封髓丹解口腔溃疡，橘核、丝瓜络增疏肝通络之效。

案5：韦某，男，43岁。

初诊日期：2010年3月24日。

主诉：胃脘不适1周。

现病史：患者1周前胃出血，胃镜检查示慢性胃炎、十二指肠球部溃疡，经止血制酸治疗，大便隐血已转阴。既往有泛酸史，目前上腹部不适，食之作痛，胃纳欠佳，大便2日一行，伴有心烦易怒，神疲乏力，入夜平安。

舌脉：舌红，苔薄白黄，脉细弦。

检查：血压125/70mmHg。

实验室检查：胃镜检查示慢性胃炎、十二指肠球部溃疡。

诊断：中医：胃脘痛。

　　　　西医：慢性胃炎、胃出血后。

辨证分析：肝胃不和，气滞血瘀。

治疗原则：疏肝和胃，理气化瘀。

处方：柴胡10g，丹参15g，当归10g，黄连3g，吴茱萸2g，广木香10g，赤芍10g，白芍10g，枳实10g，山栀6g，红花6g，青皮6g，陈皮6g，川芎10g，苍术10g，白术10g，香附10g，佛手6g，炙甘草5g。14剂。

二诊：药后纳增，大便转调，多食胃痛，少食则饥，舌红，苔薄白，脉细小弦。

处方：柴胡10g，丹参15g，当归10g，黄连3g，吴茱萸2g，广木香10g，赤芍10g，白芍10g，枳实10g，山栀6g，白蔻仁3g，青皮6g，陈皮6g，川芎10g，苍术10g，白术10g，香附10g，佛手6g，炙甘草5g。14剂。

随访：服上方7剂后，胃和不痛，便下转调。

按语：胃脘痛是指以胃脘疼痛为主要症状，常伴有上腹部胀满、嗳气吞酸、饮食不适等临床表现的一种常见病证。颜师颇为赞赏叶天士关于"肝为起病之源，胃为传病之所""凡醒胃必先制肝"之说，认为肝为刚脏，病则侮其所胜，乘土犯胃，而见恶心、干呕、脘痛不食、吐酸水涎沫等，认为辨寒热、辨虚实、辨气血为胃痛的辨证要点。本例患者胃脘痛，纳食不馨，心烦便干，舌红苔薄微黄，脉细弦，辨证为肝失条达、克脾犯胃。方以四逆散合左金丸加味组成。四逆散出自《伤寒论》，由柴胡、芍药、枳实、甘草四味药组成，长于疏肝解郁、理气健脾，其中枳实作用较猛，以破气消积见长，可作为有效胃动力药选用。吴茱萸、黄连寒热并用，和胃止酸。再用苍术、白术、木香、青皮、陈皮、佛手、川芎、香附调理肝脾、缓急止痛。二诊加白蔻仁，加强行气化湿、健胃止痛之功效，且动物实验证明其可以预防消化道溃疡。诸药合用，起到疏肝健脾、理气止痛之功。

二、习惯性便秘（2例）

案1：梁某，女，82岁。

初诊日期：2009年7月29日。

主诉：大便干结1周。

现病史：患者有冠心病房颤病史10余年，平时服用扩冠药物，时有大便干结，数日一行。近1周来，大便不畅，间有气促胸闷，神疲乏力，胃纳欠佳。

舌脉：舌红，苔薄白，脉细结代。

检查：无。

实验室检查：无。

诊断：中医：便秘。

　　　　西医：便秘。

辨证分析：气阴不足。

治疗原则：益气健脾。

处方：黄芪 15g，党参 10g，麦冬 10g，五味子 6g，泽泻 30g，生白术 30g，厚朴 10g，升麻 10g，柴胡 6g，当归 10g，青皮 6g，陈皮 6g，枳实 10g，郁金 10g，丹参 15g，瓜蒌仁 9g，炙甘草 5g。7 剂。

随访：连服 7 天后，大便每日 1～2 次，成形，胃纳渐馨，胸闷不适减轻。上方加减续服 1 个月，诸证消失。

按语：便秘对心脑血管病患者有着严重的危害性。屏气用力排便可增加腹压，诱发心绞痛、心肌梗死发作、脑出血、猝死等。因此有效防治便秘，可以降低心脑血管病患者的病死率，并提高其生活质量。颜师受赵献可《医贯·大便不通》"此因气虚不能推送，阴虚不能濡润耳"论说之影响，认为脾为后天之本，脾气虚弱，生血乏力，胃肠推动无力，大肠传导失职，则生便秘。治当升其清气，使清阳之气上升，则肠中之气可以展舒，津液可以下布。以补中益气汤益气健脾，助大肠传导之功，并投生白术 30g，使脾气得补，运肠有力，便自通畅。若兼见气短胸闷等气机不畅之证，颜师还喜用枳壳（实）与郁金相配伍，枳壳（实）走气分，郁金通血分，两药合用，具宣展气机、开滞消痞之功。

案 2：胡某，女，66 岁。

初诊日期：2010 年 3 月 25 日。

主诉：大便干结数日。

现病史：患者无明显诱因出现便秘已有数十年，西医诊断为"习惯性便秘"，平素大便干如羊屎，难以解下，努挣常出现便血，需依靠甘露醇排出。既往有白细胞减少病史数年。现症见：面色，唇色淡白，少气乏力，时有潮热汗出，心烦易怒，胸痞，口干而不欲饮，胃纳不馨，腹胀满，不知饥饿。

舌脉：舌淡，苔薄黄且干，脉细缓，左手脉弱尤甚。

检查：无。

实验室检查：无。

诊断：中医：便秘。

　　　西医：便秘。

辨证分析：气血亏虚，兼肝气郁滞。

治疗原则：补气活血，调气疏肝。

处方：炙黄芪30g，生地10g，熟地10g，当归10g，川芎10g，赤芍10g，白芍10g，丹皮10g，山栀3g，柴胡10g，茯苓10g，升麻6g，虎杖10g，薄荷3g，苍术10g，白术10g，枳实10g，厚朴10g，炙甘草5g。14剂。

二诊：大便日行通畅，近血已止，无需使用甘露醇，胃纳见振，精神好转，情绪平稳，但咽部干燥减而未已，原方加减。

处方：生地10g，熟地10g，当归15g，川芎10g，赤芍15g，白芍15g，桔梗6g，丹皮10g，山栀3g，柴胡10g，葛根10g，升麻6g，虎杖15g，薄荷3g，苍术10g，白术10g，茯苓30g，厚朴10g，炙甘草5g。14剂。

随访：上方加减服药近3个月，现患者大便通畅，每日一行，便质中等，未曾再发便血，诸症均较前明显改善，现继续巩固服药。

按语：本例患者病程缠绵日久，证属虚实夹杂，血虚为本，津血不足，肠道失润，滞涩不通，气机不畅，燥屎内结，气机失调，运化无力，又可加重便秘。气血失和为本病主要病理基础。颜师遣方用药时养血润肠合疏调气机共用，黄芪加四物汤补气健脾生血；逍遥散疏肝理气，调畅气机；加升麻升提肺气，开肺气利大肠；虎杖兼有清热之功又可与升麻合用，为颜师升白细胞之经验药对；枳实、厚朴宽中理气，消满除胀。后方加量当归、赤芍、白芍，取"久病必有瘀"，活血化瘀通便；加利咽之桔梗合元参，与诸药相配，升降结合，条畅气机，开宣肺气，"肺与大肠相表里"，肠病治肺。全方虽未用峻猛攻下之品，从气血论治，上下同治，动静结合，多年宿疾迎刃而解。

三、慢性泄泻（1例）

案：程某，女，60岁。

初诊日期：2009年5月6日。

主诉：泄泻伴寒热往来三载。

现病史：寒热往来三载，恶风则泄泻，形寒，易出汗。服生冷则泄泻，腹痛明显，肠鸣即泄，泄后痛缓，大便有黏液，以背部、臀部、少腹畏寒明显，心烦，胃纳欠佳，入夜睡眠不安。

舌脉：舌红，苔薄黄，脉细弦。

检查：无。

实验室检查：无。

诊断：中医：泄泻。

西医：慢性泄泻。

辨证分析：肝郁脾虚，脾虚运化失司，湿浊内生，肝为万病之贼。

治疗原则：疏肝理脾化湿。

处方：柴胡 10g，法半夏 10g，党参 10g，生黄芪 15g，生地 10g，熟地 10g，当归 10g，桂枝 3g，黄芩 6g，黄柏 6g，黄连 3g，煅牡蛎 15g，枳实 10g，赤芍 15g，白芍 15g，砂仁 6g，苍术 10g，白术 10g，炙甘草 5g。14 剂。

二诊：泄泻已止，寒热往来好转，背部畏寒，潮热汗出，胃纳一般，饮水不反胃，下肢乏力，舌红苔薄白黄，脉弦而小数，为肝木克土之证。

处方：柴胡 10g，枳壳 10g，赤芍 10g，白芍 10g，香附 10g，川芎 10g，青皮 6g，陈皮 6g，黄连 3g，黄芩 6g，法半夏 10g，党参 10g，桂枝 2g，煅牡蛎 15g，炮姜 2g，茯苓 30g，苍术 10g，白术 10g，炙甘草 5g。14 剂。

三诊：胃脘作胀，连及少腹，胃纳欠佳，入夜早醒，口秽，大便成形，略稀，舌红苔薄黄腻，脉右弱，为湿热之邪中阻之证。

处方：藿佩兰 15g，大腹皮 10g，桔梗 6g，陈皮 6g，茯苓 30g，苍术 10g，白术 10g，厚朴 10g，法半夏 10g，白芷 3g，黄芩 5g，焦山楂 10g，焦神曲 10g，苏叶 10g，苏梗 10g，香附 10g，防风 10g，白芍 10g，炙甘草 3g。14 剂。

随访：胃纳好转，大便日畅。

按语：患者泄泻病程三年，心烦易躁，夜寐不安，时有腹痛，乃肝气郁结之象。木郁克土，脾失健运，湿浊内生，故而腹泻。且常得之感寒之后，背部、臀部、少腹畏寒明显，故又有中寒征象。首诊用小柴胡汤疏泄气机郁滞，黄芩、黄柏、黄连、枳实、砂仁化湿行气，桂枝汤固表止汗，二诊加炮姜合桂枝温中焦之阳，三诊加焦楂曲、苏叶梗消食导滞除胀满。诸药相合，肝郁疏，脾胃和，泄泻止。

第五节　肝胆系病证

一、胆囊炎（1 例）

案：巩某，女，55 岁。

初诊日期：2009 年 1 月 13 日。

主诉：右胁隐痛 1 周。

现病史：患者既往有胆囊炎胆结石病史数年。时感右胁隐痛，吃油腻之品后尤甚，伴有齿肿。近日有感右胁作胀不舒，口干唇燥，大便不畅，胃纳一般，小便黄赤，尿频。停经 2 年，有子宫肌瘤术后史。

舌脉：舌红，苔薄白，舌缨线存在，脉左弱右细弦。

检查：无。

实验室检查：无。

诊断：中医：胁痛。

　　　　西医：胆囊炎。

辨证分析：肝家气火有余。

治疗原则：疏肝理气降火。

处方：柴胡 10g，枳实 10g，赤芍 15g，白芍 15g，香附 10g，川芎 10g，青皮 6g，陈皮 6g，厚朴 10g，黄芩 6g，山栀 3g，丹皮 10g，焦山楂 10g，焦神曲 10g，广木香 10g，白蔻仁（后下）6g，薄荷 3g，苍术 10g，白术 10g，炙甘草 5g。14 剂。

二诊：右胁隐隐作痛好转，但时有痔疮出血，腰痛，潮热汗出，舌红苔薄黄，脉细弦，为肝木郁而化火之证。

处方：丹皮 10g，山栀 3g，柴胡 10g，枳实 10g，赤芍 15g，白芍 15g，广木香 10g，槐角 6g，白蔻仁（后下）6g，青皮 6g，陈皮 6g，香附 10g，当归 10g，薄荷 3g，杏仁 10g，桃仁 10g，厚朴 10g，炙甘草 5g。14 剂。

三诊：胆石症，右胁部隐隐胀痛，痔血已止，潮热汗出，入夜尤甚，胃纳一般，舌红苔薄白且干，脉细为肝胃不和证。

处方：丹皮 10g，山栀 3g，柴胡 10g，枳实 10g，香附 10g，青皮 6g，陈皮 6g，川芎 10g，广木香 10g，白蔻仁（后下）6g，地骨皮 10g，当归 10g，柴胡 15g，白芍 15g，苍术 10g，白术 10g，薄荷 3g，炙甘草 5g。14 剂。

随访：潮热汗出明显减轻，右胁作胀好转，大便日畅。

按语： 患者右胁隐痛，口干唇燥，大便不畅，小便黄赤，舌红苔薄白，舌缨线存在，脉细弦，为肝胆气滞、湿热蕴结之象。故投以柴胡疏肝散疏肝行气、活血止痛，辅以黄芩、丹皮、山栀清热泻火，厚朴、白蔻仁、苍术、白术健脾祛湿，其症随安。二诊因痔疮出血而加槐角，三诊因时有潮热汗出增入地骨皮，药后诸证缓解。

二、先天性肝内胆管扩张症（1例）

案： 曹某，女，44岁。

初诊日期：2009年3月12日。

主诉：反复畏寒发热12年伴腹胀，加重1个月。

现病史：患者12年来反复畏寒发热，伴有腹胀纳呆，发热无明显规律，抗感染治疗体温能退，胃纳一般，大便稀薄，一日数行。近1个月来腹胀加重，伴右胁隐痛，自觉会阴部疼痛，食欲不振，食入即胀。刻下无发热，无皮肤巩膜黄染。

舌脉：舌红，苔黄腻，脉细。

检查：腹部MRI＋MRCP：Caroli病，胆总管下段结石可能，左肾小囊肿，微量腹水。

实验室检查：血常规：正常。肝肾功能：正常。

诊断：中医：胁痛。

　　　　西医：先天性肝内胆管扩张症（Caroli病）。

辨证分析：瘀血水湿，蓄积膈下。

治疗原则：逐瘀消癥，行气止痛。

处方：柴胡10g，枳实10g，赤芍15g，白芍15g，香附10g，槟榔10g，乌药10g，郁金10g，青皮6g，陈皮6g，广木香10g，川芎10g，白蔻仁6g，砂仁6g，苍术10g，白术10g，桂枝2g，黄芩5g，黄连3g，炙甘草5g。14剂。

二诊：会阴部疼痛消失，腹胀明显减轻，胃纳有所好转，但食后作胀仍有，大便日行两次，质稀。

处方：柴胡10g，枳实10g，赤芍15g，白芍15g，香附10g，槟榔10g，乌药10g，郁金10g，青皮6g，陈皮6g，广木香 10g，白蔻仁 6g，黄芩 5g，益智仁 10g，川草薢 10g，石菖蒲 10g，焦山楂 10g，六神曲 10g，炙甘草 5g。14 剂。

随访：服药 2 周后，腹胀明显好转，大便日行二次，略成形，其后中药汤剂调理，至今寒热和会阴部疼痛未再发作。

按语：本案为先天性肝内胆管扩张症（Caroli 病）。表现为腹胀腹痛、食欲不振、寒热往来、会阴部疼痛。颜师认为，根据患者表现可知为足厥阴肝经和足少阳胆经之病，患者腹胀为气滞之症，右胁痛有定处为血瘀之症，会阴部为足厥阴肝经绕阴器循行部位，大便质稀肝木克土之象。故予膈下逐瘀汤逐瘀消痞、行气止痛，配以柴胡疏肝散疏解少阳厥阴之气。二诊大便质稀，食后腹胀为脾虚湿盛之象，脾喜燥恶湿，故投草薢分清饮，分清别浊，利小便而实大便，再加楂曲消食助运。

三、乙型肝炎（1 例）

案：李某，男，41 岁。

初诊日期：2015 年 12 月 16 日。

主诉：右胁隐痛 1 年余。

现病史：乙肝小三阳，胆结晶，肾上腺瘤术后，右胁肋隐隐作胀作痛，足冷，口干，腹痛，大便溏薄，气秽，一日二行，胃纳一般，入夜难眠，痰黄。

舌脉：舌红，苔薄黄腻稍干，脉右关部细弦。

检查：无。

实验室检查：乙肝 DNA 定量 4×10^3。

诊断：中医：胁痛。

　　　　西医：乙肝。

辨证分析：湿热内蕴。

治疗原则：辛开苦降。

处方：黄连 3g，干姜 3g，黄芩 6g，厚朴 9g，苍术 9g，白术 9g，煨草果 3g，焦山栀 6g，柴胡 9g，枳壳 9g，法半夏 9g，广木香 15g，青皮 6g，陈皮 6g，白芍 9g，防风 6g，升麻 6g，生甘草 3g。28 剂。

二诊：乙肝小三阳，口干，胃纳一般，大便稀薄，腹不痛，入夜难以入眠，早醒，足冷，腰酸，痰少已白，脉细弦，舌红苔薄黄且干，为湿热内阻，治以辛苦法。

处方：黄连 3g，干姜 3g，黄芩 6g，厚朴 9g，苍术 9g，白术 9g，党参 9g，茯苓 30g，当归 9g，白芍 9g，佩兰 15g，苏叶 15g，黄柏 6g，薏苡仁 15g，肉桂 2g，炙远志 9g，生甘草 3g。28 剂。

三诊：DNA 定量已经小于下限，右侧胁肋部作胀好转，胃纳一般，大便稍溏，一日二行，腹不痛，手足发冷，入暮神疲，下肢湿疹瘙痒，脉细，舌红苔薄黄且干，为湿热之邪已伤阴阳之证也。

处方：党参 9g，茯苓 9g，苍术 9g，白术 9g，法半夏 9g，枳壳 9g，黄芩 9g，槟榔 9g，桂枝 5g，黄连 3g，干姜 3g，苏叶 15g，佩兰 15g，防风 9g，白芍 9g，陈皮 6g，炙甘草 5g。28 剂。

随访：药后胁痛改善，便溏、手足发冷、湿疹等诸证悉除。

按语： 肝脏喜疏泄，恶抑郁，乙肝为患，肝失疏泄，故见右胁肋隐隐作胀作痛；肝克脾土，脾失健运，故见大便溏薄、脉右关部弦；湿浊内停，郁而化热，故见痰黄、舌红苔薄黄。本病以半夏泻心汤加山栀辛开苦降清利湿热，调畅气机；柴胡、枳壳、木香、疏利肝胆；二陈汤化痰；痛泻药方柔肝止泻，共奏辛开苦降、清利湿热之功。其中草果具有较强的燥湿作用，可以祛除顽固性痰浊。见肝之病，知肝传脾，当先实脾。三诊时，DNA定量已正常，患者主要表现为大便溏薄、手足发冷、下肢湿疹，乃肝克脾土，脾阳受伤，湿热下注之征，故转而加用四君子汤、桂枝温阳健脾，佩兰、苏叶、槟榔化湿。

第六节　肾系病证

一、慢性前列腺炎（1例）

案： 郭某，男，76岁。

初诊日期：2010年4月6日。

主诉：小便淋漓数月。

现病史：既往有慢性前列腺炎，前列腺增生病史。近米小便淋漓数月，在外院检查诊断为前列腺肥大合并尿路感染，给予抗感染治疗，无明显好转。偶有头晕，胸闷，腰酸，口秽，下肢酸软，肛门处不舒感，既往痔疮史，矢气为快。

舌脉：舌红，苔薄黄上润，脉缓。

检查：无。

实验室检查：无。

诊断：中医：白浊。

西医：慢性前列腺炎。

辨证分析：气虚湿热。

治疗原则：益气温阳，利湿泻浊。

处方：熟附子 3g，生薏苡仁 15g，败酱草 15g，生黄芪 15g，党参 10g，苍术 10g，白术 10g，升麻 6g，柴胡 10g，当归 10g，青皮 6g，陈皮 6g，佩兰 15g，黄柏 6g，乌药 10g，厚朴 10g，怀牛膝 15g，炙甘草 5g。14 剂。

二诊：小便渐畅，精神渐振。唯后脑作晕，步态不稳，入夜尤甚，胃口一般，大便不畅，舌红苔黄腻，脉细缓，气虚湿热证。

处方：熟附子 3g，生薏苡仁 15g，败酱草 15g，炙黄芪 30g，防风 10g，赤芍 15g，白芍 15g，川芎 15g，党参 10g，苍术 10g，白术 10g，肉桂 3g，升麻 6g，陈皮 6g，黄柏 6g，知母 10g，决明子 30g，怀牛膝 15g，炙甘草 5g。14 剂。

随访：依法调治半月，大便通，小便畅，诸症消失。

按语：慢性前列腺炎在中医学属于"白浊""精浊"等范畴，在急性发作期，治疗以清热解毒、利湿渗浊为原则，常用八正散等清热利湿药物，但清热利湿之剂不宜久服重用，过用容易损伤人体阳气，伤阴伤津。颜师认为慢性前列腺炎病机复杂，虚实并见，寒热错杂，既有下焦湿热，又有阳气不足。《素问·生气通天论》云："阳气者，若天与日，失其所则折寿而不彰。"指出阳气是人体的根本，也是机体正气的重要组成部分。若阳气亏虚，正气不足，无力驱邪外出，则反复迁延难愈。《金匮要略》薏苡附子败酱散治疗肠痈，其病机为阳气不足，湿浊停聚，气血壅塞而成痈脓，病机既有阳虚，又兼热邪，因此不可单用苦寒药，应扶正与祛邪并举。方中附子扶助阳气，败酱草苦寒清热解毒、活血排脓，薏苡仁清热利湿，三药温清并用，治阳虚夹热而痈脓不除。颜师认为该方病机和慢性前列腺炎病机基本一致，据其意将其移用于治疗慢性前列腺炎，收到较好效果。凡下元寒冷、腰酸痛、恶寒、全身倦怠、尿检见大量白细胞或伴脓球、脉沉细、舌润，辨证属阳虚兼热邪者，用附子配清热解毒药皆效。

二、慢性尿路感染（1 例）

案：余某，女，52 岁。

初诊日期：2009 年 4 月 28 日。

主诉：尿频尿急数日。

现病史：患者为个体老板，平素操劳。50 岁绝经后常感潮热汗出，神疲心悸，口干口苦，且每每由于感受寒凉、过度劳累而出现尿频、尿急等尿路刺激症状，多次服用抗生素，症状仍然时有发作。近日又感尿频尿急，腰酸乏力，胃纳一般，大便稀薄，一日数行，尿病原体检查阴性。

舌脉：舌红苔薄白，脉细缓，舌缨线存在。

检查：无。

实验室检查：尿常规检查示白细胞（－）。

诊断：中医：劳淋。

西医：慢性尿路感染。

辨证分析：中气不足，肝木克土。

治疗原则：益气健脾，疏肝理气。

处方：生黄芪 15g，党参 10g，升麻 6g，当归 10g，赤芍

15g，白芍 15g，柴胡 6g，茯苓 30g，薄荷 3g，防风 10g，厚朴 10g，青皮、陈皮 10g，苍术 10g，白术 10g，益智仁 10g，石菖蒲 10g，乌药 6g，炙甘草 5g。14 剂。

二诊：大便稀薄，睡眠好转，汗出已退，尿频尿急也平，舌红苔薄白，脉细缓，为气虚肝郁之证。

处方：党参 10g，苍术 10g，白术 10g，炮姜 2g，砂仁 6g，防风 10g，柴胡 10g，当归 10g，陈皮 6g，赤芍 10g，白芍 10g，薄荷 3g，茯苓 30g，益智仁 10g，乌药 10g，川草薢 10g，石菖蒲 10g，炙甘草 5g。14 剂。

三诊：尿频尿急好转，血压也平稳，头部不舒，潮热汗出少发，入夜平安，大便通畅，舌红苔薄黄，舌缨线存在，脉弦，为肝家气火有余之证。

处方：丹皮 10g，山栀 3g，柴胡 10g，当归 10g，赤芍 15g，白芍 15g，薄荷 3g，茯苓 30g，苍术 10g，白术 10g，黄芩 6g，法半夏 10g，党参 10g，肉桂 2g，龙齿 15g，怀牛膝 30g，炙甘草 5g。14 剂。

药后纳食正常，排尿通畅、无频急不适，倦怠乏力诸证悉除。

按语：患者劳淋，属现代医学的非感染性尿道综合征，目前西医尚无满意的治法。中医学对此早有记载，如《证治汇补·下窍门》中云："劳淋，遇劳即发，痛引气街，又名虚淋"。从临床实践经验来看，中气不足、气化不利、水道失约是关键。《灵枢·口问》云："中气不足，溲为之变。"本案肝气郁结，肝木克土，中焦脾气虚弱，脾不升清，气机失调，影响膀胱气化功能而致小便失常。首诊方中黄芪、党参、白术、茯苓等升补中焦脾胃之气；当归、白芍、炙甘草养血滋阴；益智仁补肾固精；柴胡、青皮、陈皮、防风疏肝理气；升麻升举阳气，全方益气升阳，使脾肺之气得以升举，膀胱气化功能归于正常，清气下陷之小便频数得以制约，则小便淋沥可愈。三诊时虑及中老年妇女劳淋发作与更年期之后雌激素水平降低有关（尿道上皮为雌激素的靶器官，更年期之后，尿道上皮萎缩，防御功能进一步下降，利于治病菌的入侵），故在患者尿频尿急症状有所控制后，逐渐加入肉桂等温肾助阳之品。大量临床实践证明，适时加入补肾助阳药物如肉桂、附子之类治疗劳淋，不仅起效迅速，疗效明显，而且远期疗效巩固，复发率低，同时对于改善患者一般状态、提高身体素质都具有良好的效果。

三、老年性尿失禁（1 例）

案： 陶某，女，80 岁。

初诊日期：2009 年 5 月 12 日。

主诉：小便失禁数月。

现病史：患者小便失禁数月。多在咳嗽、行走、大笑时尿液自行排出，不能控制。自感尴尬，焦虑不安。伴有头晕心悸，气短懒言，神疲乏力，健忘，入夜少安，胃纳尚可。

舌脉：舌红，苔薄黄腻，脉缓。

检查：无。

实验室检查：无。

诊断：中医：虚劳。

　　　　西医：老年性尿失禁。

辨证分析：气虚湿热。

治疗原则：益气祛湿固摄。

处方：炙黄芪 15g，防风 6g，赤芍 15g，白芍 15g，党参 10g，杏仁 15g，桃仁 15g，升麻 6g，柴胡 6g，当归 10g，陈皮 6g，决明子 30g，黄柏 6g，苍术 10g，白术 10g，怀牛膝 15g，生薏苡仁 30g，石菖蒲 10g，益智仁 10g，乌药 10g，炙甘草 5g。14 剂。

二诊：小便失禁明显好转，腰酸，下肢麻木，头晕，大便已通畅，口苦，入夜平安，胃纳一般，舌红苔薄黄，脉细缓，为气虚湿热之证。

处方：炙黄芪 15g，党参 10g，苍术 10g，白术 10g，升麻 6g，柴胡 6g，当归 10g，青皮 6g，陈皮 6g，决明子 30g，杏仁 10g，桃仁 10g，独活 10g，益智仁 10g，石菖蒲 10g，乌药 10g，泽泻 30g，黄柏 5g，炙甘草 5g。14 剂。

三诊：小便轻度失禁，大便通畅，偶尔头晕，少眠，目眩，舌红苔薄黄，脉细，为中气不足，溲便为之变。

处方：炙黄芪 15g，党参 10g，苍术 10g，白术 10g，升麻 6g，柴胡 6g，陈皮 6g，当归 10g，石斛 10g，决明子 30g，杏仁 10g，桃仁 10g，益智仁 10g，石菖蒲 10g，乌药 6g，泽泻 15g，黄柏 5g，炙甘草 5g。14 剂。

随访：小便已基本能控制，头晕减，精神转振。

按语："中气不足，溲便为之变"，老年小便异常多由年衰日久，中气下陷，脾运失司，湿邪内蕴，阻遏气机，气机不调，膀胱气化失司，而致小便不利。本例患者头晕心悸、气短懒言、神疲乏力、苔薄黄腻，正为中气不足、湿浊内生之证。

投以补中益气汤合益智仁、补骨脂、桂枝等，药法相宜，法证合辙，连续服药2个月余，使疾病得除。

第七节　气血津液及肢体病证

一、糖尿病（3例）

案1：程某，男，75岁。

初诊日期：2008年12月23日。

主诉：头晕口干1周。

现病史：患者既往有糖尿病史多年，长期服用西药治疗。现症：空腹血糖12.4mmol/L，心电图示心肌缺血，自觉头晕口干，心悸胸闷，神疲嗜睡，胃纳欠佳，夜尿频多，大便尚畅。

舌脉：舌红，苔薄黄腻，脉缓。

检查：无。

实验室检查：空腹血糖12.4mmol/L。

诊断：中医：消渴。

　　　　西医：糖尿病。

辨证分析：湿热阻滞，气虚夹瘀之证。

治疗原则：益气健脾，清热祛瘀。

处方：党参10g，苍术10g，白术10g，茯苓30g，黄连3g，知母10g，生蒲黄（包煎）9g，丹参15g，葛根10g，泽泻30g，枳实10g，桔梗6g，桂枝3g，厚朴10g，黄芩6g，五味子9g，地锦草30g。14剂。

二诊：药后头晕口干好转，但仍有心悸嗜睡，神疲，下肢水肿，舌红苔薄，脉缓，为气虚湿热夹瘀之证。

处方：生黄芪15g，黄连3g，桂枝3g，赤芍15g，白芍15g，黄芩6g，黄柏6g，苍术10g，白术10g，生蒲黄（包煎）9g，猪苓15g，茯苓15g，泽泻15g，泽兰15g，陈皮6g，丹参15g，葛根10g，知母10g，怀牛膝15g，地锦草30g。14剂。

三诊：空腹血糖6.6mmol/L，心悸神疲略减，夜尿1～2次，下肢水肿减轻，胃纳一般，舌淡红苔薄白，脉小迟。再以上方出入调治。

随访：上方出入调治3个月，血糖稳定在6～7mmol/L，便频、困倦乏力等症减轻。

按语： 糖尿病系慢性病，可以并发心脑血管病变，这也是导致糖尿病患者死亡的最主要原因。消渴日久，脾肾两伤，脾失健运，则水湿内生，湿阻中焦而从热化，故中焦湿热，变证丛生，出现头晕胸闷、困倦乏力、纳呆口干、舌红苔薄黄腻等症状。这一证型的糖尿病患者不仅易并发以痰瘀互结为病理特点的代谢紊乱综合征及心脑血管疾病，还常合并各种慢性的或隐匿性的感染。治法当以清热健脾除湿为主，颜师取"三黄"为主治疗。古代医家亦有此经验，如《肘后方》独用黄连一物治疗消渴溲多，每取良效。宋《独行方》亦有用黄柏一物煎汤治疗消渴尿多的记载。现代药理研究也表明黄芩、黄连等有不同程度的降糖作用。方中黄连合苍术、知母、蒲黄、地锦草，取法颜德馨教授验方消渴清，在清热利湿的同时，注意佐以滋阴活血之品以防伤阴过度。全方共奏清热燥湿、益气活血之功，在调节血糖过程中减少并发症，让患者享受生命质量。

案 2：车某，男，73 岁。

初诊日期：2009 年 2 月 24 日。

主诉：神疲乏力 1 个月余。

现病史：糖尿病史 15 年，脂肪肝，前列腺增生术后。目前已用胰岛素治疗，近 1 个月自觉夜尿多，5~6 次/夜，尿多泡沫，神疲乏力，口干，胃纳一般，大便尚畅。

舌脉：舌淡红，苔薄白，脉弦。

检查：无。

实验室检查：无。

诊断：中医：消渴。

　　　　西医：糖尿病。

辨证分析：气血乖违。

治疗原则：调气活血，治以李氏清暑益气汤。

处方：生黄芪 15g，党参 10g，麦冬 10g，五味子 9g，黄连 3g，知母 10g，生蒲黄（包煎）9g，苍术 10g，白术 10g，法半夏 10g，茯苓 30g，升麻 6g，荷叶 10g，杏仁 10g，桃仁 10g，桂枝 2g，怀牛膝 15g，地锦草 30g。14 剂。

二诊：尿蛋白（-），两下肢麻木，畏寒，血糖用胰岛素控制，夜尿 3 次，尿中泡沫多，大便日畅。舌红苔薄白，脉小弦，为气阴不足、血脉不和之证。

处方：生黄芪 15g，党参 10g，麦冬 10g，五味子 9g，苍术 10g，白术 10g，泽泻 15g，泽兰 15g，葛根 10g，丹参 15g，黄连 3g，知母 10g，熟附子 3g，败酱草 15g，生薏苡仁 30g，生蒲黄（包煎）9g，杏仁 10g，桃仁 10g，地锦草 30g。14 剂。

三诊：糖尿病，脂肪肝，血糖目前已控制，少腹作胀，夜尿2~3次/日，足趾麻木，大便不畅，舌红苔薄黄，尺脉洪大，为肾阳阴不足证。

处方：熟附子5g，肉桂2g，生地15g，吴茱萸10g，山药10g，泽泻30g，丹皮10g，茯苓10g，黄连3g，知母10g，黄柏6g，苍术10g，白术10g，丹参15g，乌药10g，杏仁10g，桃仁10g，地锦草30g。14剂。

随访：血糖平稳，夜尿次数减少。

按语：老年糖尿病患者，脏腑功能低下，气血阴阳俱虚。明代孙一奎《医旨绪余》谓："譬如釜中有水，以火暖之，其釜若以板盖之，则暖气上腾，故板能润也。若火无力，水气则不上，此板终不得润也。火力者，则是腰肾强盛也。常须暖补肾气，饮食得火力，则润上而易消，亦免于渴也。故张仲景云：宜服肾气八味丸。"故而在治疗糖尿病过程中，在采用清热、补阴、活血、健脾诸法时，适当加入桂枝、附子等温热药，使釜中之水上腾，不失为一种有效的治疗思路。且据文献报道，从药理作用分析，辛温药物有抗突变、抗病毒、降血脂、调节免疫、抗脂质过氧化、抗凝、抗血栓等作用，这对糖尿病及其并发症的防治具有重要意义，所以临床应重视辛温药物在治疗糖尿病中的重要作用。

案3：陈某，女，58岁。

初诊日期：2009年3月11日。

主诉：头晕口干数月。

现病史：患者有糖尿病史多年，常服降糖药物，空腹血糖常在8~10mmol/L，近来自觉口干，大便干，乏力，头晕痛，咽干，夜尿略频。

舌脉：舌红，苔薄白腻，脉细。

检查：无。

实验室检查：空腹血糖常在 8～10mmol/L。

诊断：中医：消渴。

西医：糖尿病。

辨证分析：气虚湿热证。

治疗原则：健脾化湿。

处方：黄连 3g，知母 10g，生蒲黄（包煎）9g，苍术 10g，白术 10g，地骨皮 10g，生地 15g，郁李仁 6g，桃仁 6g，黄芩 6g，黄柏 6g，桂枝 6g，牛蒡子 10g，葛根 10g，丹参 15g，生薏苡仁 30g，川牛膝 6g，地锦草 30g。14 剂。

二诊：高血糖、高血脂，肝功转氨酶略高，胸痛，口干，大便通畅，夜尿不多，舌红苔薄白，脉细，为湿热之证。

处方：黄连 3g，黄芩 6g，知母 10g，生蒲黄（包煎）9g，苍术 10g，白术 10g，牛蒡子 10g，生地 15g，桔梗 6g，玄参 10g，柴胡 10g，法半夏 10g，厚朴 10g，苏叶 6g，茯苓 30g，丹参 15g，地锦草 60g。14 剂。

三诊：口干，大便也略干，近日外感鼻塞，胸痛，腰酸，舌红苔薄，脉细缓，外感风邪，加入苏叶汤解表。

处方：黄连 3g，知母 10g，生蒲黄（包煎）9g，苍术 10g，白术 10g，葛根 10g，薄荷 3g，法半夏 10g，黄芩 10g，生地 15g，玄参 10g，山栀 3g，豆豉 3g，丹参 15g，降香 3g，地锦草 60g。14 剂。

随访：口干减轻，大便略干，胃口一般，空腹血糖7.6mmol/L。

按语：颜师之父国医大师颜德馨教授认同中医"脾胰同源"学术思想，认为"脾为生化之源"，人的所有饮食营养的吸收与排泄都要归到脾脏的功能，所以"脾"应该包括现代医学中"胰"的功能。因此对于糖尿病的治疗，应抓住健脾和活血化瘀来解决最棘手的"胰岛素依赖"和并发症问题，这打破了一般中医视糖尿病为"虚证"，以补肾为主的治疗路线。方以"消渴清"为基础方，方中苍术健脾运脾，激发胰岛功能，以之为君；知母养阴清热、生津润燥，以之为臣，解决糖尿病阴虚内热常见症状；蒲黄，专入血分，以清香之气，兼行气分，故能导瘀结、降血脂，有效预防糖尿病合并症，地锦草清热凉血，化瘀通络，有降糖的作用，二药合用为佐；黄连清热燥湿、泻火解毒，用其为使。全方共奏清热燥湿、益气活血之功。

二、高脂血症（3例）

案1：吴某，男，75岁。

初诊日期：2009年6月23日。

主诉：神疲乏力数月。

现病史：患者有高脂血症病史多年，血甘油三酯升高（3.76mmol/L）。1年前脑梗死，后遗反应迟缓。平时神疲乏力，左侧肢体略感麻木。入夜打鼾，汗出多，胃纳一般，睡眠正常。

舌脉：舌红，苔薄黄，脉细。

检查：无。

实验室检查：甘油三酯2.76mmol/L。

诊断：中医：脂浊。

西医：高脂血症。

辨证分析：气虚痰瘀内阻之证。

治疗原则：补气活血，化痰通络。

处方：生黄芪 15g，防风 10g，白芍 10g，苍术 10g，白术 10g，升麻 6g，泽泻 30g，荷叶 10g，枳实 10g，桔梗 6g，葶苈子 10g，黄连 3g，黄芩 6g，黄柏 6g，丹参 15g，佩兰 15g，炙甘草 5g。14 剂。

二诊：近日鼻塞流涕，咳嗽，舌红苔薄黄腻，脉细弦，为中气不足、外有风邪之证。

处方：生黄芪 15g，党参 10g，苍术 10g，白术 10g，升麻 6g，柴胡 6g，当归 10g，陈皮 6g，荆芥 6g，防风 6g，前胡 10g，炙百部 10g，桔梗 6g，黄柏 6g，辛夷花 6g，黄芩 6g，黄连 3g，炙甘草 5g。14 剂。

三诊：神疲，嗜睡，不咳嗽，胃纳大便如常，入夜打鼾亦减，汗出，舌红苔黄腻，脉弦，为气虚阳亏之证。

处方：生黄芪 15g，党参 10g，苍术 10g，白术 10g，升麻 6g，柴胡 10g，当归 10g，陈皮 6g，黄连 3g，黄芩 6g，黄柏 6g，肉桂 2g，白芍 15g，红枣 10 只，炮姜 2g，丹参 15g，炙甘草 5g。14 剂。

四诊：大便隔日而行，矢气口秽，神疲嗜睡，入夜易醒，汗出，脉弦而小数，舌红苔薄黄，为气虚湿热之证。

处方：炙黄芪 15g，防风 10g，赤芍 15g，白芍 15g，焦山楂 10g，焦神曲 10g，党参 10g，苍术 10g，白术 10g，升麻 6g，柴胡 6g，当归 10g，青皮 6g，陈皮 6g，杏仁 10g，桃仁 10g，

五味子6g，茯苓30g，枳实10g，黄柏5g，炙甘草5g。14剂。

药后各种症状次递减轻，实验室回报示甘油三酯2.04mmol/L。

按语： 高脂血症伴心脑血管疾病者，多病程较长，虚象明显。瘀阻脉道虽与心气不足、肾气亏乏、肝郁气滞有关，但究其根本在于脾气亏虚。症见神疲乏力，心悸气短，手足麻木，皮肤干燥，毛发不荣，舌暗，舌下络脉青紫等。治以补气活血、化痰通络。纵观治疗过程，方以生黄芪、党参配苍术、白术为主，补气健脾，复脾升轻降浊之能，且补而不滞，可使因邪受困之脾胃功能恢复正常，从而达到健脾开胃作用，而后主方不变，随证加减。首诊由升麻、苍术、荷叶组成清震汤，使清阳升，浊阴降，痰湿化；二诊因有外感风邪之状，参以荆防风、前胡、辛夷花等祛风解表之品；三诊因白天神疲嗜睡，动则汗出，投以适量温阳之药；四诊加杏桃仁解大便之困。此外痰浊瘀血多胶黏，故单纯化痰多不为功，且燥湿渗利易伤血分，血不行则痰不运，故酌情加入丹参、赤芍活血祛瘀。

案2： 陈某，女，62岁。

初诊日期：2009年11月18日。

主诉： 间断性头晕疲乏数月。

现病史： 患者体态丰腴，有高血压病史3年余，CT曾示：脑腔梗，体检示高甘油三酯血症、脂肪肝，实验室检查示：甘油三酯3.25mmol/L。测血压135/80mmHg。时感间断性胸闷头重，阵发性眩晕乏力，动则尤甚，不咳无痰。2003年行子宫肌瘤术后，畏热，入夜乱梦，胃纳一般，大便日畅。

舌脉： 舌红胖，根部剥苔，脉左弱。

检查：无。

实验室检查：甘油三酯3.25mmol/L。

诊断：中医：虚劳。

西医：高脂血症。

辨证分析：气阴不足，痰瘀交阻之证。

治疗原则：益气养阴，化痰祛瘀。

处方：炙黄芪10g，南沙参10g，北沙参10g，天冬10g，麦冬10g，五味子6g，泽泻30g，苍术10g，白术10g，葛根10g，青皮6g，升麻6g，荷叶10g，片姜黄6g，生蒲黄（包煎）9g，石菖蒲15g，炙甘草5g，丹参30g，川芎15g，黄柏5g。14剂。

二诊：血压150/90mmHg，眩晕胸闷好转，畏热口干，咽痒咳嗽，打鼾，胃纳一般，大便日畅，入夜渐平安，舌红苔薄呈剥苔，脉左已起，为气阴亏损之象。

处方：炙黄芪15g，南沙参10g，北沙参10g，天冬10g，麦冬10g，五味子6g，苍术10g，白术10g，蔓荆子10g，葶苈子（包煎）15g，泽泻30g，法半夏10g，青皮6g，陈皮6g，升麻6g，荷叶10g，川芎15g，丹参30g，黄柏5g，炙甘草5g。14剂。

三诊：血压135/80mmHg，服药后胃部略有不舒，头晕胸闷阵发，舌面剥苔已见渐生，脉左细，为气阴不足、痰湿挟瘀之证。

处方：生黄芪15g，南沙参10g，北沙参10g，麦冬10g，五味子6g，泽泻30g，苍术10g，白术10g，法半夏10g，青皮6g，陈皮6g，升麻6g，荷叶10g，桂枝3g，山栀6g，丹参

15g，川芎 15g，怀牛膝 15g，炙甘草 5g。14 剂。

四诊：头晕阵发，血压平稳，胸闷好转，但畏寒，不汗出，面赤唇干，入夜早醒难寐，大便日畅，舌红剥脱，脉细，为胃阴不足、虚阳上亢之证。

处方：生黄芪 15g，南沙参 10g，北沙参 10g，麦冬 10g，女贞子 10g，料豆衣 10g，枳实 10g，桔梗 6g，石菖蒲 10g，生蒲黄（包煎）9g，柏子仁 10g，茯苓 30g，黄连 3g，桂枝 2g，丹参 15g，怀牛膝 30g，炙甘草 5g。14 剂。

五诊：血压 110/75mmHg，头晕胸闷症减，甘油三酯略有下降，口干，大便亦干，舌红苔薄，中有剥苔，脉细缓，为肾阴不足、虚阳上浮之证。实验室检查示甘油三酯：2.6mmol/L，肝功（－），肾功能（－）。

处方：炙黄芪 15g，南沙参 10g，北沙参 10g，天冬 10g，麦冬 10g，五味子 6g，女贞子 10g，料豆衣 10g，枳实 6g，桔梗 6g，黄连 3g，桂枝 3g，泽泻 30g，生白术 10g，柏子仁 10g，茯苓 30g，怀牛膝 30g，炙甘草 5g。14 剂。

按语： 近来随着人们生活水平的提高，饮食结构中膏粱厚味之物所占比例居高，"厚味肥甘，可助阳生气，生阴；生阴者，转化为脂液"，入血形成高脂血症。且过食肥甘厚味，形体肥胖者亦多，古人云"肥人多痰"，因此痰在高脂血症发生中起着重要的作用。本患者虽无明显咯痰之状，但体态丰腴，胸闷头重，舌胖，为无形之痰作祟。痰浊存于血脉，常使脉络壅滞不畅，痰瘀互结，胶着脉道，终致中风等证。痰瘀日久，必郁而化热，若再过食肥美之味，脾土受伤，必会酿湿生热，正如《素问·奇病论》所云"肥者令人生热"，气阴耗伤，故见乏力口干、大便不畅，故总为虚实相兼之证。方中生脉饮益气养阴；泽泻"渗湿热，行痰饮"；苍术、白术健脾化痰；石菖蒲"善通心脾痰湿"；丹参味苦，性微寒，专入血分，功在活血行血，内达脏腑而化瘀滞，外利关节而通脉络，古有"一味丹参，功同四物"之说。此外用药结合现代药理的研究成果随证加减，参以女贞子、灵芝、决明子、山楂、虎杖、姜黄、蒲黄、荷叶等。四诊时因痰湿郁久生热，故加黄连清热燥湿。如此补泻相施，疗效显著，调治两个月余，甘油三酯明显下降。

案3：孙某，男性，60岁。

初诊日期：2010年8月10日。

主诉：头晕1年余，加重1个月。

现病史：头晕患者有高血压病、高血脂病史1年余，脑梗死病史3年，伴双下肢活动不利。近1个月来，因进入梅雨季节，出现头晕、头涨加重，视物旋转，时有黑蒙，胸闷、气短，入夜尤甚，两目干涩，腰膝酸楚，食入作恶，难以入眠。

舌脉：舌红，苔黄且干，脉弦细。

检查：血压150/90mmHg。

实验室检查：头颅CT示：双侧放射冠区多发腔隙性脑梗死（部分为陈旧性），老年脑改变。颈动脉超声示：双侧颈动脉硬化伴斑块形成。甘油三酯3.47mmol/L。

诊断：中医：眩晕，痰浊。

西医：高血压病合并高脂血症。

辨证分析：湿热阻滞，痰瘀互结。

治疗原则：治以辛苦法。

处方：黄连 3g，桂枝 2g，黄芪 6g，厚朴 10g，黄柏 6g，苍术 10g，白术 10g，半夏 10g，枳实 6g，夏枯草 10g，升麻 6g，荷叶 10g，葛根 10g，丹参 30g，川芎 15g，生蒲黄（包煎）9g，生甘草 3g。14 剂。

二诊：头晕、头涨略有好转，胸闷气短已平，腰酸改善，胃纳如常，舌红苔黄，脉细。加用镇肝熄风之品止眩晕。

处方：天麻 15g，钩藤（后下）18g，防风 10g，怀牛膝 15g，黄连 3g，桂枝 2g，黄芪 6g，厚朴 10g，黄柏 6g，苍术 10g，白术 10g，半夏 10g，枳实 6g，夏枯草 10g，升麻 6g，荷叶 10g，葛根 10g，川芎 15g，生甘草 3g。14 剂。

随访：守原法继服 2 个月巩固疗效，药后头晕、头涨症状消失，胸闷、气短亦减，舌红苔薄，脉缓。血压 130/80mmHg。检测血脂指标较前好转，甘油三酯 2.69mmol/L。

按语：患者素有眩晕，突然加重，且视物旋转，腰膝酸楚，为风阳夹湿痰瘀上扰清窍，蒙蔽清空，中风之先兆也；舌、脉象均为其佐证。故投黄连、黄芩、枳实以燥湿泄浊；取厚朴、半夏、苍术之辛，升清宣散；桂枝通阳，并与黄连配伍，起安神之效；半夏、夏枯草合用，以清肝降火，且安神效佳；川芎走而不守，尤能上行头目，引药入脑络，为头晕头痛之要药；黄柏配苍术，利下焦湿热，防苦寒败胃；升麻、荷叶、葛根、丹参、生蒲黄、苍术化痰活血，可调血脂，降低血液黏度，稳定斑块。复诊时，加天麻、钩藤、防风，加强祛风之效止头晕；怀牛膝一味，引火下行，止痹痛。全方辛苦同用，清通并施，使脑络通，空窍静，气血平，头晕止。

三、颈椎病（1 例）

案： 包某，男，62 岁。

初诊日期：2009 年 2 月 24 日。

主诉：右侧手足活动不遂 2 个月，加剧 2 周。

现病史：患者既往有中风病史，后遗双下肢乏力。近日又感右侧手足活动不遂，右下肢瘫痪，不能站立及行走，但仍有感觉，两上肢肌力下降，以手臂功能下降为甚。颈椎 CT 示：颈 3－4、4－5、5－6、6－7 椎间盘后突，相应节段黄韧带肥厚，椎管狭窄，颈 4、5 节段为著，伴脊髓变性。新加坡教授建议尽快手术治疗，否则有瘫痪之险。患者大小便尚能自控，痰白多泡沫，胃纳欠佳，入夜不安。

舌脉：舌紫，苔薄白腻微黄，脉弦。

检查：无。

实验室检查：颈椎 CT 示：颈 3－4、4－5、5－6、6－7 椎间盘后突，相应节段黄韧带肥厚，椎管狭窄，颈 4－5 节段为著，伴脊髓变性。

诊断：中医：痿证。

　　　　西医：颈椎病。

辨证分析：气虚痰阻血瘀。

治疗原则：温阳活血，化瘀祛浊。

处方：熟附子 6g，法半夏 15g，制南星 10g，羌活 10g，独活 10g，鹿角 10g，白芥子 10g，生麻黄 6g，细辛 3g，决明子 30g，杏仁 10g，桃仁 10g，地鳖虫 5g，桂枝 3g，当归 10g，苍术 10g，白术 10g，怀牛膝 15g，炙甘草 5g。14 剂。

二诊：椎管狭窄，瘫痪进上方略有好转，以下肢为甚。但右手乏力，下肢抖动依然，以手臂功能下降为甚，大便不畅，入夜难以入眠，口干，舌红苔薄白，脉小弦，为气虚血瘀之证。加用痹祺胶囊3粒，每日3次，口服。

处方同上。14剂。

三诊：瘫痪，左下肢略有抬高，平卧时也能翻身，两手活动功能下降，既往中风史，右侧手足不遂，大便依然不畅，入夜难寐，痰已见少，脉细缓，舌红苔薄白，为风寒血瘀之证。痹祺胶囊续服。

处方：熟附子6g，生麻黄6g，桂枝5g，细辛3g，羌活10g，独活10g，白芥子10g，鹿角10g，肉苁蓉15g，菟丝子10g，赤芍15g，白芍15g，当归10g，鸡血藤30g，苍术10g，白术10g，厚朴10g，怀牛膝15g，炙甘草5g。14剂。

四诊：左下肢恢复好转，右下肢依然瘫痪，大便不畅，入夜不安，胃力一般，舌脉不详。右侧属气，左侧属血，原方加入补气之药。痹祺胶囊续服。

处方：炙黄芪15g，熟附子6g，生麻黄6g，桂枝6g，细辛3g，鹿角10g，龟甲（先煎）10g，白芥子6g，羌活6g，独活6g，肉苁蓉15g，补骨脂10g，防风10g，防己10g，赤芍15g，白芍15g，苍术10g，白术10g，厚朴10g，炙甘草5g。14剂。

五诊：右下肢有感觉，左下肢痿软乏力，大便依然不通，入夜难以入眠，舌脉不详，治以前法。嘱停服痹祺胶囊。

处方：炙黄芪20g，防风10g，赤芍15g，白芍15g，生麻黄5g，熟附子5g，细辛3g，桂枝5g，肉苁蓉15g，补骨脂

10g，杏仁 10g，桃仁 10g，鹿角 10g，白芥子 6g，龟甲 10g，苍术 10g，白术 10g，厚朴 10g，炙甘草 5g。14 剂。

随访：进中药日久，已能站立，两下肢已能起步，小便不畅也见好转，胃纳一般，家属啧啧称奇。

按语：患者有中风病史，肢体本已活动不利，久病耗气伤血，又加之颈椎损伤，有瘫痪之虞，预后不佳。古代中医文献无颈椎病名，颜师依据其发病原因、临床特征，认为本病病位在颈部，属颈督病变。《灵枢·本输》云"颈中央之脉，督脉也"。患者肢体无力，痰白多泡沫，舌紫，苔薄白腻微黄，似属气虚痰阻血瘀之证。痰瘀侵犯项督，一则督脉直接受损而痹阻，二则瘀血留着不去，深入骨节则骨骱变性，压迫督脉。其病机特点是督脉经气不利，不通则痛。治疗关键在于宣通督脉，"温阳活血，祛瘀通络"是主要治法。故整个治疗过程，以麻黄、鹿角胶、白芥子、桂枝（患者胃纳欠佳，故未予熟地，防其碍胃），取阳和汤之义温经通脉、消痰散结为主方，贯穿始终；首诊投附子、半夏、南星，取三生饮之意祛风化痰；二诊参以麻黄附子细辛汤加强温阳益气开窍之功；三诊加当归、鸡血藤活血通络，肉苁蓉、菟丝子大益精血；四诊起加入黄芪补气，龟甲合鹿角温肾益精。另值得一提的是二诊加用痹祺胶囊口服治疗，痹祺胶囊主要成分为马钱子，有通络强筋、散结止痛之功效。事实证明，其虽有剧毒，但用之得当，可以起重病，疗沉疴。

四、汗症（1 例）

案：蒋某，男，86 岁。

初诊日期：2010年3月23日。

主诉：入夜盗汗数周。

现病史：既往有冠心病房颤病史。近来入夜盗汗，遇子时则上半身汗出，伴有潮热，心悸，下肢轻度水肿，胃口一般，大便偏干，胸痞。

舌脉：舌红，苔黄腻，脉结。

检查：血压140/80mmHg。

实验室检查：无。

诊断：中医：盗汗。

　　　　西医：盗汗。

辨证分析：湿热中阻，心阳不足之证。

治疗原则：清热利湿，温振心阳。

处方：当归10g，生地10g，熟地10g，黄连3g，黄芩6g，黄柏6g，桂枝3g，炙黄芪15g，煅龙骨15g，煅牡蛎15g，熟附子3g，石菖蒲10g，生蒲黄（包煎）9g，枳壳6g，桔梗6g，丹参15g，炙甘草5g。7剂。

二诊：冠心病房颤，头晕，胸痞，神疲，下肢水肿减轻，动则气促，入夜盗汗，胃口一般，大便通畅，舌红苔薄黄且干，脉促，为气虚湿热阻于心之证。血压130/80mmHg。

处方：生黄芪15g，生地10g，熟地10g，黄连3g，黄芩6g，黄柏6g，猪苓15g，茯苓15g，泽兰15g，泽泻15g，赤芍10g，白芍10g，煅龙骨15g，煅牡蛎15g，熟附子3g，苏木10g，当归10g，枳实10g，桂枝6g，炙甘草5g。7剂。

三诊：进当归六黄汤，盗汗已止，心悸减，舌脉不详，原方出入。

处方：炙黄芪 30g，生地 10g，熟地 10g，黄连 3g，黄芩 6g，黄柏 6g，桂枝 2g，煅龙骨 15g，煅牡蛎 15g，猪苓 15g，茯苓 15g，泽兰 15g，泽泻 15g，陈皮 6g，益智仁 10g，乌药 10g，熟附子 3g，苏木 10g，丹参 15g，炙甘草 5g。7 剂。

按语： 盗汗是中医的一个病证名，以"入睡后汗出异常，醒后汗泄停止"为特征。由于汗是津液所化生，津液是血液的重要组成部分，且血液由心所主，故言"心在液为汗"，汗液的排泄亦为心所主。心系疾病的发生可以引起汗出的异常，很多心病如心悸、胸痹、某些精神异常等的发生往往伴随多汗、自汗、盗汗等汗出的异常。而若出汗过多，既容易伤津耗血，又可以耗散心气，心气损伤，则容易加重心慌、气短，若进一步发展而损伤心阳，还可见"亡阳""虚脱"等严重后果。西医认为心血管病患者动脉供血受阻，静脉回流不畅，毛细血管内二氧化碳含量升高刺激汗腺可致出汗。故对于心血管患者尤须重视汗症治疗。因此在应用当归六黄汤益气滋阴降火治疗本例患者时，配合小剂量附子、桂枝温振心阳，为点睛之笔，临床不可不察。

五、闭塞性脉管炎（1 例）

案： 张某，女，78 岁。

初诊日期：2009 年 6 月 18 日。

主诉：右下肢红肿作痛加剧 1 周。

现病史：患者既往有血栓闭塞性脉管炎病史多年，面色黧暗，近日又感右下肢红肿作痛，有灼热感，小面积溃破，步行困难，小便黄，大便日行 2～3 次。

舌脉：舌红，苔少，脉弦。

检查：无。

实验室检查：无。

诊断：中医：痹证。

　　　　西医：血栓闭塞性脉管炎。

辨证分析：属血分湿热之证。

治疗原则：清热利湿，活血化瘀。

处方：水牛角（先煎）30g，赤芍 20g，丹皮 10g，生地 20g，黄柏 6g，苍术 10g，白术 10g，生薏苡仁 30g，川牛膝 6g，桂枝 3g，猪苓 15g，茯苓 15g，黄芩 6g，黄连 3g，泽兰 15g，泽泻 15g，陈皮 6g，蒲公英 30g，丹参 30g，水蛭 3g，生甘草 5g。14 剂。

二诊：下肢红肿疼痛略有好转，下肢或痛或痒，局部灼热感减轻，大便稀薄，一日数解，舌红苔少色黄，脉弦，为湿热浸淫血分之证。

处方：水牛角（先煎）30g，赤芍 15g，玄参 10g，金银花 10g，黄柏 6g，丹皮 10g，苍术 10g，白术 10g，生薏苡仁 30g，川牛膝 15g，紫花地丁 15g，蒲公英 15g，黄连 3g，黄芩 9g，僵蚕 10g，徐长卿 15g，生甘草 5g。14 剂。

三诊：右下肢疼痛白天有减，入暮则痛，局部似有包块，胃纳大便正常，小便黄赤，舌红苔薄黄，脉弦，为血分湿热之证。

处方：水牛角（先煎）30g，赤芍 20g，丹皮 10g，生地 20g，黄柏 6g，苍术 10g，白术 10g，生薏苡仁 30g，川牛膝 6g，玄参 15g，金银花 15g，黄芩 9g，黄连 3g，山栀 6g，蜈蚣

1条，丹参30g，生甘草5g。14剂。

外敷：大黄粉3g，玄明粉2g，调水外敷患处，每日2次。

四诊：进玄明粉、大黄粉外敷后，局部肿痛好转，唯觉患处发痒，觉心烦，胃纳二便尚可，舌红苔薄黄，脉弦，为血分湿热之证。

处方：水牛角（先煎）30g，赤芍15g，丹皮10g，黄柏6g，苍术10g，白术10g，生薏苡仁30g，川牛膝15g，石斛10g，麦冬10g，徐长卿15g，天花粉15g，皂角刺10g，连翘10g，独活10g，丹参15g，生甘草5g。14剂。

随访：右下肢溃疡已愈，肿势也退，痛势也平，皮温接近正常，可自行行走，唯局部皮肤瘙痒不已，伴头晕，属阴亏火旺之证，后以上方加石斛、料豆衣、女贞子等收工。

按语：血栓闭塞性脉管炎是一种累及血管的非特异性炎症和闭塞性疾病，主要侵袭四肢，尤其是下肢的中小动、静脉，致残率高，属于中医学脱疽范畴。此病绝大部分发生在下肢，患肢肿胀、增粗、疼痛，发病迅速。颜师认为血瘀为病机关键，因此活血化瘀为第一要务。在临床上对以局部红肿疼痛为主症的血管病擅用犀角地黄汤合四妙丸或桂枝茯苓丸加虫类药治之，并随证加减。局部瘙痒，加祛风药；局部肿胀，加祛湿药；局部水肿，加清热药。颜师宗孟河马培之，主张外证需内外同治贯通，常用金黄膏或大黄、玄明粉外敷患处，使药物作用于局部，直达病所，促进气血流通，改善局部血液运行，有一定疗效。

六、精索静脉曲张（1例）

案：陈某，男，28岁。

初诊日期：2009年7月29日。

主诉：左阴局部隐胀痛数月。

现病史：左阴囊精索静脉曲张病史数月，局部隐隐作胀作痛，痛处固定，情志紧张或劳累则易发，有坠胀感，左下肢易作胀作痛，大便日畅，小便正常，前列腺检查正常。

舌脉：舌红，苔薄黄，脉左关弦。

检查：无。

实验室检查：前列腺检查正常。

诊断：中医：筋瘤。

西医：精索静脉曲张。

辨证分析：足厥阴肝经绕阴器而过，少阳气滞血瘀之证。

治疗原则：疏肝散结，清热化瘀。

处方：柴胡10g，黄芩6g，法半夏10g，党参10g，川楝子10g，延胡索10g，荔枝核10g，川萆薢10g，石菖蒲10g，益智仁10g，乌药10g，肉桂3g，川牛膝15g，黄柏6g，炙甘草5g。14剂。

二诊：左阴囊精索曲张，伴有局部隐隐作胀作痛，胃纳一般，大便略干，入夜难以入眠，舌缨线存在，脉弦而小迟，为气血乖违之证，方用血府逐瘀汤。

处方：生地10g，赤芍10g，白芍10g，川芎10g，当归10g，红花10g，桃仁6g，柴胡10g，枳壳6g，桔梗6g，川牛膝6g，苍术10g，白术10g，煅牡蛎15g，延胡索10g，川楝子10g，丹参15g，炙甘草3g。14剂。

三诊：左睾丸作胀有好转，大便稀，一日几行，失眠有所好转，胃口一般，舌红苔薄黄，脉缓，为肝郁血瘀之证。

处方：柴胡 10g，香附 10g，赤芍 10g，白芍 10g，川芎 10g，当归 10g，红花 10g，枳壳 6g，桔梗 6g，黄芩 6g，法夏 10g，延胡索 10g，川楝子 10g，苍术 10g，白术 10g，杏仁 10g，桃仁 10g，丹参 15g，炙甘草 5g。14 剂。

随访：睾丸已无坠痛，阴部潮热感亦好转，左下肢隐胀感减轻。

按语：精索静脉曲张多见于 20～30 岁的青年男性，一般好发于左侧，属于中医"筋瘤"范围，其发病原因多端：因劳累过度，外伤筋脉，以致凝滞筋脉；或因肝肾不足，脉络失养；或因经久站立，以致血脉不和，气血流行失畅，阻滞于筋脉络道；或因湿热之邪结聚，均可造成本病发作。患者自觉阴囊皮肤微热，劳动后肿痛加剧，痛处固定，休息后稍缓解，有坠胀感，舌质红，苔黄腻，脉弦，系肝郁气滞、气血乖违，气血运行不畅，瘀血阻滞是本病的关键。因此初治以疏肝散结、调畅气机为主，后从血瘀论治，以血府逐瘀汤治本。

七、多发性大动脉炎（1 例）

案：蔡某，女，52 岁。

初诊日期：2010 年 6 月 29 日。

主诉：患者既往有高血压病病史 10 年，长期服用培哚普利降血压，血压控制一般。左手无脉 4 个月余，上海市某医院门诊查颈动脉超声示：左颈动脉内径缩小，内膜弥漫性增厚，不光滑，流速减低，考虑为多发性大动脉炎。常规给予阿司匹林以抗血小板凝集，培哚普利以降血压等治疗。持续服药至出院后 1 个月余，左上臂疼痛剧烈，负重则痛剧，心悸不适，头晕头痛，视力模糊，入夜不安，乱梦频频，胃纳二便正常，改为中医中药治疗。

舌脉：舌尖红，苔薄黄，舌缨线存在，右脉弦，左脉无。

检查：左手无脉，左颈动脉听诊可及收缩期杂音，左上肢血压测不出，右上肢血压 160/90mmHg。

实验室检查：血脂偏高，血胆固醇 7.6mmol/L，低密度脂蛋白 5.0mmol/L。

特殊检查：颈动脉造影：左颈总动脉起始处闭塞，左锁骨下动脉明显狭窄。

诊断：中医：痹证。

西医：多发性大动脉炎。

辨证分析：肝郁血瘀，以气滞为主。

治疗原则：清泻肝火，理气活血通络。

处方：丹皮 10g，栀子 3g，柴胡 6g，当归 10g，赤芍 15g，白芍 15g，薄荷 6g，苍术 10g，白术 10g，葛根 10g，丹参 15g，水蛭 5g，川芎 15g，路路通 10g，升麻 6g，荷叶 6g，茯苓 30g，炙甘草 5g。28 剂。

二诊：左手脉隐隐可及，左上肢疼痛减轻，伴有麻木感，可拎 500g 左右物品，面部色素沉着始退，睡眠稍有好转，出现潮热汗出，舌转为淡红，左手脉弱，右手脉细涩。气滞之象已见缓解，而气虚血瘀明显。取黄芪桂枝五物汤、桂枝甘草龙骨牡蛎汤之义，补气活血通络以治血痹，调和营卫以退潮热。

处方：柴胡 6g，当归 10g，赤芍 15g，白芍 15g，薄荷 6g，苍术 10g，白术 10g，葛根 10g，丹参 15g，水蛭 5g，黄芪 15g，桂枝 2g，煅龙骨 30g，煅牡蛎 30g，三棱 15g，莪术 15g，络石

藤 15g，川芎 15g，路路通 10g，升麻 6g，荷叶 6g，茯苓 30g，
炙甘草 5g。28 剂。

三诊：汗出已退，左手脉弱，左上臂疼痛减轻，仍有麻
木，偶有心悸，精神萎靡，自觉怕冷，口干不明显，胃纳正
常，大便通畅，舌淡红苔薄白，右手脉细。证属阳虚血瘀，气
虚及阳，患者此时以阳气虚弱为主，治当温阳活血通络。

处方：熟附子 5g，桂枝 3g，生地 10g，生黄芪 15g，赤芍
15g，白芍 15g，水蛭 5g，三棱 15g，莪术 15g，防风 6g，防己
6g，络石藤 15g，海风藤 15g，鸡血藤 15g，葛根 15g，丹参
10g，苍术 10g，白术 10g，怀牛膝 15g，炙甘草 6g。28 剂。

四诊：患者于 11 月 17 日查颈动脉超声示：左颈总动脉有
侧支循环形成，提供远端血供。自诉左上臂疼痛已减，可正常
负重，偶有麻木，左耳偶耳鸣，入夜平安，无明显头晕、胸
闷，易于疲劳，胃纳、二便正常，舌红苔薄且干，左手脉已明
显可及，右手脉细缓。善后用补气活血法，旨在巩固疗效，方
用东垣清暑益气汤出入。

处方：生黄芪 15g，党参 10g，麦冬 10g，五味子 6g，泽
泻 15g，法半夏 10g，川芎 15g，柴胡 10g，香附 10g，独活
10g，豨莶草 15g，鸡血藤 15g，生蒲黄（包煎）9g，片姜黄
6g，黄柏 6g，生甘草 3g。28 剂。

继续调治 3 个月余，左手脉清晰可及，左上臂无疼痛及麻
木感觉，嘱患者定期随访。

按语：本病的病变部位在血脉，根据气血相关的理论，颜
师认为气血不和乃是导致本病的关键，属本虚标实之证，本虚
为心气不足、气虚及阳、心脉气阴两虚等，标实为气机阻滞、

脉络瘀阻等。颜师临床有以下几点经验：①血病治气：不应仅停留在疾病本身，而应辨证论治，灵活应用疏肝理气、益气活血等法才能取得良好疗效；②络病治络：颜师习用《金匮要略》治疗血痹之黄芪桂枝五物汤，补气通阳除痹。

第八节　头面五官肌肤病证

一、颈部淋巴结增生（1例）

案：曹某，女，4岁。

初诊日期：2008年12月30日。

主诉：两侧颈部淋巴结肿痛2年。

现病史：两侧颈部淋巴结肿痛2年之久，颈部胀闷伴发两耳胀痛。2006年做穿刺检查为成熟淋巴细胞，未见肿瘤细胞。诊断为：颈部淋巴结反应性增生。大便略不畅。

舌脉：舌红苔薄黄腻，脉细缓。

检查：无。

实验室检查：2006年做穿刺检查为成熟淋巴细胞，未见肿瘤细胞。诊断为颈部淋巴结反应性增生。

诊断： 中医：瘿瘤。

西医：颈部淋巴结反应性增生。

辨证分析：痰瘀交阻。

治疗原则：化瘀豁痰，软坚消瘿。

处方：柴胡10g，黄芩6g，法半夏10g，夏枯草10g，象贝母 10g，郁金 10g，僵蚕 10g，党参 10g，海藻 6g，泽漆 10g，陈皮 6g，茯苓 30g，当归 10g，赤芍 15g，白芍 15g，苍术 10g，白术 10g，车前草 30g。14 剂。

二诊：进小柴胡汤，颈淋巴结肿痛减轻，目前大便通畅，两目作胀。舌红，苔薄黄，脉细弦而小数，为痰瘀交阻之证。

处方：柴胡 10g，黄芩 6g，法半夏 10g，夏枯草 10g，象贝母 10g，海藻 10g，赤芍 15g，白芍 15g，香附 10g，当归 10g，薄荷 3g，苍术 10g，白术 10g，茯苓 30g，桑叶 6g，苦丁茶 6g，丹参 15g，车前草 15g。14 剂。

三诊：颈部淋巴结肿大略减，牵掣作痛，伴有目胀，大便通畅，胃纳一般，月经正常，舌红苔薄黄，脉细缓，为肝郁痰阻之证。

处方：柴胡 10g，黄芩 6g，法半夏 10g，象贝母 10g，桂枝 3g，茯苓 30g，丹皮 10g，桃仁 6g，赤芍 15g，白芍 15g，当归 10g，黄连 3g，薄荷 3g，香附 10g，夏枯草 10g，丹参 15g，炙甘草 5g。14 剂。

四诊：淋巴结肿大，每因疲劳而起，目胀，淋巴结牵掣作痛，胃纳大便正常，舌红苔薄黄，左寸弱，为中气不足、肝家有余之证。

处方：生黄芪 15g，党参 10g，苍术 10g，白术 10g，升麻 6g，柴胡 6g，当归 10g，陈皮 6g，黄芩 6g，法半夏 10g，生牡蛎（先煎）15g，象贝母 10g，茯苓 30g，远志 10g，酸枣仁 15g，木香 6g，炙甘草 5g。14 剂。

五诊：淋巴结无明显肿大，面部牵掣疼痛减轻，胃纳、二便为常，舌淡红苔薄白，脉细缓，为气虚肝郁之证。

处方：生黄芪 15g，党参 10g，苍术 10g，白术 10g，升麻 6g，柴胡 6g，当归 10g，青皮 6g，陈皮 6g，香附 10g，煅牡蛎 15g，象贝母 10g，丹参 15g，法半夏 10g，制胆南星 6g，茯苓 30g，远志 10g，炙甘草 5g。14 剂。

随访：颈淋巴结肿大，经祛邪扶正二法后好转，胃纳尚可，痰黄，大便正常，入夜平安。

按语：近年来诊断为颈部淋巴结反应性增生的病例越来越多，这是介于良性与恶性之间的淋巴组织交界性病变，需注意恶变倾向，应予以严密观察。根据本病临床表现，如颈部肿块、颈部胀闷、咽有阻塞感等，可归属于中医学"瘿瘤"病的范畴。《济生方·瘿瘤论治》说："夫瘿瘤者，多由喜怒不节，忧思过度，而成斯疾焉。大抵人之气血，循环一身，常欲无滞留之患，调摄失宜，气凝血滞，为瘿为瘤。"故治宜调畅气机，活血化瘀。首先以祛邪为主，用逍遥散、小柴胡合夏枯草、象贝母、僵蚕、海藻、泽漆等理气活血，软坚散结；四诊起以扶正之法，用补中益气汤合牡蛎、胆南星、半夏等治之。若能持之以恒，可有消散之机。

二、甲状腺瘤（2 例）

案 1：王某，女，47 岁。

初诊日期：2009 年 4 月 22 日。

主诉：神疲乏力数月。

现病史：患者甲状腺瘤术（2007 年 5 月）后，既往有高血压病病史。已停经 4 年余。数月来阵发心动过速，神疲乏力，下肢发冷，上身潮热，入夜难眠，胃纳一般，大便尚畅，尿频。

舌脉：舌红，苔薄黄，脉细弦。

检查：无。

实验室检查：无。

诊断：中医：瘿瘤。

西医：甲状腺瘤术后。

辨证分析：少阳郁热证。

治疗原则：和解少阳。

处方：柴胡10g，赤芍15g，白芍15g，法夏10g，党参10g，黄芩6g，当归10g，苍术10g，白术10g，茯苓30g，黄连3g，肉桂2g，青皮6g，陈皮6g，枳壳10g，夏枯草10g，怀牛膝15g，炙甘草5g，薄荷3g。14剂。

二诊：神疲，少寐略有好转，入夜尿多，面部瘀斑增多，胃纳及二便正常。左胸隐隐不舒，舌红苔薄白，脉细缓，为肝家气火有余之证。

处方：柴胡10g，枳实10g，赤芍15g，白芍15g，当归10g，薄荷3g，桑叶6g，苍术10g，白术10g，茯苓30g，灵芝15g，丹参15g，夏枯草10g，黄连3g，肉桂2g，川芎10g，香附10g，炙甘草5g。14剂。

上方化裁调治两个月余，诸证皆减。

按语：甲状腺瘤患者常规采用手术治疗，因为患者一般最初是看西医，西医认为最好的疗法为手术治疗。但是经验证明，手术治疗后极易复发，据报道，复发率高达88.2%，难以根治。因为甲状腺瘤虽然生长在颈部，但是是一个全身性疾病的局部表现，对于大多数的甲状腺瘤患者而言，局部治疗治标而不治本，不能解决问题。根据本病临床表现，其属祖国医学"瘿病""伤寒少阳证"范畴，主要因邪犯少阳，留于半表半里之间，以致枢机不利而成病。治以和解少阳，方用小柴胡汤。方中柴胡为少阳专药，轻清升散，疏邪透表，故为君药；黄芩苦寒，善清少阳相火，故为臣药，《神农本草经》称柴胡推陈致新，黄芩主治诸热，二者配合，一散一清，共解少阳之邪；半夏散结消痞为佐药，助君、臣药攻邪之用；党参、甘草为佐，既扶正以助祛邪，又实里而防邪入。如此配合，以祛邪为主，兼顾正气。大量的夏枯草（30g 以上）能加速消减颈前肿块，因患者已行手术，故用量为 10g。二诊因左胸隐隐不舒，故去党参，加薄荷、香附、川芎疏畅肝气，药后诸证皆减。可见，中医治疗甲状腺瘤主要靠辨证论治，从整体观念出发，扶正祛邪，标本兼治，既考虑了局部的治疗，又能对患者的全身状况进行系统调理。

案 2：龚某，女，46 岁。

初诊日期：2010 年 4 月 13 日。

主诉：时有心烦易怒月余。

现病史：患者自外地来沪求诊。当地检查示甲状腺瘤，痰多色白且黏，不易咳出，伴心烦易怒，乳房小叶增生，入夜早醒，稍饥饿感，大便日畅。

舌脉：舌红，苔薄白黄，脉小细。

检查：无。

实验室检查：甲状腺 B 超示：右甲状腺混合性团块，大小约 15mm×9.5mm。

诊断：中医：瘿瘤。

西医：甲状腺瘤。

辨证分析：少阳郁热证。

治疗原则：和解少阳。

处方：柴胡 10g，黄芩 6g，法半夏 10g，夏枯草 10g，连翘 10g，象贝母 10g，生牡蛎 15g，制南星 6g，枳壳 10g，赤芍 10g，白芍 10g，天花粉 10g，海蛤壳 10g，苍术 10g，白术 10g，橘核 10g，党参 10g，炙甘草 5g。14 剂。

二诊：甲状腺瘤，心烦易怒，略有好转，痰白且黏，也较前易于咳出，咽部有絮状物，大便日畅，舌红苔薄白，脉弦，手足发冷，为肝郁痰阻之证。

处方：柴胡 10g，枳实 10g，赤芍 10g，白芍 10g，黄芩 6g，法半夏 15g，党参 10g，天花粉 10g，海蛤壳 10g，象贝母 10g，山栀 6g，香附 10g，川芎 10g，苍术 10g，白术 10g，黄柏 6g，砂仁 6g，炙甘草 5g。14 剂。

三诊：甲状腺瘤，咽部有絮状物，手足发冷，情志抑郁略有好转，胃口一般，大便日畅，舌红苔薄白，脉细缓而小数，为阳郁之证。

处方：柴胡 10g，黄芩 6g，法半夏 15g，枳实 10g，赤芍 10g，白芍 10g，厚朴 10g，苏叶 6g，茯苓 30g，象贝母 10g，海蛤壳 10g，夏枯草 15g，当归 10g，薄荷 3g，苍术 10g，白术 10g，香附 10g，炙甘草 3g。28 剂。

患者回外地，服用上方数月，2010 年 9 月复查甲状腺 B 超示：右甲状腺混合性团块，大小约 6mm×5mm。

按语：甲状腺瘤是以颈前肿块局限于一处，形似核桃，质地较硬，可随吞咽而上下移动的颈部慢性病变，属于中医

"瘿瘤"的范围，女性较为多见。因为妇女在发育、妊娠、哺乳及更年期间，在生理上均与肝经气血有关。肝气郁滞为瘿气的基本病理因素。本案患者性情急躁，心烦易怒，致肝气郁结，气滞津凝成痰，痰气壅结，气郁化火，痰火上逆，积于颈部，阻滞经络，发为瘿瘤，故和解少阳、疏肝理气化痰为基本治法。颜师投小柴胡汤以解肝郁，调气机；当归、川芎、香附活血行气；夏枯草、象贝母、海蛤壳软坚化痰散结。本例坚持巩固治疗半年余，经随访，腺瘤明显缩小，可见和解少阳法治疗瘿瘤疗效满意。

三、甲状腺功能亢进症（1 例）

案：黄某，女，56 岁。

初诊日期：2010 年 1 月 13 日。

主诉：胸闷心烦，颈强作痛数日。

现病史：患者 1996 年停经，2003 年有甲亢症状，经中西医结合治疗病情缓解，近月又出现胸闷心烦易怒，颈强作痛，入夜难以入眠，胃口一般，大便略干，耳鸣，心悸，偶有饥饿感。

舌脉：舌苔，薄黄腻，脉细弦。

检查：无。

实验室检查：生化检查：T3、T4 指标正常范围，TSH（促甲状腺激素）0.39mIU/L。

诊断：中医：瘿病。

西医：甲状腺功能亢进症。

辨证分析：少阳郁结，湿热中阻。

治疗原则：和解少阳。

处方：柴胡 10g，黄芩 6g，法半夏 15g，桂枝 3g，煅牡蛎 15g，厚朴 10g，山栀 6g，苍术 10g，白术 10g，香附 10g，黄柏 6g，枳实 10g，川芎 10g，夏枯草 10g，连翘 10g，淡豆豉 3g，炙甘草 5g。14 剂。

二诊：现睡眠改善，可入睡，但易于早醒，胸闷改善，大便已通畅，腹胀，胃口一般，心悸，颈强，尿频，舌红苔黄腻，脉细而小弦，为少阳湿热之证，方用仲景方。

处方：柴胡 10g，黄芩 6g，法半夏 10g，桂枝 2g，龙齿 15g，香附 10g，川芎 10g，苍术 10g，白术 10g，山栀 6g，远志 10g，丹参 15g，黄连 3g，厚朴 10g，苏叶 15g，夏枯草 10g，炙甘草 5g。14 剂。

三诊：心烦胸闷好转，左侧手足麻木，连及左侧面颊，皮肤干燥，大便日畅，胃口一般，汗出多，舌红苔薄黄，脉细，为少阳郁热之证。

处方：柴胡 10g，黄芩 10g，法半夏 15g，夏枯草 10g，桂枝 2g，赤芍 15g，白芍 15g，香附 10g，川芎 15g，黄连 3g，煅牡蛎 15g，苍术 10g，白术 10g，茯苓 30g，山栀 3g，炙甘草 5g。14 剂。

药后颈强明显减轻，肢麻亦改善，TSH 复查 1.07mIU/L。

按语：甲亢是慢性复发性内分泌系统疾病，病程亢长，症状反复发作，多有精神紧张，心悸胸闷，多梦失眠，每因情绪激动或精神刺激而症状加剧，故在临床治疗中应根据病情发展的不同阶段和证候表现辨证施治。《临症指南医案》曰："躁急善怒，气火结瘿"。肝气郁结，肝阳偏亢，扰动神明或心火独亢，不能下交于肾，或肝肾阴虚不能制约，肝阳亢逆于上亦可有心悸失眠诸症。另病久耗正，脾虚湿阻，亦有此症。治疗以疏肝解郁、和解少阳、清利湿热为主。药用柴胡、香附、青皮、夏枯草、郁金、连翘、生牡蛎、半夏等，心悸多梦者加远志、茯苓以宁心安神。颜师认为临床常用的黄药子、山慈姑等有小毒，治疗量与中毒量比较接近，应用需谨慎；用海藻、昆布之类含碘药物治疗甲亢时，不宜单独应用，对合并有腺瘤患者可酌情应用。

四、皮肤病（4例）

案1：林某，男，70岁。

初诊日期：2008年12月4日。

主诉：反复发作全身皮疹20余年。

现病史：夏季反复发作全身皮疹20余年。患者每逢入夏之后全身频发风团，瘙痒不已，搔之出现红斑隆起堆累成片，发无定处，忽隐忽现，退后不留痕迹，甚至咽喉部及胃部亦隐隐不舒。平素时有口干，头痛，泛酸。既往有高血压病病史，期前收缩，慢性胃炎胆囊结晶史。

舌脉：舌红，苔薄白，脉弦。

检查：无。

实验室检查：无。

诊断：中医：皮疹。

　　　　西医：过敏性皮炎。

辨证分析：肝郁脾虚，风邪袭表。

治疗原则：健脾疏肝，祛风活血。

处方：生晒参（另煎）90g，西洋参（另煎）90g，生黄芪90g，防风60g，防己60g，苍术90g，白术90g，生地90g，熟地90g，砂仁60g，黄连30g，黄芩60g，葛根90g，丹参150g，吴茱萸20g，补骨脂90g，益智仁90g，骨碎补90g，透骨草90g，广木香60g，桑寄生90g，杜仲90g，怀牛膝90g，川芎150g，天麻90g，钩藤90g，柴胡60g，当归90g，赤芍15g，白芍90g，潼蒺藜90g，白蒺藜90g，薄荷30g，菊花60g，桑叶60g，枸杞子90g，车前子90g，女贞子90g，旱莲草90，黑芝麻90g，茯苓300g，灵芝90g，核桃肉90g，黄精90g，玉竹90g，炙甘草30g。上药浓缩，加龟甲胶90g、鳖甲胶90g、鹿角胶30g、冰糖500g收膏。

二诊：2009年11月26日。今年夏季风疹发作次数减少，瘙痒明显减轻。现症见大便易稀薄，夜尿频数，2～3次/夜。舌胖苔薄白，舌缨线存在。脉细而小数。治同前法。

处方：生晒参（另煎）90g，西洋参（另煎）90g，生黄芪150g，防风60g，丹皮90g，薄荷30g，徐长卿90g，升麻60g，苍术90g，白术90g，当归90g，赤芍150g，白芍150g，桂枝30g，黄连30g，柴胡90g，茯苓300g，天麻150g，钩藤180g，怀牛膝150g，桑寄生150g，川断90g，杜仲90g，补骨脂90g，黄芩60g，黄柏60g，玉竹90g，黄精90g，熟地150g，砂仁60g，山萸肉90g，泽兰90g，泽泻90g，山药300g，青皮60g，陈皮60g，炮姜30g，夏枯草150g，法半夏90g，核桃肉90g，红枣90g，葛根90g，丹参150g，川芎90g，炙甘草60g。上药浓缩，加龟甲胶90g、鳖甲胶90g、鹿角胶30g、冰糖500g收膏。

三诊：2010 年 11 月 23 日。患者服数年膏方后，风疹经年未发。去年停服后又有小发，但症状较往年减轻。现咳嗽，鼻痒，头晕，腰酸。舌红苔少，脉弦。证属气阴不足、风邪入表。继续原方加减。

处方：生晒参（另煎）90g，西洋参（另煎）90g，生黄芪 150g，白沙参 90g，天冬 90g，麦冬 90g，五味子 60g，葛根 90g，石斛 90g，炙乌梅 60g，泽泻 90g，苍术 90g，白术 90g，丹参 90g，天麻 90g，钩藤 180g，防风 60g，赤芍 90g，白芍 90g，徐长卿 90g，前胡 90g，熟地 90g，砂仁 60g，山萸肉 90g，丹皮 90g，茯苓 300g，川断 90g，杜仲 90g，桑寄生 90g，黄连 30g，黄柏 60g，黄芩 60g，川芎 90g，潼蒺藜 90g，白蒺藜 90g，枸杞子 90g，金银花 90g，白菊花 60g，玉竹 90g，黄精 90g，怀牛膝 90g，女贞子 90g，料豆衣 90g，黑芝麻 90g，红枣 90g，炙甘草 60g。上药浓缩，加龟甲胶 90g、鳖甲胶 90g、鹿角胶 30g、冰糖 500g 收膏。

患者连年服用膏方，均以上方随证加减。随访至今，风疹未再发，诸症均有缓解。

按语： 皮肤疾患以痛者为火，痒者为风，肿者为湿。本例皮肤瘙痒以风为甚，治疗遵循"治风先治血，血行风自灭"之意。组方多以养血凉血祛风之品。鉴于本例夏季频发的特点，配以清热养阴之品，以期"治病求本"；组方配以健脾益肾之属，取固本清源、标本同治之意。

案 2： 程某，女，37 岁。

初诊日期：2009 年 8 月 4 日。

主诉：面部频发丘疹 3 个月余。

现病史：患者近 3 个月来面部频发丘疹，前额及下颌居多，不痛不痒，大便略干。月经提前，经前乳房作胀，小叶增生，月经 4～5 天干净。下肢略肿，神疲。

舌脉：舌胖，苔薄黄，脉右尺大于左尺。

检查：无。

实验室检查：无。

诊断：中医：痤疮。

西医：丘疹型痤疮。

辨证分析：肾亏火旺，肺有郁热之证。

治疗原则：清热泻火，化瘀散结。

处方：桑叶 6g，桑白皮 6g，黄芩 6g，天花粉 10g，枇杷叶 18g，熟大黄 3g，赤芍 10g，白芍 10g，当归 10g，丹皮 10g，金银花 10g，苍术 10g，白术 10g，连翘 10g，僵蚕 10g，蝉衣 6g，片姜黄 6g，黄柏 6g，炙甘草 5g。14 剂。

二诊：面颊部红色丘疹减少，唯前额及下颌部仍有小发，不痒不痛，大便已通畅，但有远血，入夜难寐，舌红苔薄黄，脉细，为心肾火旺之证。

处方：桑叶 10g，桑白皮 10g，黄芩 6g，天花粉 10g，熟大黄 3g，槐花 6g，僵蚕 10g，蝉衣 6g，片姜黄 6g，黄连 3g，黄柏 6g，知母 10g，肉桂 2g，枇杷叶 18g，香附 10g，益母草 15g，炙甘草 5g。14 剂。

三诊：下颌留有红色丘疹，无新发。乳房小叶增生，经前乳房作胀，大便通畅，月经已过，胃纳尚可，夜寐渐安，脉细缓，舌红苔薄黄，治以疏肝。

处方：柴胡 10g，当归 10g，赤芍 10g，白芍 10g，橘核

10g，丝瓜络 15g，白芥子 6g，法半夏 10g，夏枯草 10g，僵蚕
10g，桑叶 6g，桑白皮 6g，天花粉 10g，黄芩 6g，蝉衣 6g，枇
杷叶 9g，槐花 6g，生甘草 5g。14 剂。

上方加减续服 1 个月，原疹色褪，无新发丘疹。

按语： 因肺主一身之气，司皮毛腠理之开阖，故对皮肤病
的治疗可从清利肺气入手，故投以枇杷清肺饮，辅以丹皮、赤
芍凉血清热。肺与大肠相表里，患者有大便干结不调之象，故
方中适入大黄等通腑泄浊药，以速其效。患者另有乳房小叶增
生，辅以升降散调畅气机，连翘一味既能清心，又能散结。二
诊虽丘疹减少，但出现心烦难以入睡、痔疮发作、舌红脉细数
等，究其实质在心肾功能失调，故加用黄连、槐花以增清热之
效，且黄连配肉桂，取交泰丸之意，交通心肾，平衡阴阳。三
诊丘疹渐退，方随证转，在原方基础上按"女子以肝为先天"
之说投以疏肝散结之品以治乳房小叶增生。

案 3： 吴某，女，20 岁。

初诊日期：2009 年 7 月 28 日。

主诉：面部频发丘疹 2 个月，局部瘙痒加重 10 日。

现病史：患者近两个月面部频发红色丘疹，额头满布，瘙
痒难忍，局部破溃，内有白色分泌物。伴有脾气急躁，心悸胸
痛，入夜难寐，大便略稀，一日数行，月经色鲜红量多。

舌脉：舌红有紫气，苔薄白，脉细数。

检查：无。

实验室检查：无。

诊断：中医：痤疮。

　　　　西医：丘疹型痤疮。

辨证分析：心肝火旺，上扰心肺之证。

治疗原则：疏风宣肺，清热凉血。

处方：桑叶 10g，桑白皮 10g，黄芩 6g，天花粉 10g，枇杷叶 18g，赤芍 10g，白芍 10g，丹皮 10g，黄连 3g，蝉衣 6g，僵蚕 10g，柴胡 10g，防风 10g，五味子 6g，炙乌梅 6g，桂枝 2g，茯苓 30g，生甘草 5g。7 剂。

二诊：面部仍发丘疹，轻痒，分泌物减少，大便日畅，心悸，入夜少寐，胃纳一般，舌红苔薄白黄，脉细而小数，风热之证。原方加入五味消毒饮。

处方：金银花 10g，连翘 10g，蒲公英 5g，紫花地丁 15g，黄连 3g，黄芩 6g，桑叶 10g，桑白皮 10g，枇杷叶 18g，僵蚕 10g，蝉衣 6g，赤芍 10g，白芍 10g，丹皮 10g，苍术 10g，白术 10g，荆芥 6g，防风 6g，黄柏 6g，生甘草 5g。7 剂。

三诊：新发丘疹减少，脓性分泌物亦少，大便日畅，时值经前，心情抑郁，入夜难寐，或易于惊醒，舌红苔薄黄，上下牙龈肿痛，脉数，经前以调经为先。

处方：柴胡 10g，当归 10g，白芍 10g，薄荷 3g，茯苓 30g，苍术 10g，白术 10g，黄连 3g，生石膏（先煎）10g，知母 10g，黄芩 9g，桑叶 6g，桑白皮 6g，枇杷叶 9g，丹皮 10g，益母草 30g，川牛膝 15g，生甘草 5g。7 剂。

上方加减续服两周，新发丘疹明显减少，基本无溃破。

按语：本案患者皮疹瘙痒溃破，为风盛火旺之象，治当疏风宣肺、清心除湿。肺主一身之气，司皮毛腠理之开阖，故颜师从疏利肺气入手，投以枇杷清肺饮。另遵"治风先治血，血行风自灭"之意，加入丹皮、赤芍、荆芥、防风等凉血行血祛风之品。据病机十九条"诸痛痒疮，皆属于火"之谓，加以清心之品，黄连、连翘即为此用。现代医学认为痤疮的发生与痤疮丙酸杆菌相关，药理研究表明，清热凉血药中连翘、黄连、黄柏对痤疮丙酸杆菌高度敏感。诸药协同，既符合中医辨治原则，又对本病病因有较强针对性。

案4：沈某，女，12 岁。

初诊日期：2010 年 4 月 7 日。

主诉：皮肤红疹 12 年余。

现病史：患者自幼皮肤红疹，已逾 12 年。始面部及上半身湿疹，继而波及全身，初发时而红色丘疹，以痒为主，以季节变化或阳光照射后加剧。对花生等过敏。近来汗出不畅，背部部分皮肤潮红，可见水疱，局部渗出，心烦，大便欠畅。月经已来潮 1 年有余，但今年 1 月份后未来潮。

舌脉：舌红，苔薄黄腻，脉细而小数。

检查：全身皮肤散在暗红色斑疹，局部渗出。

实验室检查：无。

诊断：中医：浸淫疮。

西医：湿疹。

辨证分析：湿热浸淫血分之证。

治疗原则：清热凉血，祛风利湿。

处方：水牛角（先煎）30g，生地 15g，赤芍 15g，白芍 15g，丹皮 10g，黄柏 6g，生薏苡仁 15g，川牛膝 6g，柴胡 10g，当归 10g，薄荷 3g，茯苓 30g，苍术 10g，白术 10g，僵蚕 10g，蝉衣 6g，熟军 6g，姜黄 6g，炙甘草 5g。14 剂。

二诊：湿疹，局部灼热，渗液减少，舌红苔薄黄腻，脉细而数，为血分湿热之证。

处方：水牛角（先煎）30g，赤芍15g，生地15g，丹皮10g，黄柏6g，苍术10g，白术10g，生薏苡仁15g，熟大黄6g，广木香15g，丹参15g，砂仁6g，炙甘草5g，僵蚕10g，蝉衣6g，片姜黄6g。14剂。

随访：续以上方化裁治疗3个月余，瘙痒减轻，皮肤干燥，无渗出，部分红斑粗糙。

按语：湿疹是一种变态反应性疾病，临床比较多见。祖国医学文献中虽无湿疹之名，但对有些疾病的记载与湿疹相符合，如"奶癣""旋耳疮""绣球风""四弯风"等。其临床表现复杂，包括红斑、丘疹、水疱、糜烂、渗液、结痂等，一般伴有瘙痒，后期则以皮肤肥厚、苔藓样变为主。本病病程缠绵，病情时轻时重，常迁延数月、数年而不愈。本患者湿热并重，故以清热祛湿为主，用水牛角、生地、赤芍、丹皮清热凉血。水牛角为牛科动物水牛的角，其味苦、性寒，归心、肝经，具有清热解毒、凉血止血之功能。《日华子本草》说其："治热毒风并壮热。"《陆川本草》言："凉血解毒，止衄……"现代药理研究表明，水牛角含有胆甾醇、氨基酸、蛋白质及钙，与犀牛角药理作用相近。本方重用、先煎水牛角，取其为血肉之品，具凉血之功，且"治风先治血，血行风自灭"，再合四妙丸利湿，僵蚕、蝉衣祛风，熟大黄通腑，姜黄引经而收效。

五、耳鸣（2例）

案1：成某，女，54岁。

初诊日期：2009 年 5 月 12 日。

主诉：耳鸣数日。

现病史：患者既往有风心房颤病史，长期服中西药物治疗。近日右耳作鸣如闻蝉声，间有胸闷，腹部痛，大便略稀，一日一行，口不干。

舌脉：舌红，苔薄白，脉涩。

检查：无。

实验室检查：无。

诊断：中医：耳鸣。

　　　　西医：耳鸣。

辨证分析：心阳不足，血脉不和。

治疗原则：益气温阳，活血安神。

处方：熟附子 5g，党参 10g，桂枝 2g，茯苓 30g，苍术 10g，白术 10g，灵磁石（先煎）15g，泽兰 15g，泽泻 15g，青皮 6g，陈皮 6g，防风 10g，丹参 15g，川芎 10g，枳壳 6g，桔梗 6g，厚朴 10g，怀牛膝 15g，炙甘草 5g。14 剂。

二诊：耳鸣略有好转，胸闷气促好转，大便见稀，一日一行，腹不痛，舌红苔薄黄，脉细涩，为心阳式微之证。

处方：熟附子 5g，党参 15g，灵磁石（先煎）15g，桂枝 2g，砂仁（后下）6g，茯苓 30g，苍术 10g，白术 10g，泽兰 15g，泽泻 15g，陈皮 6g，车前草 15g，防风 10g，白芍 10g，川芎 10g，黄连 3g，广木香 6g，炙甘草 5g。14 剂。

三诊：风心房颤，服药后腹胀，口不干，大便已成形，右耳作鸣有减，胃纳睡眠为常，舌红苔薄，脉涩，为心阳不足、血脉瘀阻之证。

处方：熟附子 5g，党参 10g，桂枝 3g，炮姜 2g，苍术 10g，白术 10g，厚朴 10g，茯苓 30g，砂仁（后下）6g，丹参 15g，川芎 10g，柴胡 10g，香附 10g，石菖蒲 15g，生蒲黄（包煎）9g，郁金 10g，炙甘草 5g。14 剂。

药后耳鸣渐平，无胸闷，腹胀亦减。

按语： 本例患者原有风湿性心脏病史，心阳不足，气血亏损，故取四君子汤加附子、桂枝温阳益气，滋培其本，辅以灵磁石以开耳窍、安心神，枳壳、桔梗调畅气机，因便稀腹痛，加防风、陈皮，含痛泻要方之意。三诊时，耳鸣有减，但有腹胀，再加用通气散（柴胡、香附、川芎）及石菖蒲、郁金行气宣郁，活血通窍，并针对其气瘀交困之证，佐以丹参、生蒲黄等活血之品，药证相符，故取效。

案 2： 赵某，女，51 岁。

初诊日期：2010 年 3 月 16 日。

主诉：耳鸣数年。

现病史：耳鸣 3～4 年之久，曾予短暂激素及微波治疗，效果欠佳。目前耳鸣，声如蝉鸣，入夜尤甚，右耳甚于左耳，停经 1 年余，神疲乏力，胃口欠佳，大便 2 次/日，不成形，尿频，心烦。

舌脉：舌红，苔薄黄，脉左寸弱，右关弦。

检查：血压 135/85mmHg。

实验室检查：无。

诊断：中医：耳鸣。

　　　　西医：耳鸣。

辨证分析：气虚肝郁之证。

治疗原则：益气升阳，疏肝解郁。

处方：炙黄芪 15g，党参 10g，苍术 10g，白术 10g，升麻 6g，柴胡 10g，香附 10g，川芎 15g，石菖蒲 15g，当归 10g，白芍 10g，薄荷 3g，茯苓 30g，防风 10g，陈皮 6g，益智仁 10g，炙甘草 5g。14 剂。

二诊：耳鸣，心烦，伴有潮热汗出，以潮热居多，腰酸，胃口一般，入夜易于早醒，醒后难以入眠，舌红苔薄黄，脉关部弦，为肝郁肾亏之证。

处方：柴胡 10g，香附 10g，川芎 10g，当归 10g，白芍 10g，薄荷 3g，茯苓 30g，苍术 10g，白术 10g，泽泻 30g，女贞子 10g，料豆衣 10g，桑葚子 10g，桑叶 6g，丹皮 10g，怀牛膝 15g，炙甘草 5g。14 剂。

三诊：右耳鸣，声如蝉，心烦易怒，潮热，头晕，大便成形，胃口一般，入夜早醒，舌红苔薄白，脉弦，为肝郁气虚之证。

处方：炙黄芪 30g，防风 10g，白芍 15g，苍术 10g，白术 10g，石菖蒲 15g，白芷 3g，党参 10g，酸枣仁 10g，广木香 6g，当归 10g，茯苓 10g，川芎 15g，柴胡 10g，薄荷 3g，香附 10g，炙甘草 5g。14 剂。

四诊：耳鸣有减，夜寐欠安，入夜潮热，汗出不明显，大便略稀，舌红苔薄白黄，脉细弦，女子以肝为先天，治以疏肝。

处方：柴胡 10g，当归 10g，赤芍 10g，白芍 10g，薄荷 3g，苍术 10g，白术 10g，茯苓 30g，香附 10g，川芎 10g，女贞子 10g，料豆衣 10g，防风 10g，陈皮 6g，丹参 10g，淮小麦

30g，红枣 10g，炙甘草 5g。14 剂。

药后耳鸣、潮热等症均减。

按语：中医学对耳鸣早有记载，认为耳鸣的病因、病机多样，常见的有风热外邪侵袭、肝火上扰清窍、痰火壅结耳窍、肾精亏损和脾胃虚弱等。清代王清任所著的《医林改错》对气滞血瘀所致耳聋、耳鸣颇有研究，所创通窍活血汤、通气散被后人作为治疗血瘀致聋的常用方。颜师亦认为气机不利则气郁，血行不畅则血滞，津液聚则湿阻，故气郁血滞湿停致耳窍失其清净之常、阻碍营血上升之路是耳鸣的基本病机，理气活血通窍是治疗耳鸣的主要治则之一。故治疗首选通气散，本方柴胡通少阳之气，循少阳经直达耳窍，香附疏肝理气散结，川芎上行头目，下达血海，周流全身，行气活血。三药相合，共奏通气散结、活血行瘀之功，治疗由气滞闭塞兼有血瘀之耳鸣耳聋最为合拍。首诊因大便溏薄，乏力纳差，故参以补中益气汤，加石菖蒲、防风祛浊利湿开窍；二诊伴有心烦潮热，参以逍遥散疏肝解郁；三诊入夜早醒，加酸枣仁安神；四诊虽耳鸣有减，但潮热仍存，予甘麦大枣汤宁心安神。

六、口腔溃疡（1例）

案：顾某，女，30 岁。

初诊日期：2008 年 11 月 29 日。

主诉：口腔溃疡伴神疲乏力 3 年。

现病史：患者近 3 年来常有口腔溃疡，工作劳累有尤甚。伴见神疲乏力，牙龈出血，头痛，上腹部胀痛，嗳气频频，手足畏寒。月经正常，胃纳及二便调，夜寐安。

舌脉：舌红，苔薄黄，脉细弦。

检查：无。

实验室检查：无。

诊断：中医：口疮。

西医：口腔溃疡。

辨证分析：气虚肝郁化火。

治疗原则：益气养阴，清热疏肝。

处方：生晒参（另煎）90g，西洋参（另煎）90g，炙黄芪150g，防风60g，苍术90g，白术90g，柴胡90g，当归90g，赤芍90g，白芍90g，薄荷30g，茯苓300g，黄柏60g，砂仁60g，黄连30g，桂枝20g，枳实90g，香附90g，青皮60g，陈皮60g，广木香90g，法半夏90g，黄芩60g，桑白皮90g，天花粉90g，枇杷叶90g，益母草150g，生地90g，熟地90g，山萸肉90g，泽泻90g，丹皮90g，丹参90g，川芎90g，黄精90g，玉竹90g，红枣90g，龙眼肉90g，厚朴90g，炙甘草50g。上药浓缩，加阿胶90g、龟甲胶90g、鹿角胶30g、冰糖500g收膏。

二诊：2009年11月22日。口腔溃疡发作次数减少，上腹部作胀见松，入冬畏寒不明显，精神状态改善明显。唯面部出现明显黄褐斑，经前乳房作胀。脉细而小弦，舌红苔薄黄，舌缨线存在。原方出入，续服。

处方：生晒参（另煎）60g，西洋参（另煎）90g，生黄芪150g，防风60g，赤芍90g，白芍90g，苍术90g，白术90g，柴胡90g，生牡蛎150g，当归120g，薄荷30g，茯苓90g，桂枝30，丹皮90g，杏仁90g，桃仁90g，桑叶90g，桑白皮90g，黄芩90g，天花粉90g，红花60g，丹参150g，川芎90g，黄连30g，黄柏60g，砂仁60g，炮姜20g，枳实60g，香附90g，青皮60g，陈皮60g，法半夏90g，熟地90g，山萸肉90g，泽兰90g，泽泻90g，黄精90g，玉竹90g，乌药60g，龙眼肉90g，黑芝麻90g，红枣90g，益母草300g，厚朴90g，玄参90g，天冬90g，麦冬90g，炙甘草30g。上药浓缩，加阿胶90g、龟甲胶90g、鹿角胶30g、冰糖500g收膏。

按语： 反复发作的口腔溃疡伴有神疲乏力者，多为虚火上炎所致，朱丹溪主张用理中丸治之；近代名医蒲辅周擅长以三才封髓丹治疗顽固性口疮。治疗总以潜降虚阳、引火归元为原则。本例对症予以益气养阴、疏肝清热、补益脾肾，以期平衡阴阳，而致气血调达，不治口疮而口疮自愈。

第九节　妇科病证

一、月经病（4例）

案1： 顾某，女，48岁。

初诊日期：2008年11月26日

主诉：月经紊乱2年余。

现病史：月经时而衍期，时而超前，或伴有经行淋漓不尽。经前乳房作胀，少腹作痛，头痛，口干口苦，足跟作痛，入夜乱梦纷纭，易醒。入冬畏寒明显。胃纳及二便可。

舌脉：舌紫，苔薄黄且干，脉细。

检查：无。

实验室检查：体检各项指标均正常。

诊断：中医：月经衍期。

西医：月经紊乱。

辨证分析：肝肾不足，痰瘀交阻。

治疗原则：补益肝肾，消痰化瘀。

处方：生晒参（另煎）90g，西洋参（另煎）90g，生黄芪150g，防风60g，赤芍150g，白芍150g，黄连30g，桂枝30g，威灵仙90g，柴胡90g，当归90g，薄荷30g，苍术90g，白术90g，茯苓90g，灵芝90g，熟地150g，山萸肉90g，山药150g，丹皮90g，泽兰90g，泽泻90g，黄柏60g，知母60g，熟附子30g，玉竹90g，黄精90g，酸枣仁90g，柏子仁90g，炙远志90g，丹参150g，葛根90g，生蒲黄90g，独活90g，桑寄生150g，川断90g，杜仲90g，砂仁60g，炙甘草30g，益母草300g，枳实90g，厚朴90g，青皮60g，陈皮60g。上药浓缩，加阿胶90g、龟甲胶60g、鹿角胶30g、冰糖500g收膏。

二诊：2009年11月25日。服膏方后睡眠明显改善，畏寒减轻，足跟作痛无。月经紊乱依然，淋漓不尽，经前诸症减轻。舌红苔薄黄，舌缨线存在，脉细弦。证属肝肾不足、肝气有余。治以原方出入。

处方：生晒参（另煎）90g，西洋参（另煎）90g，炙黄芪150g，防风60g，苍术90g，白术90g，山栀30g，丹皮90g，柴胡90g，当归90g，赤芍150g，白芍150g，薄荷30g，茯苓300g，巴戟天90g，仙茅90g，仙灵脾90g，肉苁蓉90g，黄柏60g，知母90g，桂枝20g，天麻150g，钩藤180g，葛根90g，丹参90g，怀牛膝90g，黄芩60g，川芎90g，决明子150g，厚朴90g，杏仁90g，桃仁90g，炙远志90g，酸枣仁90g，广木香90g，桑寄生150g，川断90g，杜仲90g，威灵仙90g，熟地90g，砂仁60g，玉竹90g，黄精90g，灵芝90g，益母草150g，龙眼肉90g，核桃肉90g，红枣90g，炙甘草30。上药浓缩，加阿胶90g、龟甲胶60g、鹿角胶30g、冰糖500g收膏。

三诊：2010年11月28日。脉左弱，右细弦。今来诊月经周期仍时有紊乱，但已无淋漓不尽。伴见四肢关节作痛，口干，咽部如有棉絮状。舌红苔薄，舌缨线存在。证属气虚血瘀、肝气郁结。原方加减续服。

处方：生晒参（另煎）90g，西洋参（另煎）90g，炙黄芪150g，桂枝30g，黄连30g，当归90g，侧柏叶90g，柴胡90g，赤芍90g，白芍90g，茯苓300g，苍术90g，白术90g，川芎90g，黄芩60g，葛根90g，丹参90g，补骨脂90g，怀牛膝300g，川断90g，杜仲90g，桑寄生90g，防风60g，防己60g，蔓荆子90g，枸杞子90g，白菊花60g，黄柏60g，远志90g，酸枣仁90g，广木香90g，女贞子90g，料豆衣90g，知母90g，仙灵脾90g，巴戟天90g，仙茅90g，红枣90g，芡实90g，炙甘草30。上药浓缩，加阿胶90g、龟甲胶90g、鹿角胶30g、冰糖500g收膏。

连年进服膏方调理，后方均以上药加减化裁，现月经周期虽时有紊乱，但经期正常，经量适中，经前诸症不明显，二便调，纳眠可。

按语：颜师追慕先祖遗风，不仅精通内科疾病的诊治，而且对妇、儿、外科诸病也有较深的研究，并多次叮嘱后学，在临床上要争取各科病证都会辨证用药。本则案例中，颜师尊《素问·上古天真论》所云"女子七七任脉虚，太冲脉衰少，天癸竭"，认为女子年逾半百血气不充，肾精渐亏。故全方兼顾人体精、气、神三宝，以调补气机、养血安神、补益肾精为大法。叶天士谓"女子以肝为先天"，故方中每每配伍加逍遥散以疏肝理气、调畅气血，兼顾兼证。加减运用，标本同治，制膏常服，以促生化之源。

案2：董某，女，45岁。

初诊日期：2009年6月2日。

主诉：月经紊乱1年。

现病史：患者既往有乳房小叶增生病史。月经紊乱，先后不定期1年余，多为先期，有时甚则一月二行，腹不痛，乳胀，每次经血不多，色紫红，少血块。胃纳不振，大便略干。

舌脉：舌红，苔薄，舌缨线存在，脉弦细。

检查：无。

实验室检查：无。

诊断：中医：月经先后不定期。

　　　　西医：月经不调。

辨证分析：肝郁血虚之证。

治疗原则：疏肝养血。

处方：柴胡10g，当归10g，赤芍10g，白芍10g，薄荷3g，香附10g，川芎10g，苍术10g，白术10g，茯苓30g，桔梗10g，丝瓜络10g，黄连3g，丹参10g，益母草10g，枳实10g，郁金10g，炙甘草5g。14剂。

二诊：月经按期而下（2009年6月18日），经血鲜红，有血块，胸闷，咽痒咳嗽，乳房作胀减轻，大便通畅，舌红苔薄白，脉弦细，为肝郁之证。

处方：柴胡 10g，当归 12g，桑叶 6g，桑白皮 6g，枳实 10g，桔梗 6g，茯苓 30g，赤芍 10g，白芍 10g，苍术 10g，白术 10g，薄荷 3g，黄连 3g，香附 10g，泽泻 15g，丹参 15g，橘核 10g，丝瓜络 10g，益母草 15g。14 剂。

三诊：经前乳房作胀略平，咽痒咳嗽也退，大便略干，面部黄褐斑，舌红苔薄黄，脉细，经前以调经为先。

处方：丹皮 10g，山栀 3g，柴胡 10g，当归 10g，赤芍 15g，白芍 15g，薄荷 3g，黄连 3g，茯苓 30g，苍术 10g，白术 10g，橘核 10g，丝瓜络 10g，香附 10g，瞿麦 15g，桔梗 6g，炙甘草 5g。14 剂。

四诊：月经按期而至，量不多，10 天干净，大便通畅，咽痒咳嗽已瘥，入夜平安，乱梦好转，舌红苔薄黄且干，脉细，为气虚乖违之证，方用血府逐瘀汤。

处方：生地 10g，赤芍 10g，白芍 10g，川芎 10g，当归 10g，红花 6g，桃仁 6g，桑叶 6g，桑白皮 6g，柴胡 10g，枳实 10g，桔梗 6g，川牛膝 6g，丹参 15g，茯苓 30g，薄荷 3g，苍术 10g，白术 10g，炙甘草 5g。14 剂。

按语：颜师认为"女子以肝为先天"，妇人以血为本，血化生、统摄于脾而藏受于肝，肝主疏泄藏血，调节着月经的正常周期和血量。肝气条达，疏泄正常，血海按时满溢则月经周期正常。如肝气郁结，疏泄失常，气机不畅，肝血不能转输于胞宫，血海空虚，冲任失养，胞宫不能维持正常的月经周期和月经量，则可引起月经后期。如果肝火亢盛，疏泄太过，木火妄动下扰血海，迫血妄行，使月经提前而至，则月经先期量少。故治疗月经先后不定期应当重视对肝的调治。本案患者月经先后无定，经量少，色紫红，间有血块，伴乳胀、舌缨线存在，脉弦细，治宜疏肝解郁、养血健脾，投以逍遥散化裁。方中柴胡疏肝解郁，使肝气条达；白芍酸苦微寒，养血敛阴，柔肝缓急；当归甘辛苦温，养血和血，且气香可理气，为血中之气药；当归、白芍与柴胡相同，补肝体而助肝用，使血和则肝和，血充则肝柔。木郁则土衰，肝病易于传脾，故以白术、茯苓、甘草健脾益气，非但实土以抑木，且使营血生化有源，共为佐药。方中加薄荷疏散郁遏之气，透达肝经郁热。诸药合而成方，可使肝郁得疏，血虚得养，脾弱得复，气血兼顾，月事得调，故能取得较好疗效。

案3：鲍某，女，15岁。

初诊日期：2009年7月15日。

主诉：月经不调数月，伴经期鼻衄。

现病史：患者平素学习紧张，月经周期不正常，每2～3个月来潮一次。平时腹不痛，末次月经6月29日左右。另经期鼻衄反复不已，量多。

舌脉：舌红，苔薄黄，脉细弦。

检查：无。

实验室检查：无。

诊断：中医：月经后期（倒经）。

　　　　西医：月经不调（代偿性月经）。

辨证分析：心肝火旺。

治疗原则：疏肝清心活血。

处方：丹皮 10g，山栀 3g，柴胡 10g，当归 10g，赤芍 10g，白芍 10g，茯苓 30g，苍术 10g，白术 10g，薄荷 3g，黄连 3g，泽兰 15g，香附 10g，瞿麦 15g，丹参 15g，益母草 30g，杏仁 10g，桃仁 10g，炙甘草 3g。14 剂。

二诊：上次月经按期而至，无鼻衄。刻下正值月经来潮前一周，出现烦热，喜冷，大便已畅，胃纳一般，面部少发红色丘疹，舌红苔薄黄脉细，为肝气郁而化火之证。

处方：丹皮 10g，山栀 3g，柴胡 10g，当归 10g，赤芍 10g，白芍 10g，茯苓 30g，苍术 10g，白术 10g，薄荷 3g，黄连 3g，泽兰 15g，香附 10g，瞿麦 15g，丹参 15g，益母草 30g，杏仁 10g，桃仁 10g，炙甘草 3g。14 剂。

随访：月经周期缩短，鼻衄明显好转。

按语：青年女性在月经期流鼻血，民间称为"倒经"，医学上称为"代偿性月经"。倒经表现为除阴道流血外，鼻子（或口腔）也会流少量的血，持续天数不等，多发于月经来潮前 1~2 天或行经期间，而且像月经来潮似的，具有周期性规律。临床观察统计，倒经以鼻出血较为常见。中医认为倒经是由血热、气机不利，经血不从冲脉下行反而上溢所致。而血之所以热，气之所以逆，又与肝经郁热、心肝火旺等因素有关。患者平时学习紧张，情绪烦闷，以致肝气郁结，又加思虑过度，以致心火亢盛。当月经来时，内热迫使经血上逆，就会发生倒经。故用丹栀逍遥散来疏肝清热、降逆止血，并加瞿麦、益母草等活血通经，使肝郁得舒，心火得降，诸证好转。

案 4：刘某，女，50 岁。

初诊日期：2010 年 3 月 16 日。

主诉：头痛数月。

现病史：患者既往有偏头痛史，行房或经前、经后而发，伴有两乳及少腹胀痛不舒，恶心，呕吐，头痛以两侧而发，以胀痛居多，大便隔日而行，入夜平安，胃口一般。

舌脉：舌红，苔薄黄，脉左关弦。

检查：血压135/70mmHg。

实验室检查：无。

诊断：中医：经行头痛。

　　　西医：偏头痛。

辨证分析：少阳郁热瘀阻之证。

治疗原则：理气解郁，活血止痛。

处方：香附10g，川芎30g，山栀3g，苍术10g，白术10g，柴胡10g，当归10g，赤芍10g，白芍10g，薄荷3g，茯苓30g，黄连3g，苏叶3g，泽兰15g，益母草30g，丹参15g，杏仁10g，桃仁10g，炙甘草5g。14剂。

二诊：适值经期，右侧头部隐痛，但程度轻且时间短，无恶心呕吐。经行量少色红，胃纳一般，二便畅。舌质暗红，苔薄黄腻，脉弦细。予疏肝调经为主，佐以养血柔肝。

处方：香附10g，川芎15g，山栀3g，苍术10g，白术10g，柴胡10g，当归12g，白芍12g，郁金6g，茯苓30g，乌药6g，枸杞子12g，泽兰15g，益母草30g，丹参15g，杏仁10g，桃仁10g，炙甘草5g。14剂。

三诊：药后经行畅通，两乳及少腹胀闷消失。唯紧张时偶发头部绵绵隐痛，伴有腰酸，舌质红，脉细弦。再予逍遥丸合六味地黄丸服用，以资巩固。

按语：经行头痛属中医"头痛病"范畴，多数女性患者都存在经期短、月经量偏少、色紫黑有血块等症状。经前头痛时多伴有心烦易怒、失眠、口苦等症。颜师认为经期头痛多与肝郁气滞、肝经气血失调有关，故古人有"女子以肝为先天"之说。肝气郁结，气血逆乱，瘀阻冲任，病滞于下，气逆于上，脑府血络痹阻，故见经期头痛，治宜疏肝解郁、理气止痛。正如《女科仙方》中所说："夫肝属木，其中有火，疏则通畅，郁则不扬。则抑拂其气而疼。"本案首诊用越鞠丸合逍遥散化裁。越鞠丸中香附开气郁；苍术燥湿郁；川芎调血郁，重用止头痛效佳；栀子解火郁；神曲消食郁，陈来章曰："皆理气也，气畅则郁舒矣。"二诊见头痛减轻，经行量少，乃属肝郁气滞，加乌药、郁金、枸杞疏肝养血调经。三诊时诸症皆减，用六味地黄丸加味，取"壮水之主以制阳光"之意，以治其本。

二、更年期综合征（3例）

案 1：问某，女，49 岁。

初诊日期：2009 年 2 月 10 日。

主诉：头晕胸闷心悸不适 2 个月。

现病史：患者既往有高血压疾病史，去年停经。近两个月来无明显诱因晕厥 5 次，晕厥前心悸、耳鸣、持续 2～3 分钟，醒后神志清楚。平时潮热汗出，入夜难于入寐，大便日畅，口苦。患者于 2008 年 12 月在外院住院治疗，出院时诊断为双侧基底节皮层下腔隙灶，血管神经性晕厥，高血压 3 级，十二指肠球部溃疡，尿路感染。血压 150/90mmHg。

舌脉：舌红，苔薄白且干，脉小迟。

检查：无。

实验室检查：无。

诊断：中医：绝经前后诸症。

　　　　西医：绝经前后诸症。

辨证分析：肝郁气滞。

治疗原则：和营敛阴，泻热潜阳。

处方：丹皮 10g，山栀 3g，柴胡 10g，当归 10g，赤芍 15g，白芍 15g，薄荷 3g，茯苓 30g，苍术 10g，白术 10g，泽泻 30g，黄芩 6g，川芎 15g，黄连 3g，桂枝 3g，法半夏 10g，怀牛膝 30g，炙甘草 5g。14 剂。

二诊：潮热汗出减少，入夜难于入寐，大便一日一行，偶尔心悸，心电图示：心肌缺血，耳鸣，入暮头痛，胃纳欠佳，舌红有紫气，苔薄白，脉小迟，为肝郁肾亏之证。

处方：丹皮 10g，山栀 3g，柴胡 10g，当归 10g，赤芍 15g，白芍 15g，薄荷 3g，苍术 10g，白术 10g，仙灵脾 10g，仙茅 10g，巴戟天 10g，黄柏 6g，知母 10g，茯苓 30g，淮小麦 30g，红枣 10g，炙甘草 5g。14 剂。

三诊：潮热汗出好转，入暮头晕亦平，心悸亦减，大便日畅，入夜加重，眠略有好转，但易早醒，血压 150/85mmHg，舌红苔薄黄，脉弦，为肝郁肾亏之证。

处方：丹皮 10g，山栀 3g，柴胡 10g，当归 10g，赤芍 15g，白芍 15g，仙灵脾 10g，仙茅 10g，巴戟天 10g，黄柏 6g，知母 10g，苍术 10g，白术 10g，薄荷 3g，茯苓 30g，合欢皮 6g 合欢花 6g，怀牛膝 15g，炙甘草 5g。14 剂。

随访：潮热汗出见减，入夜难眠亦平，唯手麻依然，原方化裁续治。

按语：本案患者临床症状繁多，可见潮热汗出、头晕目眩、心烦不安、夜寐不宁等症，究其原因，乃绝经后冲任不调，肝肾阴虚，少阳郁热，枢机和解失司之证。肾虚为本，正虚致邪为续发，它们互为因果，相互影响而发病。治疗原则是燮理阴阳，调和营卫，药宜柔润，切忌刚燥，处方立法均须顾及脏腑阴阳的协调。首诊方拟丹栀逍遥散合小柴胡汤和营敛阴，泻热潜阳，加桂枝配黄连交通心肾，配怀牛膝潜降虚阳。二、三诊投二仙汤合丹栀逍遥散、甘麦大枣汤加减，调摄冲任，疏肝解郁，以冀少阳枢机得以运转，心肝得养，肾气得复，阴阳和调而诸症得安。

案2：肖某，女，50岁。

初诊日期：2009年5月12日。

主诉：神情烦躁数月。

现病史：患者15岁初潮，一般周期28～30天。5年前行子宫切除术。近来时感头晕神疲，入夜难以入眠，时有上肢麻木，潮热心烦，口苦，胃纳一般，大便不畅。相关检查无明显异常。

舌脉：舌紫，苔薄黄，舌缨线存在，脉缓。

检查：无。

实验室检查：无。

诊断：中医：脏躁。

　　　　西医：子宫切除术后。

辨证分析：少阳郁热。

治疗原则：疏肝泻热。

处方：丹皮 10g，山栀 3g，柴胡 10g，当归 10g，茯苓 30g，苍术 10g，白术 10g，升麻 6g，荷叶 10g，赤芍 15g，白芍 15g，知柏 9g，法半夏 10g，北秫米 10g，合欢皮 6g，合欢花 6g，淮小麦 30g，红枣 10 枚，炙甘草 5g。14 剂。

二诊：入夜易于早醒，潮热见减，汗出也少，因睡眠不安而出现日间神疲嗜睡，大便见畅，舌缨线存在，脉细缓，为肝郁化火、扰乱心神之证。

处方：丹皮 10g，山栀 3g，柴胡 10g，当归 10g，赤芍 15g，白芍 15g，柏子仁 10g，茯苓 30g，五味子 6g，苍术 10g，白术 10g，薄荷 3g，升麻 6g，荷叶 10g，丹参 15g，淮小麦 30g，红枣 10 枚，炙甘草 5g。14 剂。

三诊：睡眠好转，潮热已平，大便通畅，腹胀也退。唯右手麻木明显，连及手指，舌红苔薄白，脉细缓，为肝郁痰浊之证。

处方：丹皮 10g，山栀 3g，柴胡 10g，当归 10g，赤芍、白芍 16g，法半夏 15g，制南星 10g，豨莶草 15g，威灵仙 15g，苍术 10g，白术 10g，茯苓 30g，薄荷 3g，决明子 30g，淮小麦 30g，红枣 10 枚，炙甘草 5g。14 剂。

药后诸症改善。

按语：本案患者子宫全切后数年，冲任失职，气血乖违，肝气郁结，郁久化火，火性上炎，上扰心神清窍故见头晕心烦、五心发热、肢体麻木等症。临床上常用苦寒直折，收效者多，但因苦寒之剂易伤阴化燥，罔效者亦不少。颜师治疗上以"女子以肝为先天"立论，取丹栀逍遥散为主疏肝理气，调和气血。方中丹皮、柴胡与白芍疏肝柔肝，当归、知母、黄柏调益冲任；取半夏秫米汤协调阴阳，交通心肾；甘麦大枣汤养心安神，补脾和中，清代顾松园谓此方"以甘润之剂调补脾胃为主，以脾胃为生化气血之源也，血充则燥止，而病自除矣。"方中用升麻取代犀角，亦遵先哲经验，加重清心火、去胃家之热之功。三诊因肢麻未减，麻木属痰浊为患，故加入祛痰通络之品。诸药清散并用，气血双调，故诸证自愈。

案3：金某，女，47岁。

初诊日期：2010年4月7日。

主诉：头晕，耳鸣，心悸半年。

现病史：患者去年3月份行子宫附件切除术，近半年血压升高，伴有头晕，右耳作鸣，心悸，入夜潮热汗出，咽部作胀，两手畏寒，入夜浅睡，心悸，大便日畅，口干。

舌脉：舌红，苔薄黄，舌缨线见，脉弦而小数。

检查：血压145/90mmHg。

实验室检查：无。

诊断：中医：更年期综合征、眩晕。

　　　　西医：更年期高血压病。

辨证分析：肝家气火有余之证。

治疗原则：疏肝益肾。

处方：丹皮10g，山栀6g，柴胡10g，当归10g，赤芍10g，白芍10g，薄荷3g，茯苓30g，仙灵脾6g，仙茅6g，巴戟天10g，苍术10g，白术10g，黄柏6g，知母6g，丹参15g，桔梗6g，炙甘草5g。14剂。

二诊：血压120/80mmHg，头晕略有好转，仍感心悸，潮热汗出，巴氏囊肿作胀，入夜浅睡，胃口一般，大便日畅，舌红苔薄白，舌缨线存在，脉弦，为肝家气火有余之证。

处方：丹皮 10g，山栀 6g，柴胡 10g，当归 10g，赤芍 10g，白芍 10g，桂枝 2g，茯苓 30g，桃仁 6g，苍术 10g，白术 10g，仙灵脾 6g，仙茅 6g，黄柏 6g，知母 10g，淮小麦 30g，红枣 10g，炙甘草 5g。14 剂。

随访：患者血压基本稳定在 120/80mmHg。

按语：人身脏腑之升降浮沉与气血之浅深周流，一有失其常，或乘其逆，则疾病作矣。患者子宫附件切除术后，头晕、耳鸣、心悸，见症繁多，不一而足。治疗从肝肾立论，辨证为肝肾不足，水不涵木，肝家气火有余之证。治疗取丹栀逍遥散合二仙汤为主。方取丹皮、山栀、柴胡疏肝泻火；知母、黄柏清泻相火；当归、白芍养血柔肝；仙灵脾、仙茅补肾调冲；丹参、茯苓神养心宁神。治疗后头晕减轻，但睡眠不实，巴氏囊肿，故再与甘麦大枣汤以增养心安神、柔肝缓急之效；桂枝茯苓丸化瘀散结。